高等学校心理学专业应用课程教材　发展与教育心理学系列

家庭治疗

李彩娜　赵　然　编著

中国轻工业出版社

图书在版编目（CIP）数据

家庭治疗／李彩娜，赵然编著．—北京：中国轻工业出版社，2009.10（2023.9重印）
ISBN 978-7-5019-7288-3

Ⅰ．家…　Ⅱ．①李…②赵…　Ⅲ．精神疗法－高等学校－教材　Ⅳ．R749.055

中国版本图书馆CIP数据核字（2009）第118931号

责任编辑：高小菁
策划编辑：高小菁　　　　责任终审：杜文勇
责任校对：刘志颖　　　　责任监印：吴维斌

出版发行：中国轻工业出版社（北京东长安街6号，邮编：100740）
印　　刷：中国电影出版社印刷厂
经　　销：各地新华书店
版　　次：2023年9月第1版第8次印刷
开　　本：740×1050　　1/16　　印张：20
字　　数：237千字
书　　号：ISBN 978-7-5019-7288-3　　定价：36.00元
读者热线：010-65181109，65262933
发行电话：010-85119832　传真：010-85113293
网　　址：http://www.chlip.com.cn　http://www.wqedu.com
电子信箱：1012305542@qq.com
如发现图书残缺请拨打读者热线联系调换
231586J6C108ZBW

前　言

20世纪60年代初期，心理治疗领域发生了一场革命性的变化，治疗师们开始尝试将整个家庭作为对象进行治疗。而在此之前，几乎所有的心理治疗都只针对那些出现了心理问题或行为症状的个体进行。因为忽视了症状赖以存在的家庭环境的影响，所以导致治疗难以取得理想的效果。在此背景下，将家庭作为治疗对象逐渐成为新的治疗导向。作为一个独特的治疗流派，家庭治疗在西方已经历了半个多世纪的发展与完善，但真正引入我国不过20余年。随着一些家庭治疗培训班的开展与普及，家庭治疗已经在医学、教育等多个领域逐渐兴起，越来越多的人开始学习并尝试应用这一治疗方法。然而，目前国内却缺少一本系统介绍家庭治疗的入门教材，我们所能读到的只是国外的翻译书籍，而国外人的思维方式和表达习惯与中国人存在着较大差异，这势必给很多初学者的学习带来一些困难。因此，写一本适合我们中国人自己的家庭治疗的书籍，给大家的学习带来一些便利，正是作者编写本书的初衷。

《家庭治疗》一书详细地介绍了家庭治疗各个流派的理论模型以及家庭治疗在应用过程中的基本技术与方法。在编写的过程中，我们系统地研读了家庭治疗的相关书籍和研究文献，同时努力结合历年来在家庭治疗临床实践中的经验与体会，从篇章结构到具体内容进行仔细推敲，以保证内容的科学性和语言的可读性。我们力求贯彻以下几点：一是逐步深入原则。本书整个的章节按照由浅入深的过程进行编排，由基本理论到基本技术，再到具体问题，便于读者学习；二是理论联系实际。在各个章节中，在对各个理论进行综合介绍和评价的基础上，采用案例研讨的方式对家庭治疗的技术应用进行全面阐释，力求做到理论与实际相结合；三是内容专业，但语言通俗，为结合普通院校学生学习的实际，我们在书中增加了知识拓展和相关链接等内容，以方便大家学以致用。

全书共9章，分为四编。第一编主要介绍了家庭、家庭治疗的基本概念及发展简史。第二编是理论模型部分，包括四章内容，详细介绍了家庭治疗领域的基本理论。主要包括经典的心理治疗理论框架下的家庭治疗模式——心理动力和认知－行为框架下的家庭治疗；以及家庭治疗的专门理论：如代际模型、策略模型、结构模型等。第三编是家庭治疗的应用，具体包括家庭治疗的基本流程与基本技术，同时结合具体的案例介绍了家庭治疗在实践中的应用。第四编是家庭治疗的新进展，主要介绍了家庭治疗领域近几十年来的新发展。总之，本书对家庭治疗的理论和技术进行了重新的梳理，尽可能做到理论与方法并重，原理与技术兼顾，专业与普及两全。本书不仅可以作为大学心理学相关学科的专业教材及参考书，也可以作为家庭治疗的临床实践者、教师的进修培训教材。

这本书是我和中央财经大学社会发展学院的赵然老师合作编著的，感谢她的无私配合和积极参与！在本书的编写和出版过程中，编辑高小菁等人在内容框架和结构处理上提出了良好的建议，“万千心理”也给予了大力的支持，谨此致以最真诚的谢意！从开始策划到书稿大纲的设计、内容的安排定夺及撰写格式的确定过程中，我的几位研究生：邱莎莎、周伟、王文霞、张曼和赵蕊付出了艰辛的劳动，赵然老师的朋友们：邓林园、夏翠翠、孙菲菲及王芳、陈晓敏、张晶晶等也参与了部分章节的编写，在此表示衷心的感谢。最后，特别感谢我的父母、爱人和可爱的女儿李雅歌，没有他们的大力支持，也不会有这本书的出版。

作为国内第一本专业的家庭治疗教材，由于缺乏相关的参考资料，编写过程中我们遇到了巨大的困难，整个写作过程充满艰辛。同时，由于编者的水平、经验及时间等因素的限制，书中可能存在不当或者疏漏之处，敬请读者给予批评指正，以便于我们在今后做出更进一步的修订与完善。

李彩娜

2009年6月于陕西师范大学

目　录

第一编　概述

在这个世界上，人人都有一个家，每一个人都在一个家庭中生活，不同的个体对家庭的理解也不同。如科克认为，“家庭是每个人的城堡”；诺贝尔文学奖得主萧伯纳则说：“家是世界上唯一隐藏人类缺点与失败的地方，它同时也蕴藏着甜蜜的爱”；俄国文学家托尔斯泰对家的论述是我们最为熟悉的：“幸福的家庭都是相似的，不幸的家庭各有各的不幸。”这些都是对家庭或哲理或诗意的描述。然而到底什么是家庭？家庭是怎样产生和演变的？家庭的职能是什么？对于这些同题，未必人人都有一个清晰的答案。

在学习家庭治疗之前，我们首先要弄明白什么是家庭，家庭对个体的行为和心理具有怎样的影响……本编首先会对家庭的定义、家庭结构、家庭功能和家庭生命周期进行详细的阐述。接着进入本书的主题，开始学习关于家庭治疗的基本知识。其中，有关家庭治疗的基本理念、基本原则与目标，以及家庭治疗从萌芽到蓬勃发展整个过程中的历史缩影和家庭治疗主要理论来源是我们需要掌握的重点内容。

通过本编的学习，希望大家能够对家庭以及家庭治疗有一个基本的了解和印象，为后续章节的学习打好基础。

第一章

家庭与家庭治疗

学习重点

1. 家庭的概念
2. 家庭的功能
3. 家庭生命周期
4. 家庭治疗的概念
5. 家庭治疗的特征
6. 家庭治疗的基本原则
7. 家庭治疗的主要理论来源
8. 家庭治疗的发展阶段

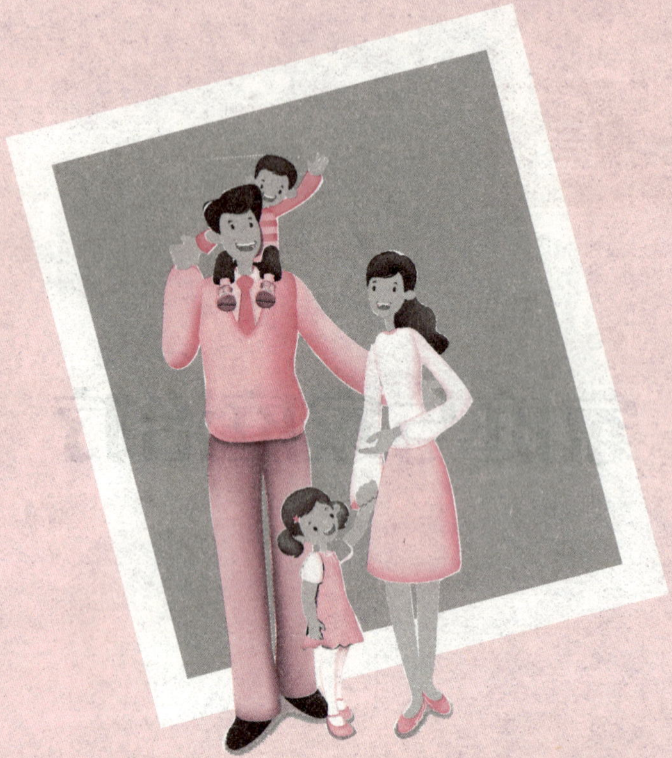

第一节　家庭

一、什么是家庭

根据《高级汉语大词典》的解释,“家”是一个会意字,上面是“宀”,表示与家室有关,下面是“豕”,即猪。在古代,由于生产力低下,人们多在屋子里养猪,而一旦房子里有了猪就成了家的标志。“家庭”一词则是后起词汇,很多学者从不同的角度都对之进行了阐述。

从社会学角度看,家庭是社会的基本单元。美国社会学家伯吉斯(Ernest Burgess)和洛克(Harvey J. Locke)在《家庭》(1953)一书中指出:“家庭是被婚姻、血缘或养育等纽带联系起来的人之群体,各个成员都以家庭作为其父母、夫妻或兄弟姐妹相互作用和交往的基础,从而创造出属于他们的共同文化”。从心理学角度来看,家庭给我们提供了亲密关系和亲密感的环境,是随着时间不断推进、不断变化的系统。奥地利心理学家西格蒙德·弗洛伊德认为,家庭是“肉体生活同社会机体生活之间的联系环节”。

综上所述，家庭是指建立在婚姻、血缘或养育关系基础之上，由共同居住与生活的人群所构成的系统。在此系统中，成员之间通过交往和互动形成共有的文化与规则，创造安全与亲密的氛围并互相提供情感与物质上的支持和帮助。

依据家庭结构的不同，社会学家将家庭模式分为核心家庭和扩展家庭两类。

家庭模式的分类是这一章的核心，一定要认真学习哦！

核心家庭指由夫妻及其未婚子女组成的家庭。在实际的社会生活中，核心家庭还包括两种不完整的形式，即配偶家庭（未育或空巢家庭）和单亲家庭（由离异或配偶死亡所致单身父亲或母亲养育未成年子女的家庭）。未育家庭中还包含时下越来越流行的一种趋势——丁克家庭；空巢家庭则指子女离家后只剩老俩口的家庭。

扩展家庭的概念则与核心家庭相对应，指由两对或两对以上的夫妇及其未婚子女组成的家庭，且这些家庭成员之间都有亲属关系。扩展家庭又包括主干家庭和联合家庭两类。主干家庭是指两对或两对以上均异（跨）代夫妇与未婚子女所组成的家庭。我们常说的三代同堂、四代同堂就属此类。常住家庭成员由夫妻及其未婚子女(或未婚兄弟姐妹)与夫妻任何一方的父母组成。联合家庭则是指两对或两对以上的同代夫妇及其未婚子女组成的家庭，如夫妻同丈夫的哥嫂及其未婚子女一起居住。

知识拓展

丁克家庭

丁克是英文DINK (Double/Dual Income No Kids)的音译，是指夫妻双方都有收入却自愿不要孩子的夫妻。西方目前通常用Child-Free这个词，其含义是主动放弃生育，而不是由于生理原因无法生育。丁克夫妇主张摆脱传统婚姻生活中传宗接代的观念，更倾向于过有质量的、自由自在的“两人世界”生活。

选择丁克家庭的人群具有三个明显特征：年轻化、高学历和高收入。

据一份调查结果显示，在18—34岁的受访对象中有10.4%的人选择丁克家庭，明显高于35—54岁人群。在不同学历的人群中，大专以上学历者选择丁克家庭的比例最高，达到10.3%。收入越高者，选择丁克家庭的比例越高，月收入在5000元以上的受访者中比例高达13.7%，而在1500元以下的人群中比例仅为5.5%。

在中国传统社会中，大家庭的观念一直比较强，人们常常用“儿孙满堂”来表明长辈的成功与幸福，因此扩展家庭的模式很普遍。而今随着时代的变迁，中国家庭的结构出现日趋小型化的趋势，核心家庭类型的主导地位也越来越明显。

二、家庭的功能

家庭的功能或职能是指家庭在人类生活和社会发展中所发挥的作用，即家庭在社会中到底扮演了什么角色。家庭的某些功能是随着婚姻家庭的产生而同时具备的，并且会随着社会的发展而不断充实和变化。在这个发展变化过程中首先是家庭自然功能的释放，表现为生理学和生物学方面的特征。这既是家庭建立和产生的自然基础，也是人类自身得以延续的必备条件。其次是家庭社会功能的显现，这也是婚姻家庭自然功能得以发挥的必然结果。

（一）家庭的自然功能

自然功能指家庭基于人类的自然属性所产生的功能，主要包含性爱功能和生育功能。

1. 性爱功能

性爱功能是指家庭在男女两性相爱过程中所发挥的功能或作用。婚姻家庭是男女两性相爱的形式、保障和保证。这里的形式指的是在家庭形成以后，男女之间的两性关系必须以婚姻的形式出现。婚姻是男女两性关系的合法形式，婚姻形式以外的男女两性关系是不被社会所认可的。婚姻的保障是指男女两性的相爱只有在婚姻的形式下才是有保障的，婚姻形式以外的男女两性关系很难给当事人安全感。婚姻的保证则是说男女两性的相爱是需要特定的空间和氛围的，而只有家庭才能满足这一要求。因此，婚姻为男女两性的相爱提供了合法的形式和保障，而家庭则为男女两性的相爱提供了合法的场所。婚姻家庭的性爱功能是以男女两性的性爱需求为基础的，两性关系则就成了维系婚姻家庭不可缺少的润滑剂。所以男女之间的性别差异是婚姻家庭得以产生的生理学基础，如果家庭没有了此项功能，也就失去了它存在的基础。

2. 生育功能

生育功能即人口再生产的功能，指婚姻家庭在人类繁衍和发展过程中所起的作用。恩格斯说："生产本身有两种：一方面是生活资料即食物、衣服、住房以及为此所必需的工具的生产；另一方面是人类自身的生产即种的繁衍。"生育是两性结合的必然产物，是人作为自然界生物的本性体现。由于人的生育繁衍是通过家庭来实现的，所以生育功能就构成家庭的一个基本功能，这也是婚姻家庭自然属性的表现。

孟子说不孝有三，无后为大。社会尽管有多种家庭形态与生养无关，但主流的家庭模式仍然是一夫一妻加子女的核心家庭。此外，即使是非主流形态的家庭也有不少人愿意以收养的方式养育后代。因此，直到今天人们仍然在遵循社会繁衍的基本法则，通过生养的方式保证家族的繁衍进而保持社会的延续。

然而人类生育功能的体现不仅仅是将孩子生下来，还包括对孩子的养育。不管人类性行为的本质如何转变，也不管人类对于生育的观念如何改变，生育的婴孩都必须经过长期的养育才能独立生活。不管是生理还是心理方面的需要，其都离不开对家庭的依赖。尤其现代社会中要求年轻人要长年受教育，过了青春期以后虽然生理功能已经成熟，但从心理和社会的角度来看，年轻人大多仍不能独立谋生、创立自己的家庭，所以被家庭养育的时间也较长。因此，养育子女无论如何仍是生育功能的重要成分。

（二）家庭的社会功能

社会功能是指婚姻家庭基于其社会属性所产生的功能。婚姻家庭的社会功能主要包括经济功能、教育功能、抚养（保障）功能和情感功能等。

1. 经济功能

家庭的经济功能由两部分构成：家庭的生产功能和消费功能。家庭的生产功能表现为家庭具有在一定条件下组织生产、经营的作用；家庭的消费功能则表现为家庭在任何条件下所具有的得以维持生存所必需的消费功能。

在不同的历史时期，家庭的经济功能受着不同生产方式的影响会有不同的表现。在我国，家庭的经济功能主要表现为消费功能，而且一直占居主导地位。改革开放之后特别是我国实行市场经济以后，由于经济成分的多元化以及经营方式的多样化，家庭的经济功能呈复合式状态。在城市，绝大多数家庭的经济功能仍以消费为主，家庭成员主要是通过参加社会化劳动而谋生，家庭的生产功能也基本在消退。但也有不少城市家庭如个体工商户、个人合伙组织等，则具有生产和消费的双重功能，生产功能在这些家庭中得到回归。在农村，由于实行农户联产承包责任制，农民家庭的生产功能得以恢复，家庭从过去单纯的消费组织转化为具有生产和消费双重功能的经济组织。

2. 教育功能

家庭是一个亲属团体，其成员间有着特殊的、紧密的联系，相互间或有婚姻关系或有血缘关系。基于这种特殊性,家庭便承担起了教育家庭成员,尤其是培养下一代的重任。

父母是孩子的启蒙老师，家庭是孩子的第一个社会化场所。因此，家庭对孩子的教育影响是任何教育组织都不可替代的。人的个性、行为、态度、价值观等与其最初接受的家庭教育是分不开的，父母是子女最先接触并与之有密切交往的群体，其言行是子女最有可能的模仿对象和榜样。孩子在与同伴交往时出现问题，往往是因为他（她）的父母也是不懂得如何与人交往的。

此外，家庭教育不仅在个体发展过程中扮演着非常重要的角色，同时也在社会教育中占有特殊的地位和作用，但家庭教育终究不能取代学校和其他各类的职业教育。由于父母能提供给孩子的教育资源始终是有限的，只有把家庭教育和其他各类的教育有效结合起来，才能教育出全面发展、身心更健康的子女，从而将家庭教育和其他教育模式的作用最大化。

3. 抚养（保障）功能

抚养功能是指在家庭中，无经济能力的家庭成员依靠有经济能力的家庭成员的抚养从而正常维持生活的功能。养老育幼，扶助缺乏劳动能力又无生活来源的家庭成员是我国家庭的传统功能，尤其是孝敬老人更被作为重要的伦理标准加以强调，这就更赋予了家庭对家庭成员利益的保障功能。

虽然我国目前实行的是社会主义婚姻家庭制度，有社会的保障作后盾，但由于人口众多，国家强调一定范围内的亲属间具有相互扶养的权利义务，以保障弱势群体的生活进而保障他们的人身和财产利益。我国的社保制度的健全使得社会对弱势群体的生活已经开始承担起了一定的责任，但婚姻家庭在保障家庭成员基本利益方面所起的作用是其他组织不能代替的。

4. 情感功能

苏联教育家苏霍姆林斯基说："家庭不仅是舒适的住宿、是工作之余休息的地方，而且首先是丰富多彩的精神生活场所。"这指的就是家庭的情感与心理功能，即家庭可以给个体带来心理和精神上的满足和慰藉，并提供个体需要的社会支持。"港湾"、"避难所"或"心灵的驿站"等对家的形容词也充分表达了家庭所具备的情感功能。当工作上遇到不顺、学业上遇到困难或当朋友背叛自己的时候，家庭和家人总会给自己最温暖的怀抱，弥补心灵的创伤。

与以上其他家庭功能的不同之处在于，虽然家庭的诸多功能随着社会的变迁已发生了转移、弱化或退化，但人们对家庭情感功能的需求却始终有增无减。

三、家庭生命周期

家庭生活是一个线性的过程，它会沿着时间的方向不断地向前推进。每个家庭经历生命的不同阶段时都会面临不同性质的任务和挑战，每个家庭成员则需要改变自身从而适应阶段间的转换，而这些不同的阶段我们就称为家庭生命周期。

知识拓展

家庭生命周期

家庭生命周期（family life cycle）指核心家庭经历产生、发展、衰老和消亡过程的时间。具体来说，指的是从核心家庭的产生到结束，即从夫妻组织家庭开始，到夫妻双方死亡为止的时间。美国学者P.C.格里克最早于1947年从人口学角度提出比较完整的家庭生命周期概念，并对一个家庭所经历的各个阶段作了划分。一般把家庭生命周期划分为形成、扩展、稳定、收缩、空巢与解体 6个阶段，标志是每一阶段的起始与结束的人口事件。

许多学者主张用一个包括更多内容的新概念，即“家庭生命历程”来取代比较狭隘的“家庭生命周期”。它应包容核心家庭、扩大家庭、离婚与丧偶形成的单亲家庭，以及无孩家庭等多种现实生活中存在的家庭生活形式。较细的划分将家庭生命历程分为：只结过一次婚的结发夫妇；夫妇双方均是再婚的；一方是初婚而另一方是再婚的夫妇；离婚或丧偶后未再婚的；从未结过婚的，等等。以上每一种又按孩子数（0，1，2，3，4）分为5类。另外，还有人把再婚的夫妇再进一步细分为有无前夫或前妻所生子女两类。各种不同的夫妇或单亲小家庭又可分为独立生活的核心家庭及生活在扩大家庭中等不同情况。也有的学者认为划分不宜太细，以免给深入分析带来方法论与数据来源方面的困难，因而还可把上面的划分聚类为10种或12种类型。

生命周期就像一个校准的时钟，到点时家庭的内在功能和发展任务就要做出相应的调整，否则就容易出现问题。很多著名的家庭治疗师，诸如米尔顿（Milton）、米纽钦（Minuchin）等都认为家庭生命周期的概念为家庭治疗师提供了一个重要的背景和框架，治疗师必须结合家庭正在经历的生命阶段及相应阶段的发展任务去分析家庭问题的成因。此外，家庭生命周期这一观点还为我们提供了一个更积极的视角去看待家庭，治疗师需要更多地关注家庭在阶段转换过程中的弹性和变化，相信家庭能够运用自身拥有的潜在力量和资源去应对这种改变，而不仅仅是将焦点放在家庭成员所表现出的症状或障碍。

谈到家庭生命周期，我们很容易就会联想到个体生命周期，因为它们彼此关联却又不尽相同。个体生命周期是一个广为人知而且比较清晰的概念，从受孕开始人类的成长过程就必然经历一些共同的阶段：胎儿期、婴儿期、幼儿期、儿童期、青春期、成年早期、成年中期、成年晚期、老年期和死亡。而家庭是一个随着时间不断变化的系统，家庭中的每代人从出生到死亡的发展构成了一个螺旋式的发展演化。不管以家庭发展阶段中的哪一点为起点，我们都能描绘出一个完整的家庭生命周期。

如果生命是一部乐曲，那么家庭生命周期的不同阶段就为之谱下了不同的乐章，我们通常会根据家庭所经历的重大事件为标志对这部乐曲进行不同乐章的划分。

（一）酝酿的序曲（元阶段）：离开家的单身青年人

这一阶段起始于个体有能力养活自己并愿意离开父母独立生活，称之为元阶段，它可以在个体迈向第一阶段的过程中起到过渡和铺垫的作用。本阶段的主要发展任务是：①与原生家庭有较好的分化——这种分化不仅包括经济上还包括情感上；②建立亲密的同伴关系；③逐渐成为一个可以独立面对自己生活的成熟个体，建立自己在工作和经济方面的独立性。

（二）第一部曲（第一阶段）：相爱之人通过婚姻联结形成家庭

结婚乃是家庭生命周期第一阶段形成的标志。结婚意味着家庭所有成员和代际之间的状态变化，它要求夫妻双方协调出新的关系，以一个整体的形式存在于其他很多的亚系统中如父母、兄弟姐妹、祖父母、外甥（女）、侄子（女）以及朋友之间。

这一阶段的主要发展任务为：①建立一个相互信任，让彼此都感到幸福满意的婚姻系统，并实现夫妻之间的相互适应与磨合。来自两个完全不同家庭的人结合到一起，会带着各自原生家庭的许多规则和习惯，必然会影响到新家庭规则的形成。例如丈夫从小就成长在由母亲或姐姐操持家务的环境中，自然认为女人做家事是理所当然的事情。而妻子来自主要由父亲或哥哥操持家务的家庭，很自然地认为应该男人做家事。如果在这件事情上夫妻不能达成一致或不能相互适应的话，矛盾和争吵就很容易产生。②角色转化，调整与扩展家庭及朋友之间的关系，将伴侣纳入自己的关系系统中。家庭的形成意味着家庭中出现了一个亚系统即夫妻亚系统，原来只扮演儿子或女儿角色的个体，如今需要将自我的一部分分化出来承担丈夫或妻子的角色。角色的成功转换意味着家庭界限的设立即需要将由两个人结合而成的新家庭与原生家庭、朋友、同事等重要人际关系的交往区分开作为一个独立的单位而存在，以前的那些人际关系都需要做出相应的调整。角色转化和界限形成越快越利于新婚家庭的运作与功能正常发挥。③为怀孕和成为父母做好准备。生育是家庭的基本功能之一，对于大多数夫妻来说都会经历这一过程，所以当新家庭已经形成，并且彼此磨合得比较好的时候，夫妻双方就要开始从生理和心理上为怀孕和生育做准备和制定计划。

这一阶段可能面临的主要问题是：夫妻中某一方或两方都不能与原生家庭很好分化，当夫妻双方出现矛盾时就转向各自的父母或兄弟姐妹求助，让更多的人卷入到夫妻冲突当中从而使简单的问题复杂化。夫妻可能因为彼此生活习惯的差异而冲突激烈，比如一个夜猫子的男人和一个早睡早起的乖乖女相结合，还有可能就是否要小孩的问题发生争执，等等。

（三）第二部曲（第二阶段）：第一个小孩的到来

成为父母是人生中最具决定性意义的几个重要阶段之一。孩子一旦降生，生活便已不可能恢复原样。家庭结构会随着孩子的出生发生变化，原来只有夫妻亚系统，现在却出现了父母亚系统和亲子亚系统。

这一阶段的主要发展任务是：①重新调整家庭界限，将孩子纳入系统中。一方面，在孩子处于婴儿期时，父母需要花更多时间和精力在照顾和抚养孩子，这时夫妻之间的交往会适当减少；另一方面，夫妻要注意不要将过多精力放在了孩子身上，而忽略了配偶对自己的需要，尤其是当孩子渐渐长大以后。②重新调整家庭分工。有了孩子以后，夫妻在抚养孩子、赚钱和做家务方面也需要一个合理的责任分工。如在产褥期，母亲在孩子喂养和陪伴方面责任更重大，父亲则应该在家务和赚钱方面承担更重要的角色。③重新调整与原生家庭的关系。在需要的时候，夫妻要适当地将丈夫或妻子的父母纳入到家庭系统中，一方面可以满足祖辈对孙辈的情感，另一方面祖辈也可以协助夫妻料理家务、照看小孩，使夫妻可以更好地适应新生命降临后的生活。

这一阶段可能面临的主要问题：夫妻双方对于抚养孩子付出的努力悬殊过大，表现为某一方很少或根本不参与抚养孩子的活动，从而导致付出较多一方的不平衡，进而造成夫妻冲突。夫妻不知不觉中将所有的时间和空间都给了孩子而忽略了夫妻亚系统的存在，从而使夫妻关系出现问题。此外孩子的降生将原生家庭加入到系统中，这样很容易引起夫妻某一方与原生家庭成员的关系问题，最常见的是婆媳冲突。

（四）第三部曲（第三阶段）：家有青春期孩子

这是一个特殊的阶段：家庭生命周期与孩子的个体生命周期的重要阶段相遇。

案例研究

笑笑怎么啦？

笑笑的父母最近总抱怨，他们真不知道笑笑是怎么了。笑笑今年14岁了，她原来是个乖孩子，活泼开朗，最近不知怎的却突然一下变得郁郁寡欢，有时还强词夺理。其实笑笑的父母之所以困惑是因为他们的观念没有随着孩子的成长而变化，忽略了笑笑以及他们这个家庭正在经历的一个重要的转变——孩子进入青春期了。这个时期的孩子，身体日趋成熟、性别特征和自我意识越来越明显，他们开始追求独立和自主，同时在荷尔蒙的影响下情绪经常出现波动，或者是变得叛逆和冲动等。

由此可见，进入青春期的孩子其身心发生了巨大的变化，这对于整个家庭来说都是一个非常重要的阶段，此时家庭的关注点及家庭成员的交往方式都需要进行调整（如父母进入笑笑的房间之前最好要先敲门，学会尊重孩子的空间和隐私等），以帮助孩子甚至整个家庭顺利度过此时期。此时的父母可以去看一下相关的书籍资料，了解如何与青春期的孩子交往，去试着理解孩子的“反常”，而不是一味地抱怨和批评。

这一阶段的主要发展任务是：①增加家庭界限的灵活性，允许孩子的独立性。孩子在不断地发展，从过去一直依赖父母到青春期的寻求自主和独立，此时父母在教养方式上必须做出相应的调整和变化，给予孩子一定程度的进出家庭系统的灵活性，要与孩子共同成长、学会以朋友的身份与孩子相处，减少对孩子的命令与控制，多一些倾听与理解。同时，父母还要适当关注孩子的动向，关注学校对孩子的评价、孩子与同伴的交往等问题，防止孩子偏离了发展的主流轨道。②维护中年期的婚姻关系。中年夫妻承受着巨大的工作进取压力，还面临着婚姻生活多元压力的考验，此时要将更多的精力放到夫妻亚系统及夫妻各自的事业发展上，这对于中年期的婚姻关系极为重要。③开始照顾老人。此阶段，夫妻双方的父母都开始步入老年，越来越需要子女的陪伴、关爱和物质的照顾，使得家庭生活面临巨大的经济、精神压力。

本阶段可能面临的主要问题：父母与子女关系不和、婚姻关系的中年危机。

想一想

当你自己处于青春期，或是家里有孩子处于青春期时，家庭有什么变化？这部分的知识内容是否回答了你心中的困惑呢？

（五）第四部曲（第四阶段）：孩子长大成人，离家独立生活

当所有的子女都离开父母而独立生活后，家中只剩下夫妻俩，恢复其二人生活，这时称之为“空巢期”。然而，此时的二人生活与新婚时的二人生活已经大不相同了，因此这个阶段的主要发展任务包括：①夫妻再适应的问题，如：怎样适应再次的二人世界即只有两个老人的单独生活；②与已经长大成人的孩子建立成人间的关系；③吸纳新的家庭成员并照看孙子孙女；④接受自己能力的逐渐衰退，并应付老人的疾病与死亡相关议题。

这一阶段可能面临的主要问题：空巢夫妻之间找不到沟通的话题，变得冷漠；不能与已长大成人的孩子很好地分化，容易不自觉地去干涉孩子的生活。

（六）尾声（第五阶段）：生命后期的家庭生活

此阶段的主要发展任务是，接受代际角色的转变；维护自身和夫妻的功能；面对生理的衰老；探讨新的家庭和社会角色；以及应对配偶、同胞及同伴的死亡；面对自己的死亡；对人生的回忆与整合。这一阶段可能面临的主要问题有：退休综合征；面临配偶

和朋友离世后的心理适应问题。

当然以上只是传统的家庭生命周期阶段（表 1-1）。由于现在社会的多元性，有的家庭并不一定完全符合以上发展轨迹。比如，单身家庭，丁克家庭，单亲家庭，同性伴侣，再婚重组夫妇等，它们可能永远不会经历以上家庭生命周期的某些阶段，也有可能会重复经历某些阶段。

表1-1　家庭生命周期

家庭生命阶段	转变阶段的情感过程	主要发展任务
离开家：单身青年人	为自己承担情感和经济上的责任	自我与原生家庭的分化 建立亲密的同伴关系 建立自我在工作和经济方面的独立性
通过婚姻组成家庭：新婚夫妻	对新系统的投入	形成新的家庭系统：夫妻亚系统 重新调整与扩展家庭及朋友之间的关系，使配偶参与其中 为怀孕和成为父母做准备
第一个孩子出生：成为父母	接纳新成员进入系统	调整夫妻系统，为孩子留出空间 共同承担孩子抚养、赚钱和做家务的责任 重新调整与扩展家庭的关系，纳入父母和祖父母的角色
家有青春期孩子	增加家庭界限的灵活性，包容孩子的独立性，应对祖父母所出现的问题	调整亲子关系，允许青少年在家庭系统中自由进出 重新关注到中年期的婚姻与事业问题 开始照顾老人
孩子长大成人，离家独立生活	接纳家庭系统中的分离与新成员加入	再次协调夫妻亚系统 与已经长大的孩子建立成人之间的关系 重新调整人际关系以吸纳子女的配偶及姻亲，以及孙子女 应对自己的能力衰退以及父母（祖父母）的生活能力丧失甚至死亡
生命后期的家庭生活	接受代际角色的改变	面临心理功能的衰退，仍能维持自己和/或配偶的社会功能和兴趣；探索新的家庭或者社会角色 培养并支持中间一代人中的核心角色 为系统中年长者展现智慧和经验提供空间，支持他们，但不包办代替 应对配偶、兄弟姐妹和其他同伴的丧失，为自己生命的结束做好准备；对自己的一生进行回顾与整合

第二节 家庭治疗

一、什么是家庭治疗

在阐述家庭治疗的含义之前，让我们先来看一件在生活中发生的真实事例，从中可以体会家庭治疗的含义。

实例观察

邻家小男孩的故事

我有一个邻居，夫妻俩都是高学历，男的家三代单传，到他这一代又生了个儿子。那男孩性格非常暴躁、倔强，平日里是妈妈和奶奶照顾他，他父亲很严肃，所以他在妈妈和奶奶面前特别任性但对于父亲却比较害怕。我留意观察了一下他与家人交往方式及其父母对他态度的不同。

有一次他妈妈带他出去玩，一下楼他就不想自己走路，非要他妈妈抱。他妈妈对他连哄带夸，说自己累了、说他长大了是男子汉、还说如果不让抱就给他买好东西。但他无论如何就是不答应，非要他妈妈抱。后来他妈妈生气了，甚至威胁“你不走，我走了”，“再不走，看我不打你的屁股”，但他还是不听，干脆坐到地上不走了。他妈妈气愤极了，转身便走了，他哭得更响了甚至躺到地上打起滚来，又哭又闹。他妈妈走了一段又拐了回来，最后还是把他抱起来走了。

后来有一次，那男孩不肯去上学，他妈妈左劝右劝没有用，冲着他大声嚷叫，但他根本不在乎。这时他爸爸从外边回来了，男孩什么也没有说就匆匆忙忙上学去了。

从这个现实生活中发生的真实故事中，我们不难发现，个体某种行为的形成、维持或改变不仅与表现这种行为的个体有关，更重要的是与家庭的其他成员对待行为的态度和方式有非常密切的关系。为什么同样一个孩子，在母亲面前表现得如此任性而在父亲面前却非常收敛？你可能会说这是因为父母的处理方式不同所导致的，不同家庭成员处理的不同方式带来了完全不同的结果。这便是家庭治疗所阐述的重要内容。

那么什么是家庭治疗呢？家庭治疗即将家庭作为整体，从系统、动态的视角看待家庭成员的心理问题，主要通过改变家庭成员围绕症状所展现出来的交往方式，从而达到治疗症状的一种治疗理论和治疗方式。

> 家庭治疗的概念比较晦涩，但是它是你学习了解家庭治疗的基础，所以要求大家在学习的过程中，慢慢地消化和理解。

在家庭治疗出现以前，个体被看做是心理问题的焦点和治疗目标。如果一位中年妇女打电话来抱怨她 15 岁的儿子网络成瘾，个体治疗师将会约见这个男孩并针对男孩的网瘾问题展开探索与治疗。人本主义学派的治疗师可能会认为是因为男孩的自我认同感低；精神分析学派取向的治疗师则可能会认为是因为被压抑的负性情感；行为主义治疗师则会认为是不正当的强化所致。不管怎样，这些个体治疗的模式通常都假定导致这个男孩行为问题的原始动力在于他本身，所以治疗只需要问题表现者本人参与治疗即可。

家庭治疗的出现改变了所有这些内容，从对问题的认知到治疗理念乃至整个治疗过程都是一个全新的模式。同样是上面那个案例，家庭治疗师基本都会要求同时约见“网瘾”男孩和他的家长。如果一个男孩是网络成瘾，那么假设他的家庭有问题不是毫无道理的。也许男孩的父母总是发生冲突，他非常担心他们会离婚而抛弃自己，但又不知道如何处理自己的担心与焦虑，就逃避到了网络当中。也许男孩的父亲常年不在家，男孩看到母亲的孤独，可能会故意表现出一些问题行为（比如网络成瘾），一方面可以将母亲的注意力从对父亲的牵挂当中转移到自己身上，另一方面又可以让游离在外的父亲因为自己的问题而重新将注意力和情感投入到家里来，在这种情况下，男孩其实是扮演了一个“替罪羊”的角色，以此来维持家庭的稳定。由此可见，同样是网络成瘾，其背后的原因可能大有不同，如果只是针对男孩个人展开治疗其疗效就非常有限了，家庭治疗则可以让治疗达到事半功倍的效果。

那么，家庭治疗到底是怎样的一个技术呢？家庭治疗的定义中包含了两个假设：

- 家庭中的问题表现者其症状的形成或维持缘于家庭成员之间的不良交往模式；
- 改变家庭成员间的不良交往模式就会最终达到治疗问题表现者症状这一目的。

家庭治疗理论认为家庭是由不同的家庭成员和家庭亚系统构成的一个系统。以核心家庭为例，从家庭成员的角度讲，一个核心家庭是由父亲、母亲和孩子组成的；从家庭亚系统的角度看，一个核心家庭又是由夫妻亚系统、父母亚系统、亲子亚系统和兄弟姐妹亚系统构成的。在家庭这个系统中，家庭成员之间、家庭亚系统之间、家庭成员与家庭亚系统之间在不断地发生相互作用。生活在家庭中的个体不是孤立于其他家庭成员而存在的，他的情绪和行为会受到其他家庭成员的情绪和行为的影响，反之亦然。因此，当某个家庭成员出现心理行为问题或者症状时，治疗者就应该从这个家庭成员与其他家庭成员的相互交往中去发现促使其心理行为问题产生以及维持的原因，然后通过改变他与其他家庭成员之间的不良交往模式来改变他的心理行为问题或者症状。

二、从个体治疗到家庭治疗

现代心理治疗的历史是从个体心理治疗开始的，从个体心理治疗到家庭治疗走过了漫长的50年。尽管个体心理治疗各流派的治疗理论和技术不同，但它们具有一些共同点。随着心理治疗实践的发展，人们开始认识到大多数的人类行为都是互动性的，问题可能存在于个人的心理状态中并表现在他与他人的互动之中，因此解决这些问题的最佳方式是帮助人们改变他与其他人的互动方式，于是家庭治疗就应运而生。

家庭治疗和个体心理治疗一样，都是心理治疗的途径以及了解人类行为的方式。但是家庭治疗是对个体心理治疗的一次革命，它挑战了“以个体为整个心理范畴的中心”的基本信念，将所存在的问题或症状从个体转向了关系，并且通过家庭或更大的机构在内的系统的改变进而处理和消除个体所存在的问题或症状。

从下面摘自美国家庭治疗学家米纽钦做过的一个典型案例中，可以清楚地看出家庭治疗与个体治疗的区别。患者为罗伯特·史密斯，被精神病大夫诊断患有抑郁，已有7年病史，曾两次住院接受治疗。症状再一次复发，精神病大夫要求他第三次住院接受治疗，住院前他带着妻子和21岁的儿子前来见米纽钦。

米纽钦：出了什么问题？由谁先来说？

史密斯：我出了问题。我是那个有问题的人。

米纽钦：不要这么肯定是你出了问题，永远不要这么肯定地说是你出了问题。

史密斯：好。不过，我住过院，患病的是我，我是问题所在。

米纽钦：但是，这并没有告诉我这就是你的问题。继续说下去，你的问题是什么？

史密斯：我一直都感到很紧张，很不安，好像从来都没有放松过似的。我感到很紧张，因此要求再次住院治疗。

米纽钦：那你认为这是你的问题吗？

史密斯：我有点这么想。我不知道这是否是由其他人引起的，但我是那个有问题的人。

米纽钦：让我们按照你的思路去想。如果这是由你以外的人，或者由你以外的事情引起，那你会说什么？

史密斯：我会感到吃惊的。

米纽钦：让我们想一想你的家庭。家中有谁使你感到不安？

史密斯：家中没有谁使我不安。

米纽钦：让我们来问一问你的妻子。

很明显，米纽钦从一开始就试图让史密斯明白，他的问题并不是由他自己引起的，而是与其他家庭成员有关的。由此可以看出家庭治疗与传统的个体治疗间存在较大的区别，主要体现在以下几个方面：

想一想

你还能回忆出，个体治疗的内容吗？努力回忆一下，这样能够与家庭治疗的内容进行对比，更好地理解和记忆。

（一）治疗对象的整体性

家庭治疗是对整个家庭进行的治疗。治疗时，整个家庭成员都要在场，尤其是治疗的初期阶段。随着治疗的发展，家庭治疗的对象还会发生改变，从初期的整个家庭成员到家庭的部分成员。而个体治疗则只是对家庭中的个体进行的治疗，而且治疗的对象始终不会发生改变。因此，从划分患者的角度来讲，家庭治疗并无明显的患者和非患者之分。患者只是症状的表现者、承担者而已，有问题的是整个家庭系统、家庭成员的交往模式和家庭结构。而个体治疗则有明显的患者和非患者之分，强调治疗师与来访者形成一对一的治疗关系，把有压力的环境因素排除在治疗室之外并且坚持认为和来访者的亲属接触会干扰治疗师。如弗洛伊德只关心个人内心世界的心理冲突和做深层的人格分析，即使沙利文也是将“人际关系中的自我”转化成“重要关系人的内化作用”，她把本是相互影响的结果内射化，在现实的建构中不包含与重要关系人的持续互动，这在本质上是一种个人的、线性因果关系的机械论。

（二）治疗内容的全面性

这与家庭治疗理论对问题和症状的理解有关。家庭治疗认为患者所表现的症状是由于家庭成员之间的不良交往模式，或者家庭成员之间、家庭亚系统之间的界限不清导致的。通过改变家庭成员的交往模式或家庭结构可以达到减缓或消除症状的目的。因此，家庭治疗并不直接去改变患者所表现的症状，而是对家庭成员间的交往模式和家庭结构进行治疗。而个体治疗，将心理疾病看做是个体心理作用的产物，因此治疗直接针对症状展开，通过对引发症状的原因的探讨或者通过直接的行为矫正来减缓或消除症状。治疗师的工作完全集中在对个体的诊断、分析和干预上，如精神动力学的治疗关注的核心问题是个体的内心世界，治疗在很大程度上是个体人格重组的过程；行为主义治疗关注的核心问题则是个体的行为模式，治疗在很大程度上是采用学习原理增加适应性行为，减少问题行为；人本主义治疗关注个体人格改变的进程，强调挖掘来访者潜能、促进其自我接纳；而认知治疗则是个体的信念系统通过将消极的自我陈述改变为具有建设性的、积极的陈述方式改善个体的情绪和行为。

（三）症状原因的系统性

家庭治疗认为患者的症状是家庭不良交往模式的替罪羊，由于家庭成员间的不良交往模式才使患者表现出某种症状，而且患者的症状起到了掩盖家庭成员不良交往模式，维持家庭关系现有平衡的作用。个体治疗则认为症状是个体的产物，治疗集中于对个体的诊断、分析和干预、治疗就是去寻求精神病理症状发生的原因，然后再对症状进行治疗以消除症状。这就像动外科手术把疾患割除一样，但疾病的消除往往并不意味着健康的恢复。在治疗的过程中，治疗师关注的是症状，病人体会到的第一件事也是只有他的症状才能使他得到治疗师的关注，结果是疾病越来越突出，治疗的路也越走越窄。

三、家庭治疗的特征

在介绍家庭治疗的特征之前，首先来看一个案例：

“你在说谎!”16岁的兰迪对着父亲吼道。“不，我没有。别用那种语气跟我说话！”父亲反驳道。当父亲用可怕的眼神凝视着兰迪时，兰迪的脸上表现出讥讽的表情。兰迪的母亲焦急地坐在一旁，生怕矛盾又再升级；兰迪11岁的妹妹苏珊也很紧张地在椅子上晃来晃去；而8岁的妹妹爱丽丝坐在母亲旁边不停地啃手指。

（一）个体动力模式向系统动力模式的转变

当治疗师的关注点从个人系统向家庭系统转移时，他们会发现家庭不仅仅是几个个体的简单相加，而是一个远大于部分之和的整体。这样，他们就可以在这个整体的背景下去理解个体的行为，家庭就变成了一个我们需要对其本身及其内在元素进行分析的实体——这个实体在面临外部环境的变化时会去寻求稳定。但是，如果要更好地适应内在和外在需求的话，家庭就必须改变其结构。

在这一点上，系统的观点就提供了一个思路。家庭动力和个体动力之间的关系就如同森林与树木。因此，个体行为不再孤立而是存在于更广泛的家庭背景中。这样一来，某个家庭成员的问题或症状行为就被看做是整个家庭互动的结果，而不再是个体动力使然。

在兰迪这个例子中，我们可以看到兰迪进入高中以后，这个家庭就开始经历很多问题。这跟我们前面讲到的家庭生命周期有关，因为兰迪处于青春期。这是家庭的一个重要阶段，而这个家庭正在经历从父母－孩子的关系向父母－青少年的关系转变。在这个过程中他们都感到很艰难。父母都感到兰迪开始不断挑战他们的权威：关于穿着、交友等方面。而兰迪则认为他只是需要“一点点自由”来为自己做决定。简单来说，这个家庭的模式就是，兰迪在反抗父母的规则。

因此，从系统的观点来看，兰迪的“反叛”行为是要放在家庭背景中来考虑的，这样对于问题的界定就会更开阔。将“兰迪怎么了”的提问换成“在这个家庭动力下兰迪的行为有什么功能或目的，这意味着什么”，我们可以有很多假设：

- 兰迪的行为反映了家庭不能适应从父母－孩子的关系向父母－青少年的关系转变。
- 兰迪的行为只是整个家庭这个热水壶的蒸汽阀，他的问题释放了整个家中正在上升的压力，比如父母的婚姻问题。
- 兰迪的行为是因为父母不能制定合理、一致且公平的规则。
- 兰迪与父亲的斗争是为了争夺母亲的注意。
- 兰迪与父亲的斗争是为了保护母亲不受父亲欺负。

因此，从系统的观点出发，干预的重点就转移了。对兰迪的个体治疗会变成对兰迪整个家庭的家庭治疗。受到家庭互动模式的影响，当家庭改变了，兰迪的行为也会随之而变。所以，调整家庭系统（家庭的结构和互动模式）就变成了治疗重点。

（二）线性因果模式向循环因果模式的转变

随着系统观对问题界定的改变，治疗师对于因果关系的观点也发生了转移——从线性转向循环因果关系。

循环因果关系会将个体的行为放到一个环状的反馈环路里面（家庭成员A的行为会影响家庭成员B的行为，而B的行为又会反过来影响A的行为）；每个人的行为都会对其他家庭成员的行为造成影响。简单地说，任何两个人的行为都是相互影响的。

回到刚才这个案例中来，兰迪的行为是因为他父亲不合理的管制，而父亲之所以这么管制兰迪是因为兰迪的行为太离谱了。母亲看似想公平对待儿子和丈夫，但却让他们两个都更生气，因为两个男人都认为她偏向另一方从而使兰迪和父亲之间的矛盾和情绪更加激化。结果父亲就要努力向妻子证明儿子兰迪有多糟糕，而兰迪也要让母亲知道父亲对他多不公平，最终使女儿苏珊吸收了他们的冲突开始“表演”，而爱丽丝则在家庭战争之外表现得很失落。由此可见，每个家庭成员的行为都会直接影响到其他家庭成员的行为。

因此，循环因果模式则将治疗师的视野放得更宽阔，去观察家庭当中重复的、自我维持的互动循环。而家庭的互动循环可以是功能性的（适合于这个家庭），也可以是功能不良的（某个或某几个家庭成员开始产生症状行为）。家庭治疗师需要评估和干预的重点就应该是家庭这种功能不良的互动模式，而不是某个家庭成员表现的症状。

最后，循环因果模式会排除所谓的“坏孩子”假设。我们在后面的章节当中会讲到，往往在家庭中表现出症状的个体很有可能是“替罪羊”。循环因果模式会主张家庭中没有“坏孩子”或病人——家庭成员都认为问题在于他或她，并且认为是每个家庭成员之间彼此互相塑造了其他家庭成员的行为。

（三）对内容和过程之间的区分

系统观点在呈现问题和咨询期间，对内容和问题有明显的区分。内容是指咨询中讨论的具体问题——正在说“什么”，即静态论的功能性角度；过程则是指在家庭互动的过程中他们是如何描述问题的，即动态论的运作模式。例如，兰迪一家有很多内容方面的问题：兰迪的态度、他对朋友的选择、他的学校表现等，而家庭治疗师关心的正是过程问题。

我们还是以兰迪一家为例，家庭治疗师会关注这样一些过程问题：

- 兰迪的行为怎样融入到他的家庭模式中？
- 为什么兰迪的行为在那个时候出现？
- 家庭成员是如何解决这个问题的？
- 家庭中的每个人是如何塑造并强化了其他家庭成员的行为？
- 兰迪的行为在这个家庭系统中有什么功能？

家庭治疗师最关心，也是这个家庭面临的最核心问题就是最后一个问题。

从静态论的角度看兰迪所表现出来的行为是功能性的，是为了将父母的注意力从夫妻之间的冲突与战争中拉到自己身上来。对于父母来说讨论关于兰迪的事情比面对夫妻之间的分歧更容易。此外夫妻冲突暂时就不会浮出水面以威胁到家庭的存在与否，这样家庭的稳定就得以维持。从这种观点来看，兰迪是为了保护家庭的完整而牺牲自己。

而动态论则认为兰迪的行为是在推动家庭改变其适应不良的结构。通过对家庭权威的反叛与斗争，兰迪是在迫使家庭结构进行重组。他的行为告诉大家，对 10 岁以下小孩的家庭交往方式已不再适用于 16 岁的青年。

不管支持哪种观点，家庭治疗师都会将关注点从内容（家庭成员表现出的问题）转到过程（家庭成员看待及应对问题的模式）上来。内容导向的治疗师可能总是忙于帮家庭解决各种各样的问题：朋友选择、学业表现、穿衣打扮等。过程导向的治疗师则是在寻找内容背后功能不良的模式：是什么阻碍了家庭，让他们不能解决自己的问题？

四、家庭治疗的目标

由家庭治疗的基本特征可知家庭治疗的目标不同于很多个体治疗“头痛医头，脚痛医脚”或只是忙于去解决来访者所报告的各种各样问题的模式。尽管家庭治疗也关心家庭成员症状的减轻或消除，但更关注家庭这个整体的发展，以期帮助家庭在无论遇到什么问题时都能找到有效的办法去解决与面对。

然而，当一个家庭开始治疗时，每个家庭成员可能都会带着各自的一些想法和对治疗的期望。因此治疗一开始，治疗师需要做的一个重要工作就是跟家庭一起去探索并协商制定一些共同的治疗目标。并且随着治疗的不断进行，治疗师和家庭可能都会想要修正最初的目标或者会增加一些新的治疗目标。这时治疗师需要再次跟家庭一起协商如何调整治疗的目标。

此外，在治疗之初治疗师可能常常会遇到家庭中每个成员的目标不尽相同的情况。

比如一家三口来到治疗室，母亲的目标是希望解决儿子的学习问题，父亲的目标可能是解决夫妻之间的关系问题，而儿子的目标则是从母亲的唠叨中解脱出来获得自由。因此，解决不同家庭成员之间的目标差异，让家庭的治疗目标在一定程度上统一起来，这就是治疗师的第一个治疗目标。

从上面的内容可以看到，在家庭治疗的过程中既要考虑治疗师的目标，也要考虑家庭的目标。单从治疗师的目标来说，包括结果目标和过程目标两个内容。所谓结果目标是当治疗结束时治疗师期望出现的一种局面；而过程目标则是结果目标实现之前，需要去达成的一个个逼近最终结果的目标。比如一个女儿抑郁的家庭来找治疗师，其结果目标肯定是减少甚至消除女儿的自杀行为。然而当家庭治疗师第一次见这个家庭时发现家庭成员之间存在模糊、不一致和间接的沟通模式，而这种不良的沟通模式又是跟女儿的自杀行为高度相关的，因此治疗师最初的治疗目标可能就会变成改善家人之间的沟通并将此作为一个途径，最终达到结果目标的实现——女儿症状（自杀行为）消失。从这个简单的案例可知，过程目标常常会变成结果目标。由于沟通的改善，除了作为改善症状的一个手段之外，其本身也是众望所归的结果。

那么在治疗的过程当中，到底有哪些具体的目标呢？费尔德曼（Feldman）（1976）总结出了一些普适性的家庭治疗目标，包括两个方面：①家庭互动模式；②症状和家庭成员的性格特征。

（一）家庭互动模式

改变家庭成员之间的互动模式是家庭治疗最根本的一个目标。而这一目标的实现，通常要区分互动的两个部分：家庭结构和家庭过程。

1. 家庭结构

指家庭成员之间的关系模式。研究者通常关注家庭结构的两个部分：

（1）家庭规则与行为模式：家庭规则是对家庭成员的行为有所限制和约束的关系“协议”，而且大部分“协议”都是无意识的，但可以通过观察家庭成员反复出现的行为来推断其家庭规则。而这种家庭中反复出现的行为，就称为家庭行为模式。很多家庭治疗师都认可家庭规则和家庭行为模式的改变是一个重要的治疗目标。比如一个26岁的女孩，因为恋爱问题来做咨询，治疗师发现原来她的家里一直有个规则——与异性在一起时至少要保持半米的距离，虽已成年却依然严守这个规则，却吓跑了男朋友。这个案例的症结就在于家庭规则过于僵化，家庭没有随着女儿的成长而调整规则，因此治疗师的一个重要目标就是改变这个陈旧的规则。

（2）家庭角色与界限：家庭治疗的主要目标就是重设家庭中亚系统之间的界限以改善家庭结构，治疗师通常需要扮演的一个角色就是界限设置者。对于家庭成员之间关系过于缠结、角色界限模糊者，需要加强界限以促使家庭成员之间的分化和独立。对于关系过于疏离、角色界限僵硬者，治疗师则需要弱化界限以增加家庭成员之间的沟通和交流。

2．家庭过程

指在家庭这个系统中，行为发生的序列，沟通和冲突解决都是家庭过程的重要成分。

（1）沟通：关于沟通，很多家庭治疗师都有提及过。萨提亚（Satir）认为治疗的主要目标是实现清晰的、一致的、非冲突的、真诚直接的沟通；阿克曼（Ackerman）认为家庭治疗的目标应该是让家庭成员之间呈现出更开放，自发的表达，包括情感、想法、期待和价值观等各方面的表达。

（2）冲突解决：关于冲突解决，家庭治疗的目标是建设性的冲突管理，这包括家庭成员愿意承担自己在冲突中的那部分责任、家庭成员之间减少无效的指责模式、要学会更具体地表达自己不同的观点。在这个基础上，家庭成员之间还要学会妥协。

（二）症状和家庭成员的性格特征

在家庭治疗中，结果目标常常是个体化的、具体的。这种个人目标主要包括以下几方面：

1．症状改善

对于很多家庭治疗师来说，症状行为的频率或强度降低，甚至完全消失就意味着症状改善。当然，还有一种观点认为成功的家庭治疗通常会对症状进行再定义，从而减少症状对症状表现者以及其他家庭成员的不良影响。

2．提高自我分化水平

鲍恩（Bowen）家庭治疗的一个重要目标就是提高每个家庭成员的自我分化水平，让每个人要能为自己的幸福和快乐负责而不是责怪别人给自己带来了痛苦。

3．增强共情能力

在这个过程中，治疗师是一个示范者。如果治疗师对每个家庭成员表达共情可以帮助家庭成员之间的共情。

4. 发展出成熟的依赖关系

在亲密关系中，个体需要表达被照顾的需要，当面临巨大压力时要能够表达自己的脆弱和无助。因此在很多时候，成熟的依赖关系跟共情之间具有很强的共生关系。

五、家庭治疗的基本原则

由于家庭治疗有别于其他心理治疗形式，因此除了要坚持保密、尊重与接纳、无条件积极关注和时间限定等心理治疗的基本原则之外，还要遵循家庭治疗所特有的基本原则：系统性原则、应对阻抗原则和直接改变原则。

（一）系统性原则

所谓系统性原则是指家庭治疗师需要在整个家庭的背景框架中对问题进行分析和探讨。很多家庭之所以来寻求帮助，不仅仅是因为他们的生活中遇到了难题，而是因为他们看待问题以及处理问题的方式导致他们受困于已有的问题。具体来讲，家庭往往将某个家庭成员的问题孤立开来看而不是放在整个人际互动的大背景下来考虑。因此，家庭治疗师所做的工作就是将某个家庭成员的问题放在整个家庭的背景中去分析家庭成员彼此之间围绕问题或症状的关系模式，同时还要引导并鼓励家庭成员去学习这种新的看待问题的方式。让他们也意识到是家庭这个系统出了问题，而不仅仅是那个表现出症状的家庭成员有问题。

（二）应对阻抗原则

家庭治疗比较特殊的一点在于家庭治疗师要面对的是一个团体，但是在这个团体内部家庭成员彼此非常熟悉而治疗师则对他们来说是个外人。治疗师的工作是要去改变这个团体，所以他扮演的角色又是一个闯入者。然而在这种情况下阻抗很容易产生，家庭成员很可能会抗拒改变，尤其会抗拒这个陌生的外人去改变他们。但一旦治疗师让家庭成员感到安全并且理解和认定了改变的方向之后，他们就会很乐于去改变，阻抗也就随之消失。因此，治疗师需要做的工作就是带着尊重的态度去帮助他们找到改变方向，同时去探索并消除他们的恐惧并向他们传递一种安全感。

治疗师传递尊重的过程我们通常叫做“加入（joining）”，意思是让每个家庭成员都感到被接纳，而且对他们的表达做到很好的倾听。为了让加入过程更有效，治疗师需要发自内心的情感流露，而不仅仅是把它当成一种技术或工具。

不过当治疗师对自己影响家庭的能力没有足够把握时，通过真诚的方式加入可能就会遇到麻烦。这时我们就会采用一些不同的方法，比如利用治疗师的权威去直接指导家庭进行改变，或者朝着改变的反方向行事。比如米尔顿所使用的抑制法（鼓励家庭慢慢改变，越慢越好，甚至让他们不要有任何改变。这样做的假设是家庭往往会采取跟治疗师的指令相反的做法，最终治疗师真正的改变目的就达到了）。还有一些反其道而行之的方法，也都是应对阻抗比较行之有效的方法。因为来访家庭通常情况下是被当成治疗对象或者攻克的目标，所以只要最终能达到治疗的目的，采取的方法可以是多种多样的。

（三）直接改变原则

家庭治疗师都相信自己的眼睛，因此他们倾向于在治疗的当下去引导家庭的改变，如果在咨询过程中都没有看到家庭的变化，那么家庭真正发生改变的可能性就很小了。家庭治疗师通常会鼓励家庭成员彼此之间的直接对话，然后再在此基础之上改变他们的互动方式。通过这样的“表演”（enactments）方式，家庭治疗师就可以更直观地观察到家庭的过程而不是依赖于每个家庭成员的口头报告，并可以更直接针对这一过程进行干预且观察干预的效果如何。

比较常见的表演模式是由萨提亚女士开创的，她会引导家庭成员去沟通各自的敌意背后脆弱的情感和渴望，并且带着共情与理解去倾听彼此。因此，家庭治疗师就会努力改变家庭成员之间的沟通模式。如有的家庭治疗师还会让来访者去处理与原生家庭的沟通，鼓励他们在咨询室之外以一种新的、不同的方式去跟扩展家庭的成员沟通。我们在后面的章节会讲到结构派的概念——界限，而界限设置（boundary making）也是非常广泛使用于改变家庭互动模式的方法。不管采用哪种方式，家庭治疗师基本都坚持这样一个原则，要在治疗过程中让家庭展现出彼此之间真实的互动和沟通方式，并针对他们有问题的地方去直接改变。

第三节　家庭治疗的起源与发展

一、理论来源

（一）精神分析理论

作为心理治疗领域的开山鼻祖，弗洛伊德提出的精神分析理论是心理治疗领域的奠基石。而家庭治疗发端于精神分析治疗的鼎盛时期，早期的家庭治疗师多数都有精神分析治疗的专业背景。因此无论从哪个角度来讲，家庭治疗的产生都离不开精神分析理论。

总的来说，精神分析理论对家庭治疗的贡献主要有四个方面：

第一，精神分析强调个体心理疾病或症状的根源在于童年时期的创伤，而这种创伤又和其与父母尤其是与母亲的关系有关，这种从关系层面看症状的视角无疑是现代家庭治疗中最重要的理论基石。

第二，精神分析有关防御机制的理论对家庭治疗师了解家庭成员症状背后的潜在功能和意义有着重要的指导作用。

第三，弗洛伊德关于人格结构以及心理发展阶段的理论，对家庭结构理论以及家庭生命周期理论的提出也有着至关重要的影响。

第四，家庭治疗的诞生在某种程度上源于二战结束后精神分析已经不能满足心理疾病患者的需求。精神分析对家庭治疗的影响还表现在家庭治疗自诞生以来迄今仍有不少坚持精神分析取向的家庭治疗师一直坚持将精神分析与家庭治疗相结合，如德国的斯迪林（Stierlin），他从 1965 年以来一直尝试将精神分析和家庭治疗从理论层面和临床操作层面进行整合。此外，家庭治疗师在系统的互动中发现背离深度心理学去了解个体和家庭将存在较大困难，当系统治疗师聚焦于这种内在生活（家庭的互动和沟通）的外在表达时，心理分析治疗师需要借助家庭对话来探索家庭成员个体的恐惧和归属感。

（二）控制论和系统论

虽然精神分析治疗本身的不足为家庭治疗的诞生提供了方向和力量，但家庭治疗的真正发展还是得益于 20 世纪 40 年代以后系统论和控制论的兴起。系统论和控制论既为家庭治疗的“此时此地”提供了理论构架，也为家庭治疗与精神分析分道扬镳指明了系统和关系取向的方向。

控制论的核心是反馈环，包括正反馈和负反馈。将控制论应用于家庭主要关注以下几个现象：①家庭规则：控制家庭系统所能忍受的行为范围（家庭原有状态的范围）；②负反馈机制：家庭用来强化规则（罪恶感，惩罚，症状）；③问题周围的人际交往次序，它也标志着系统对问题的反应（反馈环）；④当系统做出的负反馈无效时，就要启动正反馈循环。最早将控制论运用到家庭以及家庭治疗的人当属贝特森（Bateson），他接触系统论是 1946 年在一个会议上听了威纳（Wiener）的演讲。此后，他们之间开始了频繁的交往从而促成了系统论与家庭治疗的完美结合。贝特森和他的同事们发现系统论是一个完美的工具，认为家庭不仅是个人的相加而是一个关系网络，如果要理解孩子的行为，只治疗他一个人而忽略他的家庭是不可理解的。系统论的很多观点都与家庭治疗有关：①系统大于各部分之和；②强化系统内和系统间互动，还是对其进行简化；③将人类系统视为有生命的有机体，还是将其视为机械装置；④等效性的概念；⑤动态平衡的反应性，还是自发的行为。

（三）小组动力

最早试图理解和治疗家庭的治疗者发现小组具有现成的相似原理，认为小组动力与家庭治疗有关，因为小组生命是个体个性特征与小组高级属性的复杂混合体。

1920 年，社会心理学的先驱者威廉 · 麦独孤（William McDougall）发表了《小组智慧》一书，在该书中他谈到小组的持续性有赖于每个小组成员的头脑中都形成小组很重要的观念，有赖于对具有区分功能的界限和结构的需要，还有赖于对习俗和习惯重要性的认识，由此小组关系才能得以稳固和界定。有关小组动力的更科学界定由勒温(Lewin)于 20 世纪 40 年代提出，他吸收了格式塔流派知觉心理学的一些原理。他认为小组本身大于部分之和。这一出众的小组特性与家庭治疗者有明显的关系，家庭治疗者不仅要和个体打交道还要改变家庭系统——并且要关注那些明显的害怕改变的阻力。

勒温在分析被他称为“半静止的社会平衡”观点后提出改变小组行为首先要“解冻”小组。只有在震动小组信念之后，小组成员才开始准备接受改变。在个体治疗中，这个过程始于促使人们寻求帮助的烦躁体验，一旦个体接受他是病人的事实他才开始改变旧习惯。但是，当家庭来寻求治疗时，这一过程却是另一回事。

许多家庭成员并没有完全因出现症状成员的苦境而受到困扰，因此他们并未准备改变他们自己。而且，家庭成员带着主要的有关成员以及所有的已有规矩和习惯来参加治疗。因此，在真正的变化发生之前，想要解冻或震动家庭需要付出更多的努力。解冻预示着早期的家庭治疗者强调打破家庭的固有平衡，这一观点几十年来一直统治着家庭治疗领域。

从技术观点来看，小组和家庭治疗很相似：两种流派都包括很多人，都很复杂且无固定结构。与个体治疗相比，它们更像日常生活中的社会现实。在小组和家庭中，每个病人都要对一群人，而不仅仅是治疗者做出反应，治疗中的互动模式反映了小组和家庭情境下的改变机制。因此，很多小组和家庭治疗者在治疗中尽量保持相对的分散性，以使屋子里的病人能相互发生联系。

（四）依恋理论

除了以上理论之外，依恋理论也为家庭治疗的发展做出了不小的贡献。依恋理论的概念可以追溯到20世纪50年代，但鲍尔比（Bowlby）和艾斯沃斯（Ainsworth）对依恋理论的系统构建却是70年代才基本完成。作为一种理解生命全程中亲密人际互动关系特征与机制的理论，依恋理论协助家庭治疗家们获得了解释家庭中深层次亲密关系互动的有力工具。

从理论层面看依恋理论与家庭治疗都是在系统论的基础上发展起来的，都关注人类的亲密关系。家庭治疗中有关适应良好(adaptive)、缠结(enmeshed)和疏离(disengaged)的概念描述了家庭关系的功能和状态，而依恋理论中有关安全、矛盾和回避的类型区分则是对关系机制的阐释。从关系的导向看，两者都认为系统内的行为模式是一种循环关系而并非线性关系。当然依恋理论与家庭治疗也有着很大的区别：首先依恋理论最关注包括保护、关爱和感到安全等方面的动力关系以及情感联结的结构与功能；而家庭治疗则主要关注包括结构、角色、沟通模式、界限、权力关系等在内的家庭动力。其次，依恋理论主要关注两人之间的关系，而家庭治疗常常着眼于两人以上以及子系统之间更为复杂而整体的关系。

英国家庭治疗师——霍尔（Byng-Hall）认为“依恋处于家庭生活的中心，其所创造的纽带能够提供保持终生的关怀和保护(Ainsworth， 1991)，并能唤起激情——纽带形成时的快乐、纽带破裂时的苦恼——或者在纽带变得不可靠时制造出麻烦”，因此可以利用依恋理论的内容来补充家庭治疗的传统模式。

家庭治疗实践也发现依恋理论对夫妻治疗尤其有效，它可以帮助解释为什么即使健康的成年人也需要互相依恋。如家庭治疗师可以使用依恋理论来阐述以下各种当前的人际关系：儿童的不良行为可能是不安全依恋的反应；丈夫的回避可能是矛盾型依恋关系造成的；妻子的憎恨可能是焦虑型依恋的表现。

研究者指出“依恋理论能够提供治疗师及家庭都能清晰理解的解释、能够提供对令人困惑问题的理解。例如愤怒、难缠、有控制欲的儿童经常被看做是有意作恶。但也可以换种方式看待这个孩子，即没有安全感或感到不被爱时试图确保父母关心自己(Byng-Hall，1999， p. 636)。依恋理论关于安全基地的概念能够帮助治疗师重构有关家庭内的距离调节作用，也有助于治疗师理解与家庭成员的关系，关注自己对家庭系统产生的影响。

二、家庭治疗发展简史

要准确无误地定位某项科学发展的起点绝非一件容易的事。不过，多数权威人士都认为在二战之后，先是研究者然后是实践者们开始关注家庭在个体心理问题的形成和维持过程中所扮演的角色。二战结束后，家庭的迅速团聚带来了很多问题，战争所致的晚婚和战时婚姻、婴儿潮现象、战后性道德观的变化、人们对离婚的接纳等，这些特殊的现象和变迁都给家庭和社会带来了很多新的压力，于是政府开始向心理健康专家求助。虽然这些专家们习惯了个体治疗，但政府更期待他们能够在家庭环境里去处理一系列问题。从那个时候开始心理咨询和治疗工作越来越被人们所理解和接纳。除了战前主要从事心理治疗工作的精神病学家之外，很多临床心理学家、社会工作者、婚姻咨询师以及牧师都开始提供心理救助。同时治疗师们开始将婚姻不和，分居与离婚、姻亲关系等问题也纳入到心理治疗的范畴。尽管个体治疗仍然是主导，但越来越多的实践者开始关注家庭关系的作用。

如果用时间顺序来界定家庭治疗的发展历史，可以这样来划分：20 世纪 30 年代末期和 20 世纪 40 年代早期为家庭治疗运动的播种阶段；20 世纪 50 年代是家庭治疗落地生根的重要阶段；20 世纪 60 年代是家庭治疗的发芽阶段；20 世纪 70 年代则是家庭治疗最后的开花时节；20 世纪 80 年代是家庭治疗的联结与整合阶段。

（一）家庭治疗的播种阶段：20世纪40年代

1．系统论

从20世纪30年代末期和20世纪40年代早期，来自不同学科领域但都对系统论感兴趣的研究者和思想家开始为家庭治疗运动播下了种子。这包括数学家威纳（Norbert Wiener）、冯·诺依曼·约翰(John Von Neumann)等；物理学家沃伦·麦卡洛克(Warren McCulloch)等；心理学家科特·勒温；人类学家乔治·贝特森等；还有一些来自解剖、机械、社会学等领域的学者。这些学者的共通之处都是关注组织、模式和过程，更强调功能而不是物质、材料和内容。

2．跨学科合作的发展

传统的研究者都是固执地坚守在各自大学的研究所里，不同学科之间的界限非常严格和僵硬。然而战争期间，很多研究团队开始跨越学科界限进行合作。比如威纳就在麻省理工大学创立了一个跨学科团队。不过当时这种跨学科合作的主要目的是为了改进战争中的技术；尽管如此，在这个研究过程中产生的很多概念由此开始有了深远的影响。

3．精神分裂症和家庭相关的研究

战后的研究者一直有个假想，某些特定的家庭动力可以解释不同形式的精神疾病，于是开始将研究目标瞄准在精神分裂症患者的抚养过程和家庭生活。

弗丽达·弗洛姆-瑞奇曼（Frieda Fromm-Reichmann，1948）提出了精神分裂的母亲这一概念，专指跋扈、冷漠、拒绝、占有欲强、制造罪恶的母亲，同时这样的母亲还要配合一个被动、分离、无效的父亲，她认为这是造成男性患精神分裂症的罪魁祸首。

尽管今天的研究者不再以罪恶父母和受害孩子这样的模式来看待精神分裂症患者的家庭，但精神分裂母亲的概念却是具有历史性的指导作用的。它提示研究者们去关注家庭环境中丧失功能的互动，而且是与家庭中每个成员都有关的。

（二）家庭治疗的生根阶段：20世纪50年代

到20世纪50年代中叶，精神分裂症领域的家庭研究越来越受重视。乔治·贝特森、桑德瑞·利兹（Theodore Lidz）、鲍恩和莱曼·温（Lyman Wynne）都做出不小的贡献。这一阶段的进展主要有三个方面：①大量的研究对精神分裂症的影响；②大批的开拓者开始涉足并开辟了家庭治疗这片天地；③从孤立向沟通，合作与成果共享的运动。

1．乔治·贝特森

最坚决主张创立家庭治疗团队之一的是贝特森设立在加利福尼亚帕拉阿图的精神分裂症课题组。帕拉阿图课题始于1952年的秋天，当时贝特森从Rockefeller基金会获得一笔资助用来研究矛盾和家庭沟通的特点。

哈利（Jay Haley）和威客兰德（John Weakland）于1953年加入到贝特森的团队中。1954年，贝特森从Macy基金会获得一个两年的资助用以研究精神分裂症患者的沟通问题，不久杰克逊（Don Jackson）也加入到该团队中。1956年，贝特森和他的同事发表了著名的“指向精神分裂症理论”报告，在报告中他们介绍了双重束缚这一概念来解释家庭成员中精神分裂症的发展。所谓双重束缚是指个体（通常是小孩）从同一个人（通常是跟小孩具有重要关系的成人，多数时候指父母）那里反复地接收到矛盾的信息，而那个成人会禁止小孩对矛盾信息加以评论。迫于生存的本能，小孩又必须做出回应，然而无论选择怎样的回应注定又是失败的，久而久之小孩就会无所适从、产生矛盾心理从而表现出奇怪的反应。这一里程碑似的研究其贡献就在于将精神分裂症解读为家庭沟通系统失败所致结果的原型之一。其实我们每个人都会受偶尔的双重束缚影响，但精神分裂症患者却持续不断地处理双重束缚问题——结果最终使人发狂。

2．纳森·阿克曼

阿克曼是一位心理分析取向的儿童精神病学家，他在1937年发表了一篇文章《家庭是一个社会和情绪的单元》，被看做家庭治疗领域内最早的文献。阿克曼与同事在儿童指导运动中的工作是家庭运动真正的开端，他也因此被认为是家庭治疗的真正鼻祖。1940年在儿童指导诊所的工作过程中，阿克曼开始让母亲和孩子见同一个治疗师而不是将他们的治疗分裂开来。20世纪四五十年代，他开始让团队成员以家访的形式开展家庭研究。在1955年美国行为精神病学会的纽约会议上，阿克曼组织并领导了家庭诊断和治疗的第一次会议。20世纪50年代开始，他陆续发表了很多关于与家庭工作方面的文章，并于1958年出版了《家庭生活的心理动力》，这是第一个完整地将理论与实践结合的研究。在书里，他强调家庭中角色关系的重要性，指出尽管精神分析治疗者能够非常熟练地探讨和解释家庭历史在心理疾病中的作用，却很少对现在家庭的作用进行探讨和解释。

尽管阿克曼的贡献不容忽视但更多是在实践领域，并且他更强调家庭对于个体的心理影响，而不是像系统家庭治疗师那样真正关注行为序列和沟通模式。

3．莫瑞·鲍恩

鲍恩从20世纪50年代开始关注母子共生现象，他假设“精神分裂症是为解决的母子联结导致的结果”。1957年鲍恩在美国儿童精神病学会会议上成为家庭研究专家小组的一员，这是一个非常具有标志性的事件，因为这是他第一次得到全国性的公众认可。鲍恩家庭治疗在家庭治疗领域有非常深远的贡献，包括他的自我分化、三角关系，多代传递等概念，具体内容我们会在家庭治疗理论一章详细介绍。

4．桑德瑞·利兹

差不多在贝特森和他的团体正在从事家庭和精神分裂症相关研究的同时，利兹在美国的另一端也进行着关于家庭在孩子精神分裂症发展所扮演角色的研究。利兹驳斥了“精神分裂症的母亲”观点，并观察到更具破坏性的影响一般出于父亲的问题。在一篇题为《精神分裂症病人的家庭内在环境II：父亲的作用》的划时代文章中，利兹和他的同事描述了精神分裂症患者家庭中五种病态的父亲特点。利兹认为与其让孩子跟冷漠、无力提供健康生活模式的父亲生活在一起，不如让孩子在无父亲的环境下长大更好。在描述精神分裂症家庭中父亲的一些病态特征后，利兹将注意力转移到考察婚姻关系上。在利兹所研究的精神分裂症家庭中，夫妻不能充分发挥各自的角色也不愿意为对方提供支持。

5. 莱曼·温

同利兹的经历一样，莱曼·温也从自己关于精神分裂症的研究中发现家庭的重要性不容忽视。他于 1952 年进入美国国家心理健康研究所之后不久就开始对精神分裂患者的家庭进行研究直到退休。莱曼·温有关精神分裂症家庭的研究始于 1954 年，当时他在两周一次的治疗疗程中开始会见精神分裂症病人的父母，并在这个过程中提出了假亲密、假敌意和弹性界限等概念。

假亲密是家庭团结的表面现象，它掩饰家庭冲突并妨碍真正亲密关系的形成。假亲密家庭在其团结的表面之下掩盖了一个事实，就是他们不能容忍更深入、坦诚的关系或独立性。

假敌意是遮掩结盟关系和分裂关系的另一个伪装，尽管假敌意表现出嘈杂、反应剧烈的特点，但它也只是表面意义上的敌意或分裂。假敌意更像情景喜剧中家庭成员之间的争吵而不是真正的仇恨。与假亲密一样，假敌意遮掩了亲密性、情感以及强烈的敌对情绪，此外假敌意歪曲了沟通过程，削弱了对现实的感知以及对人际关系的合理性思考。

弹性界限是允许个体进入家庭外环境的一个无形障碍，而一旦卷入太多它又会自动弹回，家庭僵硬的角色结构因此而得到社会孤立的保护。弹性界限最具破坏性的特点在于那些最需要与外界接触以修复其家庭扭曲的个体正是最不被允许这么做的人。精神分裂症家庭不再属于社会的一个亚系统，其自身成为一个病态的小社会。

莱曼·温将沟通偏差的新概念与思维障碍的旧观点联系起来，他将沟通看做为传递思维障碍的工具，这正是对精神分裂症特点的界定。莱曼·温是一个非常活跃的研究者和实践者，而且他非常主张与其他健康护理领域的专家合作。

除了以上这些人物，还有一些人也在这个时期为家庭治疗的发展做出了贡献。1957 年，纳吉（Ivan Boszormenyi-Nagy）在美国的费城建立了东部宾夕法尼亚精神病研究所（EPPI），提出了“无形的忠诚”概念，将道德维度引入治疗当中并且在工作过程中越来越关注家庭代际之间的联系和更加广泛的家庭系统。同时，其还于 1965 年，与弗洛姆（Framo）主编了《家庭治疗精编》（*Intensive Family Therapy*）一书。1957 年，米德弗特（Christian F. Midelfort）出版了《心理治疗中的家庭》一书。1959 年，唐·杰克逊（Don Jackson）在美国的帕拉阿图建立了心理研究所（The Mental Research Institute，简称 MRI），该所的成立及所从事的工作对家庭治疗的发展做出非常大的贡献。

（二）家庭治疗的萌芽阶段：20世纪60年代

20 世纪 60 年代是家庭治疗膨胀的十年，在专业会议上，这一模式越来越被认可。之前关于这一领域的研究仍然在继续并且有新的研究项目在开始启动，而且在该领域出版的书籍与文章也越来越多。这一时期还出现了具有明显家庭治疗特点的理论和流派：结构性家庭治疗。

1. MRI心理研究所

心理研究所（MRI）创建于 1959 年 3 月 19 日，唐 · 杰克逊邀请朱尔斯 · 瑞斯金（Jules Riskin）和萨提亚加入到这里一起创业。尽管 MRI 最初非常关注精神分裂症，但现在已经开始跟这样一些家庭工作：行为不良、学校问题，躯体障碍以及婚姻冲突。并且该所的成员有了扩展，将理查德 · 费西（Richard Fisch），杰伊 · 哈利（Jay Haley），保罗 · 沃茨拉维克（Paul Watzlawick）和约翰 · 威客兰德（John Weakland）等人纳入进来。

尽管杰克逊只活到了 1968 年，但他比任何其他理论家出版的家庭治疗相关资料都要多。他曾与别人合著了《人类沟通的模式》和《婚姻的幻影》这两本非常经典的书籍，并于 1962 年同纳森 · 阿克曼共同创立了该领域最著名的杂志《家庭过程》。杰克逊同时又是一个沟通理论家，其理论中对家庭平衡的强调与关注给予后人很多启发。

除了杰克逊之外，萨提亚也逐渐成为家庭治疗运动中最著名的形象大使之一，直到她于 1988 年去世。不过她的出名不仅仅是因为在专业会议上的报告和讲座；萨提亚曾于 1964 年就出版了《联合家庭治疗》一书，当时就赢得了“家庭治疗领域的中坚力量”这一殊荣。跟杰克逊一样，萨提亚也重视沟通，但她在沟通中加入了情感成长和自尊的元素，因此也就更加具有人本主义取向。

杰伊 · 哈利在家庭治疗领域也是具有相当重要影响的一个人物，他是《家庭过程》杂志的第一编辑并且出版了很多书和撰写了许多文章，更重要的是他还是策略派家庭治疗的创始人。1963 年他出版了《心理治疗的策略》一书，这奠定了他在这一流派当中的地位。

到 20 世纪 60 年代末，尽管杰克逊去世、萨提亚去了艾沙林学会、哈利去了费城，不过 MRI 的工作仍然在继续并开始启动了简快治疗计划——MRI 的标志，使得 MRI 在此过程中成为了美国的主要家庭研究中心。

2. 萨尔瓦多 · 米纽钦

从 20 世纪 60 年代开始，另一个重要人物涌入家庭治疗的主要流派，他就是米纽钦（Salvador Minuchin）——结构派家庭治疗的创始人。米纽钦是阿根廷人，在那里接受了医学训练，1948 年以色列政府建立之后他志愿当了军医，二战后来到美国继续接受儿童精神病学方面的训练，后来还学习了精神分析。之后米纽钦回到以色列为了那些在纳粹大屠杀中幸免于难的儿童以及从阿拉伯国家移民来的犹太人而工作，后来米纽钦对家庭的兴趣就起源于此。

在以色列的两次工作之后，米纽钦回到了美国，开始与行为不良的青少年一起工作并开始发展一些特定的技术来帮助低收入和犹太家庭。1967 年，他出版了《贫民窟的家庭》一书，记录了他在当时的工作。1965 年，米纽钦成为费城儿童指导诊所的所长，在他的领导下该诊所变成了当时最大的儿童指导中心之一。该中心附属于宾夕法尼亚儿童医院，是全美范围内第一个犹太家庭超过其他来访者的诊所。当然费城儿童指导诊所的著名不仅仅是因为它所提供的治疗，还因为它是一个家庭治疗培训中心，尤其是对于结构技术的培训。

3. 其他的发展

在这个阶段，纽约家庭研究所在阿克曼的领导下也在不断发展和壮大，他于 1966 年出版了《治疗混乱的家庭》一书。拜尔（Bell）于 1961 年出版了《家庭团体治疗》一书。1967 年，马拉（Mara）在米兰创立了家庭研究所，为米兰小组的诞生埋下伏笔。

经过这 10 年的发展，可以清晰看到家庭治疗开花结果的时刻即将来临。

（四）家庭治疗的开花阶段：20世纪70年代

20 世纪 70 年代见证了家庭治疗的飞速发展，各个流派的共同进步、理论模型的丰富和完善、书籍和杂志的不断出版，这些无疑将家庭治疗推向了鼎盛时期。

1. 心理动力模型

尽管心理动力模型起源于精神分析，但经过几十年的发展，其重点已经从分析单纯个体心理动力转移到分析家庭内的人际关系与个体经验间的关系，其代表人物有纳森 · 阿克曼、斯卡夫夫妇（David Scharff & Jill Savege Scharff）、詹姆斯 · 弗洛姆（James L. Framo）和科胡特（Kohut）等。此模型突破了传统精神分析理论只关注个体内心现象忽视人际间交互作用的局限，将治疗对象扩展至人际关系层面。其不仅关注个体及其内部感受，而且关注家庭、群体的交往模式。治疗中，它强调治疗师在咨询过程中的中立性作用，同时也延续使用了移情、投射等经典的精神分析概念，主要应用于婚姻家庭关系的治疗。

心理动力家庭治疗的鼻祖阿克曼在将精神分析观点与系统论观点的整合过程中起到

了重要的开拓性作用，后来发展出的客体关系理论又成为精神分析与家庭治疗间的桥梁。客体关系理论家重视在人际关系的背景下对个人内心冲突和过去经验的探索，以弗洛姆、斯卡夫夫妇为代表的家庭治疗学者在婚姻和家庭治疗中也做出了有益的探索。但从严格意义来讲，心理动力取向的家庭治疗只是“精神分析概念和系统概念的一种折中，而并非真正的整合”。

2. 认知－行为模型

家庭治疗的行为模型主要是将学习理论的一些原理用于家庭治疗实践当中，其代表人物有罗伯特·维斯（Robert Weiss）、理查德·斯图亚特（Richard Stuart）、尼尔·杰克森（Neil Jackbson）等。行为家庭治疗的贡献主要集中在研究和评估方面，尽管行为派是家庭治疗领域的新兴学派，但其基本理念是所有流派都最熟悉的领域。该模型主要涉及的领域有行为婚姻治疗、行为父母训练以及联合性治疗。它的很多原理如条件反射、强化、塑造和消退等都是其他流派的重要组成元素，尤其是结构模型中的米纽钦和策略模型中的哈利的技术。后来，在班杜拉的社会学习理论影响下还诞生了认知行为家庭治疗，这一疗法颇有后现代治疗的基调。

3. 代际模型

尽管莫瑞·鲍恩的理论起源很明显是偏个体动力学的，但他以及他后来的一些追随者基本都将其理论刻画为鲍恩流派、代际传递理论或者家庭系统理论。在其理论发展的四十年间，他不断地从事研究与临床工作，发表了约 50 篇文章。1978 年，他还出版了《临床实践中的家庭治疗》一书，在书中详述了他的理论观点以及与其理论模型相一致的治疗技术。

总的来说，鲍恩关心两个问题，一个是个体从原生家庭的自我分化，一个是个体的情感功能和理智功能之间的分化。鲍恩流派的治疗重视对个体或夫妻的监控，防止他们的三角化和情绪缠结，并且会鼓励来访者的认知加工。鲍恩的理论包括八个连锁概念和相应的对策。该模型描述得非常清楚，在之后的很多年一直吸引着大量的学生。从 1965 年开始，乔治城大学开始资助家庭治疗的年度论坛，而这个论坛从最开始的每年 40 人开始扩展到每年 1000 人参与的规模。由此，鲍恩成为家庭治疗实践领域最重要的培训师。

4. 策略模型

从 1967 年到 1976 年，哈利一直同米纽钦共事于费城儿童治疗诊所，所以彼此对对方的工作都会有一些影响。尽管如此，哈利是策略派家庭治疗最著名的代表人物。他的理论模型主要受到沟通理论和艾力克森（Milton Erickson）的催眠理论影响。1973 年，哈利出版了《不寻常的治疗》一书，将艾力克森的技术放到家庭发展框架中并描述了艾力克森的催眠技术。实际上，策略派的技术在某种程度上就等同于反其道而行之。哈利承认自己的理论构建还离不开米纽钦和曼登尼斯（Cloe Madanes）的帮助。1976 年，哈利还出版了《问题解决疗法》一书，该书虽然聚焦于问题，但是不同于其他症状导向的治疗师，他更强调人类问题背后的社会环境。同年他和曼登尼斯搬到华盛顿，并在那里建立了家庭治疗所。

除了哈利之外，米兰小组也属于策略派，这个团体将哈利以及其他一些策略治疗师的理论进行整合，形成自己独特的团体技术。1977 年他们第一次造访美国，并于 1978 年出版了《反其道而行之与反反其道而行之》一书，在书中描述了他们的技术以及这些技术在米兰家庭研究所的应用。由于团队成员关于治疗的意见分歧，米兰小组于 20 世纪 80 年代初解散。

5. 结构模型

结构派对自己的治疗模型描述的非常清晰明了，因此相对来说更容易学习和实践。米纽钦 1974 年在他的《家庭和家庭治疗》一书中对这一方法进行了全面的描述。结构派强调整个家庭的结构或规则、界限、联盟等用于描述结构的重要元素。

结构派家庭治疗可以说是主导了整个20世纪70年代的家庭治疗领域，影响了成百上千的学生来学习这一流派。就米纽钦个人来讲，他在治疗一些慢性疾病比如糖尿病、哮喘和神经性厌食症等方面很成功。1978年，他在《躯体化家庭：背景中的神经性厌食症》一书中提到了这些工作，他认为如果要解决问题，必须先改变其家庭结构。因此结构派家庭治疗师会把家庭看做一个整体，既会考虑家庭的等级结构也会关注亚系统功能的影响。在治疗过程中，治疗师的主要任务就是挑战家庭现有的互动模式并且提供一些训练和教导。

6. 经验模型

大卫·基斯（David Keith）和威科特（Carl Whitaker）于 1977 年为《家庭治疗：案例详述》一书提供了一章内容《离婚迷宫》。纳皮尔（Napier）和威科特还出版过《家庭意志考验》一书。根据以上两部著作可以看出，该家庭治疗流派倾向于具体的个案研究，这跟鲍恩形成了强烈的反差。鲍恩强调理论，而经验派尤其是威科特，坚定不移地坚持非理论倾向。1976 年，威科特还发表了一篇名为《理论与临床工作之间的障碍》的文章，其中表明了他选择经验和应用的观点。因为威科特的技术很难弄明白，所以这一流派的成员主要是跟威科特一起工作，一起协同治疗的人，比如纳皮尔和基斯。

（五）家庭治疗的联结与整合阶段：20世纪80年代～20世纪90年代

1985 年在一个工作坊上，米纽钦意识到 20 世纪 80 年代已经到了整合的年代，家庭治疗师们需要了解并运用其他流派的一些技术才能成为更有效的临床专家。

在此之前，很少有家庭治疗的理论和观点得到其他家庭治疗者的普遍认同，然而进入 80 年代后，信奉不同流派和观点的家庭治疗师开始彼此接纳和使用对方的观念和方法，家庭治疗各流派间的界限在消融，越来越少的治疗师声称自己是哪个具体学派或固执地只使用一个流派的技术。同时随着折衷主义、选择式借鉴和模式整合等模式的流行，许多新的概念和治疗技术开始涌现。尤其是在后现代主义和社会建构论的影响下，这一时期出现了叙事家庭治疗、问题解决中心的治疗两种后现代疗法，而代表整合趋势的心理教育家庭治疗和积极家庭治疗也越来越受到广泛的关注。

澳大利亚临床心理学家怀特（Michael White）夫妇及新西兰的大卫·艾皮斯特（David Epston）等于 20 世纪 80 年代在家庭治疗的基础上提出了叙事心理治疗理论，咨询师通过倾听来访者的生命故事，帮助来访者组织和重建故事，唤起来访者内在力量。这一疗法在后来得到快速的发展，是叙事理论、后现代主义思潮与临床心理学相结合的产物。

问题解决中心的治疗是一种基于来访者自身资源的疗法，起源于 20 世纪 80 年代初的美国，强调实用主义、认知和易于传授，深受某些治疗师的喜爱。1982 年出版的《短期家庭治疗模式》（*Pattern of Brief Family Therapy*），叙述了艾力克森治疗程序与贝特森提出的改变理论在临床实践中的整合。

心理教育家庭治疗并不是缘于任何一种家庭功能的理论，它也不坚持任何一套家庭治疗的技术。更确切地说，它是一种折衷主义的治疗方法，是以经验和其所处的情境为依据，综合应用家庭系统理论、认知行为治疗、教育心理学和结构治疗等原理和方法。

积极家庭治疗缘于积极心理治疗，它是精神动力学与行为治疗出色的结合，是一种跨越文化差异、以冲突为中心的心理疗法。积极心理治疗从文化和历史的观点来评估心理问题，强调每个人实际的和潜在的能力以及心理社会因素的重要性。它在治疗过程中运用直觉和想象，以故事作为治疗者和患者之间的媒介把患者理解为有自助能力的个体，消除病人的消极想象从而达到治疗的目的。

此外，随着20世纪90年代美国婚姻家庭治疗协会和家庭医学教师学会展开合作，合作家庭健康护理开始作为一个独立培养模式出现，这意味着家庭治疗与医疗领域之间的合作与整合也开始成为一种趋势。

本章概要

本章主要介绍了家庭以及家庭治疗的一些基本概念。在家庭这一部分，着重关于家庭的定义、家庭结构、家庭功能和家庭生命周期的阐述。在家庭治疗这一部分，重点介绍家庭治疗的基本理念、基本原则和目标，以及家庭治疗从萌芽到蓬勃发展整个过程的历史缩影和主要理论来源。希望读者能够对家庭以及家庭治疗有一个基本的了解和印象，为后续章节的学习作一个铺垫。

关键词

家庭　家庭结构　家庭的功能　家庭生命周期
家庭治疗　家庭治疗的特征　家庭治疗基本原则　家庭治疗的目标
家庭治疗的发展阶段

复习题

1. 家庭有哪几种结构？
2. 家庭的功能有哪些？
3. 家庭生命周期有哪几个重要阶段？
4. 家庭治疗的基本特征有哪些？
5. 家庭治疗的基本原则是什么？
6. 如何看待家庭治疗的目标？
7. 家庭治疗经历了哪几个重要的发展阶段？

第二编　家庭治疗的理论

虽然阿德勒于20世纪20年代在维也纳才刚刚开始辅导家庭（Dreikurs，1957），但在美国，家庭治疗的种子一直到20世纪40年代才开始萌芽。到了50年代，家庭治疗开始崭露头角，但仍被视为发展中的治疗取向。直到70年代，在咨询与心理治疗领域，仍然是传统心理治疗的心理动力学、行为主义和人本主义（分别被称为第一、第二、第三势力）占据统治地位。时至今日，各种家庭系统治疗取向纷纷崛起，表明了治疗风气的转移，甚至被某些学者称之为“第四势力”。许多从业人员逐渐采取此种理论取向，所占的比例约为10%（Young，1992），甚至有学者预测，在未来五年的时间里这个比例将会上升至23%（Gerald Corey，1995）。

在第二编，我们将用四章的内容详细介绍家庭治疗领域的基本理论。首先，简要介绍在系统论的框架下，心理治疗的经典理论在家庭治疗中的应用，主要包括心理动力和认知－行为框架下的家庭治疗理论；其次，描述家庭治疗的基本理论模型（代际模型、策略模型、结构模型和经验模型），并对其在家庭治疗中的作用进行叙述；最后，从理论和治疗两方面比较各种家庭治疗模型的异同，以便对家庭治疗理论有更深入的理解。

第二章

经典理论在家庭治疗中的应用

学习重点

1. 心理动力学观点
2. 认知行为理论观点
3. 两种观点中的家庭治疗

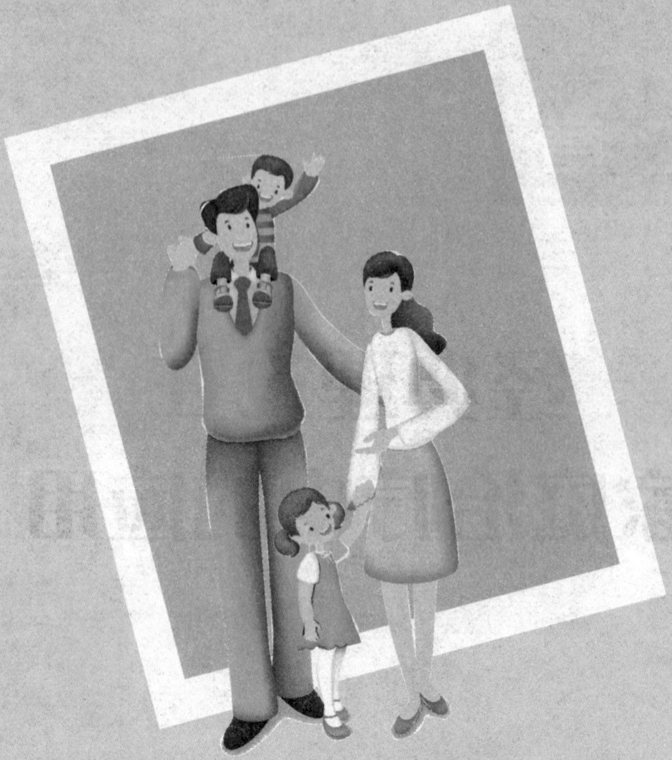

案例研究

小娟的婚姻

小娟觉得很沮丧，她根本无法和小志进行交流。小志是小娟的丈夫，当他们在谈及彼此间关系的时候，小娟都会感到不舒服，总会批评小志。小娟越沮丧，小志就越沉默。忍受小娟几分钟的长篇演说之后，小志开始变得疯狂并反击。结局是，小娟得到的不是她希望得到的，而小志则产生压迫感和退缩感，发脾气，甚至动手打人。

当学完第二章后，请你分别用心理动力和认知－行为框架下的家庭治疗的基本观点来对小娟和小志进行分析。

第一节 心理动力学框架下的家庭治疗

尽管在目前的家庭治疗领域内，有许多家庭治疗师都使用精神分析理论进行家庭治疗，但他们却很难对心理动力取向的家庭治疗做出一个准确的定义与解释。《基础家庭治疗》（*Basic Family Therapy*）一书中写道：“持精神分析理论取向的家庭治疗者的主要治疗目的是，帮助家庭成员洞悉他们自己及彼此间相互作用的方式。像精神分析治疗个体一样，他们也鼓励家庭成员‘自由联想’，亦即鼓励家庭成员让其思维不受意识的检查而自由流淌，并用语言描述这些思维”。

心理动力学的建立者弗洛伊德，将人的精神生活还原成“动力”与“阻力”间的相互作用，认为二者间冲突的不断解决导致了个体人格的不断发展。在咨询与治疗实践中，弗洛伊德也深刻地认识到家庭关系对个体性格形成（特别是症状行为）产生的影响，但他对家庭的看法比较陈旧，认为家庭为神经性恐惧和焦虑的发展提供了早期环境背景，其理论和技术更倾向于个体内心冲突的解决。在著名的小汉斯恐惧症（参见知识拓展）的案例中，弗洛伊德虽然认识到了父亲的重要性，但最多也只是分析小男孩的俄狄浦斯情结，鼓励父亲在治疗师的指导下去治疗自己的儿子，所采取的临床干预仍然是个体指向而不是以交互作用为基础，也并没有试图去理解他的家庭发生了什么事情。

随着时代的发展，家庭治疗的先驱纳森·阿克曼（Nathan W. Ackerman）试图把精神分析（内在定向）与系统理论（强调人际关系）整合在一起。阿克曼认为，家庭是一个交互作用的人格系统，在家庭内每一个体都是一个重要的子系统，正如家庭是社会的子系统一样。家庭的功能失调是由家庭成员间角色补充的失败所导致的，并且是长期未解决的冲突（家庭中个体内部和个体之间）和受到不公平对待的替罪羊的产物。因此，家庭治疗的目的就是摆脱这样的病理性连锁，促进家庭功能的合理发挥。

值得注意的是，当今心理动力家庭治疗的地位在很大程度上是建立在客体关系论的基础之上。客体关系理论否认本能驱力，尤其是性本能在人格发展中的重要地位，认为真正影响个体心理发展的是在出生早期婴儿与抚养者（尤其是母亲）的关系，婴儿在与母亲或母亲替代者的密切交往中逐渐获得了有关自我和以母亲为代表的客观世界的完整印象，并最终形成较完善的心理功能，建立正常的人际关系。客体关系理论将精神分析强调的重点从内驱力转向早期的亲子关系，将发展的核心问题从俄狄浦斯情结和压抑的内驱力转向客体关系。从关系论这一全新的视角审视自我、生活和人际关系被越来越多的治疗师接纳并使用，并在此基础上衍生出了弗洛姆的客体关系与原生家庭治疗及斯卡夫夫妇的客体关系家庭治疗。

心理动力家庭治疗的实质是揭露和解释潜意识冲动及指向它们的防御，它不是单纯用分析个人的方法代替家庭交往模式，而是以关系为基础。认为妨碍个人以成熟方式进行交往的基本需要和恐惧来源于家庭，因此在治疗中着力去发现家庭成员的内心生活与其冲突是如何联系的，亦即它们是如何共同导致家庭障碍的。在实践中，心理动力家庭治疗师在关注个体的同时也关注家庭及其成员的交往模式，其治疗目的均指向改善功能失调家庭，使其恢复正常的状态和功能。

一、理论基础

（一）弗洛伊德的古典精神分析理论

想一想

最经典的心理治疗理论，你能回忆出哪些知识点呢？

弗洛伊德一生对心理学的最重大贡献是对人的无意识过程的揭示，其精神分析理论是关于个体行为的心理动力观，主要包括潜意识论、本能论、人格论及心理防御机制理论，而最为核心的观点则是驱力理论。弗洛伊德特别关注个体内部相互冲突的固有力量（驱力）之间的相互影响，并将其作为理解个体动机的基础。也就是说，驱力以躯体需求的方式激起行为，这种躯体需求又转化为无意识的愿望并以冲动的形式来寻求满足。当个体了解到直接表达这些冲动会受到惩罚时，心理冲突便产生了，并体验到不愉快的情感（焦虑、抑郁），最终导致各种症状的出现。若冲突得到较好解决，个体则会顺利成长。

弗洛伊德的经典精神分析理论强调人类的行为动机，重视情绪的发展，注意心理冲突的动力过程。其主要观点对家庭治疗产生了重要的影响，包括：

1.对个人与家庭间关系的认识

精神分析理论强调个体心理疾病的根源在于童年期的创伤，认为早期的家庭关系对个体的症状行为有重大影响。弗洛伊德曾经写道："精神分析师需要关注病人纯粹的人文和社会情境，应该把他们的兴趣指向病人的家庭环境"，说明他已经开始认识到家庭关系的重要性，这种从关系层面看症状的视角是现代家庭治疗的理论基石。在著名的小汉斯案例中，弗洛伊德通过汉斯的父亲解决了汉斯的问题。但在实际的治疗过程中，他还是比较注重个体研究，其治疗取向依然是一元论个体指向，而非以交互作用为基础。

知识拓展

小汉斯的案例

这是一个发生于1909年的著名案例，5岁的男孩汉斯由于害怕马可能会咬他而拒绝走出家门到大街上去，对此弗洛伊德的解释是，汉斯以此来转移他与俄狄浦斯情结有关的焦虑。亦即，弗洛伊德相信汉斯无意识中对母亲有性渴望，但与此同时意识到与父亲有竞争，并对父亲产生了敌意，害怕父亲对他的敌意进行报复。汉斯曾经目睹一匹马摔倒在街上，弗洛伊德解释说他无意识中把这个场景与他的父亲联系起来了，因为他也想让他的父亲受伤。依据弗洛伊德的观点，汉斯无意识把他害怕被父亲阉割的强烈恐惧改装成马咬的恐怖症状。汉斯通过以马代替父亲而把内部危机转变为外部危机，恐惧被指向某一客体，这是恐怖症的标准的发生过程。最终在弗洛伊德的指导下，男孩真的被父亲治好了。

小汉斯的案例在理论上和技术上都有着重要的意义。从理论上来说，它使弗洛伊德归纳形成了他早期关于儿童心理——性欲发展以及防御机制（移置作用）的理论。从技术上说，小汉斯是儿童分析和家庭治疗历史上的第一个案例。

由此我们看到，家庭关系为弗洛伊德的心理分析思维提供了丰富的诊断帮助。他认识到家庭为神经性恐惧和焦虑的发展提供了早期环境，但他没能进一步确证当前或持续存在的家庭关系是如何持续不适当和问题行为的。

2. 关于个人心理冲突防御机制的理论

弗洛伊德关于个体内驱力及心理防御机制的理论对于家庭治疗师了解家庭成员症状潜在的功能和意义有重要的指导作用。家庭治疗产生之初，学者们摒弃了精神分析只关注个体内部动力的观点，认为其在治疗成人的病例症状方面毫无裨益。但随着理论的发展完善，家庭治疗师们发现，背离深度心理学去了解个体和家庭的问题存在较大的困难。

他们呼吁系统论者不要忽视个体家庭成员的内心冲突和动机（Wachtel & Wachtel，1986；Nichols，1987；Feldman，1992），治疗师可以通过家庭对话来探索家庭成员的恐惧和归属感。

3.关于个体人格结构及心理发展阶段的理论

弗洛伊德创造性地将人格分为本我、自我和超我，同时提出人格发展的五个阶段：口唇期（0～1岁）、肛门期（1～3岁）、性器期（3～5岁）、潜伏期（5～12岁）和生殖器（12～20岁）。这个理论对家庭结构理论及家庭生命周期理论的提出有着至关重要的作用。

4.为家庭治疗和研究领域培训了一大批的从业人员

很多著名的家庭治疗师最初都是精神分析理论的学习者和倡导者，虽然他们后来离开或者走向了精神分析的反面，但仍有不少精神分析取向的家庭治疗师一直坚持将精神分析与家庭治疗相结合，在家庭治疗领域内做出了杰出的贡献。

知识拓展

心理动力学中的家庭治疗

很难说谁是心理动力家庭治疗的代表性人物，也很难说谁是真正属于此学派的家庭治疗师。但在家庭治疗发展的早期阶段，如阿克曼等人都受过精神分析训练，但对创新的迫切热情使他们离开了旧的心理动力学，转向新的系统动力学。有些人却远离了精神分析，甚至走向了它的对立面，如米纽钦（1989）宣称“将个体理解为一个虚构的怪物，是心理动力学创造的一种幻觉”。另一些人，如鲍温，其工作明显地受到分析的影响，转而对精神病患者，尤其是精神分裂症患者的家庭进行治疗和研究。在很大程度上，他们是在用精神分析理论来解决家庭问题，可以归入心理动力取向的家庭治疗者之列。

20世纪六七十年代，家庭治疗沿着米纽钦的思路，完全忽略了精神分析的个体动力学理论。80年代，家庭治疗领域又发生了惊人的转变：家庭治疗师对个体心理学再次产生兴趣，他们摒弃了过去控制论模型中机械论的成分，重新努力将个体经验和观点整合进完整理解家庭功能的过程中。与传统观点只关注个体内心冲突不同，新的心理动力学观点是以关系为基础的，不仅着力去发现家庭成员的内心生活与冲突是如何连接在一起的，还探索它们是如何共同导致家庭成员的障碍的。在这种重新呼唤精神分析的取向中，有代表性的著作包括《客体关系——个体和家庭治疗之间的动力桥梁》（Slipp，1984）《家庭治疗动力关系》（Scharff& Scharff）《系统中的自我》（Nichols，1987）。

心理动力学呼声得到众多回应的原因是，家庭治疗师在系统的互动中发现背离深度心理学去了解个体和家庭是错误且存在较大的困难。任何不逃避自我意识的人都知道他们自身内在生活的冲突与混乱是很汹涌的，但大部分没有表达出来。而心理分析治疗师则借助家庭对话，来探索家庭成员个体的恐惧和归属感。

总之，精神分析既是一种理论也是一种实践形式，它在建立和定义心理的本质时起到了核心作用（Sander，1998）。但传统的精神分析个体治疗仅仅关注治疗个人的内部心理动力与冲突，反对同一时间内处理一个以上家庭成员的问题，同时强调治疗师与病人关系的隔离，以免患者家属“污染”治疗师的治疗原则，以至于精神分析师们多少年来一直接受了弗洛伊德的这种禁忌，反对分析同一家庭的其他成员（Broderick & Schradar，1991）。可以说，精神分析本身的不足使其已经不能完全满足当时社会治疗心理疾病患者的需求，也为家庭治疗的诞生提供了方向和力量。

（二）系统论

尽管许多家庭治疗师使用“系统的”和“系统论”等术语表示他们没有将家庭视为一个单一的单元，但实际上，系统的内涵极为丰富。系统论所倡导的是将对个体的关注转变到对家庭的关注，这就意味着要把关注的重点转移到人际交往上来。

将精神分析观点与当时新兴的系统观点相整合的是心理学家阿克曼。他认为家庭是一个交互作用的系统，家庭功能的发挥依赖于家庭中每一个成员的角色关系与冲突。在他看来要充分理解家庭功能必须掌握以下几个方面的信息：每个成员的独特人格、家庭角色适应的动力、遵从一整套人格价值观的家庭职责以及作为一个社会单元的家庭行为。此外，阿克曼认为可以从个体水平和家庭水平两个方面去理解症状。在个体水平上，症状的形成反映了个体使用无意识的防御机制抵抗内心冲突后所导致的焦虑状态，其后果是神经病症的发展。在家庭水平上，症状则可以被看做是试图确保个体平衡再现的、可预言的家庭交互作用模式的一部分，但事实上往往由于家庭角色关系上的扭曲损害了家庭内部的平衡。就家庭而言，个体症状变成了一个家庭共同的冲突、焦虑和防御背景内部所反映出来的人际行为单元。阿克曼把行为用这种方式概念化，从而在精神分析和系统理论之间架起了一座桥梁。

阿克曼（1956）提出了一个关于家庭关系的概念模型，即连锁病态。他认为，当家庭成员同处于特定的人际模型中时，就会出现发生在他们之间的无意识过程的连续交替变化。相应地，任何单个成员的行为可能是发生在整个家庭内的混乱和扭曲状况的症状性反应。连锁病态的概念提示治疗师，在家庭治疗中要把精神分析的概念嫁接到家庭生活的社会心理动力学上来。

在家庭治疗的过程中，阿克曼主张让所有家庭成员都清晰地描述他们的角色，这样可以避免家庭角色的混乱和僵化，避免导致家庭内部的人际冲突，能够使家庭的行为趋于稳定。每一个家庭成员角色行为模式的清晰规范，会促使家庭交互作用的顺利进行，并协助家庭成员重新调整合作，形成良性的交互作用，最终提升新的角色关系间的互补水平及家庭功能水平。

（二）客体关系理论

精神分析主要研究个体的深层动力（驱力和需要），家庭治疗则是对家庭社会关系的学习，二者之间的桥梁是客体关系理论。

随着家庭治疗的理论与实践的进一步发展，人们逐渐发现，在家庭系统中家庭成员是以独立个体的形式存在的，因此在研究家庭关系时不能忽略家庭成员的个体潜能与经验。正如尼古拉斯（Nichols，1987）指出的，“无论我们对整个家庭系统如何关注，家庭成员依然是各自独立存在的、有血有肉的个体，都有其独一无二的经验、隐秘的欲望、雄心壮志、观点、期望和潜能”。因此，20 世纪 80 年代后期，家庭治疗领域开始逐渐摒弃了早期过于机械化的控制论观点，重新努力将个体经验和观点进行整合，以便能完整全面地理解家庭的功能特征。

作为心理动力治疗的一种形式，客体关系理论最初是在 20 世纪 50 年代的英国繁荣起来。它强调人们对依恋和关系的根本需要，主张积极探索个体内部与个体间的交互作用力量，尤其致力于探索早期行为中失败的关系体验，认为这种体验会最终内化塑造孩子的内在世界及成年后的关系与经验。

客体关系理论中，客体 (object) 概念最初是弗洛伊德在讨论本能驱力和早期母子关系时的用语，指的是本能得以满足的对象，可以是人，也可以是物。更广义的客体则是指一个人的情感或驱力所指向的某个特定的人或物。在客体关系论的框架下，客体与主体 (subject) 相对应，指某个体的愿望或行为所指向的人，而不是一个非人化的物。客体关系则指人际关系以及塑造个体当前人际互动特征的既往人际关系在其内心世界的残迹。

客体关系理论的实质是，在生命早期，婴儿通过与母亲（最初客体）的互动形成其内在表象 (inner images) 和心理结构，并以此为基础逐步建立起对自己和他人的心理图像。在成长过程中，这种早期的内在结构会表现在个体当前的人际关系中，并塑造个体对现实的感知和当前的人际关系。个体处理冲突和失败的内在能力与内在客体关系的深度和成熟度密切相关。此外，个体对他人的反应主要是基于他们与来自过去的内化客体的相似性，而不是其真实的行为，如对自我的信任和对他人的赞扬建立在对内在好客体的爱的确认上。

在治疗实践中，治疗师通过来访者对早期客体关系的理解来解释其现实问题及在治疗中的移情反应。同时，如同个体早期形成的客体关系塑造现实人际关系一样，心理治疗过程中形成的治疗师与来访者之间的人际关系也会被来访者内化，甚至在治疗结束后很长一段时间内仍会对其起作用。亦即，在治疗结束后，当被治疗者遇到问题或麻烦时，仍会在内心里回忆过去的治疗情景或过程，想象如果治疗师与他在一起会如何帮助他。从这个意义上来说，客体关系理论提醒家庭治疗师关注与个案家庭间的互动关系。

与经典精神分析理论的一元论取向不同，客体关系理论通常被看做是二元的。它突破了经典精神分析只对个体的行为和思维进行解释的局限，将关注的重点从内驱力转向客体关系，强调个体间的交互作用。客体关系理论的优点在于家庭治疗师不会忽视个体的内心冲突和过去经验，同时补充了经典精神分析的欠缺——对自我与他人关系发展的考虑。因此可以说，客体关系理论是精神分析和家庭治疗的桥梁。

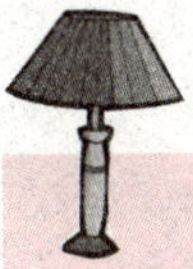

客体关系理论和经典精神分析理论的区别，可以让你更好地理解客体关系理论哦！

在家庭治疗中，客体关系理论被广泛用于对婚姻关系的处理上。客体关系治疗师认为，婚姻中的两个个体都把一份独特的心理遗产带入家庭。若配偶存在未能解决的内心问题，将阻碍他们享受有建设性的和充实的婚姻经历，并且会把这些问题传递到孩子身上，最终造成孩子未来婚姻生活的心理障碍。

二、重要概念

心理动力取向家庭治疗通过分析家庭交往模式，帮助个体了解其基本需要和恐惧的实质，最终揭露和解释潜意识冲动及指向其心理防御。在具体的治疗实践中，心理动力家庭治疗倾向于在家庭关系背景下，分析个体与其他家庭成员间的交互作用，并引导个体探索其内在动力机制。目前，心理动力取向家庭治疗不仅保留和发展了精神分析的重要概念，还形成了自己独特的理论概念。本节我们将介绍心理动力取向家庭治疗的三个主要代表人物及其理论观点：阿克曼的家庭动力学观点，弗洛姆的客体关系与原生家庭治疗，以及斯卡夫夫妇的客体关系家庭治疗。主要内容如下：

（一）家庭动力学

阿克曼作为一位在儿童指导运动中受过精神分析训练的儿童精神病学家，早在 20 世纪 30 年代就开始关注作为一个社会和情感单元的家庭，并在治疗中开始尝试会见整个家庭以达到诊断和治疗的目的。20 世纪 50 年代，他明确地转向家庭治疗，开始将家庭看做一个交互作用的系统。他认为每一个家庭成员都是家庭系统的重要子系统，对于家庭功能的发挥有着至关重要的作用。在其职业生涯中，阿克曼一直是家庭治疗领域心理动力学观点的主要倡导者之一，他对精神分析观点（驱力、内心冲突和无意识）和系统观点（强调家庭进程和人际关系）的整合付出了早期的努力，甚至被一些学者称为“家庭治疗的祖师爷”。

知识拓展

纳森·阿克曼

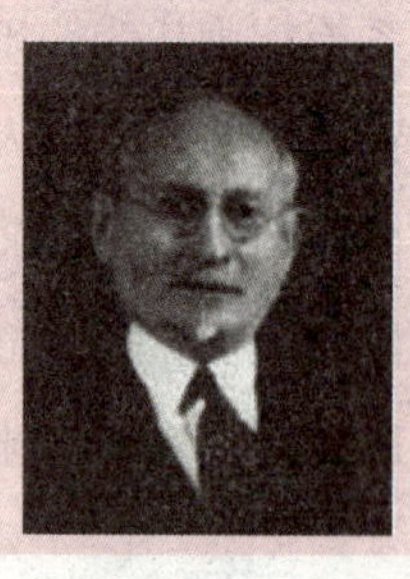

纳森·阿克曼(Nathan W. Ackerman，1909－1971)出身于俄罗斯，4岁时移民美国，1920年加入美国国籍，是著名的精神病学家、家庭治疗专家、教育家。他曾任纽约犹太人保护委员会的首席精神病学家（1937－1951）、精神分析医学协会的主席(1957—1959) 和哥伦比亚医学院的精神病

学教授（1957－1971）。

阿克曼最早运用精神分析理论去研究家庭系统，认为单个家庭成员内部的潜意识冲突会相互影响，从而产生家庭紊乱的关系方式，导致一个或更多成员的异常行为。因此，为了改变家庭中的异常行为，必须将内部心理冲突提到人际关系冲突和相互作用功能失调的高度来认识。1960年，阿克曼创办了家庭研究协会，亦即目前人们熟知的位于纽约的阿克曼家庭治疗协会，这是一个非常重要的旨在治疗问题家庭的临床治疗中心和训练基地。

阿克曼一生中获得了许多荣誉，创办了《家庭治疗进程》杂志，撰写了不少论文专著。如经典的《家庭生活的心理动力学：家庭关系的诊断与治疗》和《问题家庭的治疗》等，当然他最杰出的贡献是开创了“家庭治疗”的先河。

阿克曼认为，家庭功能失调是家庭成员间角色关系互补的失败，同时也是家庭中个体内部和个体之间长期未解决的冲突和受到不公正对待的替罪羊的产物。阿克曼指出，家庭症状或问题的来源可以被看做两个水平：①个体水平。即用经典的精神分析的观点看，症状的形成可以被看做是个体内心的冲突，亦即个体企图通过一系列无意识的防御机制来抵抗冲突所引起的焦虑，其后果是导致了神经病症的发展；②家庭水平。在家庭系统内部，由于家庭角色关系上的扭曲或角色互补的障碍，使得个体试图确保平衡的家庭交互作用模式的一部分受损，并最终损害家庭内部的平衡状态。就家庭而言，个体症状就成为一个家庭共同的冲突（焦虑、防御）背景上的人际行为单元。因此，家庭动力治疗的目的就在于最终摆脱症状间的病理性连锁状态，恢复家庭的正常功能。阿克曼理论中的主要概念包括：

1．家庭功能

阿克曼认为，家庭功能包含以下几个方面的信息：每个家庭成员的独特人格、家庭角色适应的动力、家庭职责以及作为社会单元的家庭行为。为了保持家庭功能的稳定和良好发挥，不同家庭成员角色的灵活性和适应性是至关重要的，家庭角色的扭曲或角色互补的障碍会导致家庭的失衡，症状也会随之出现。阿克曼认为，随着个体的成长与发展，家庭必须增强自身适应新经验的能力，提升家庭成员角色关系的互补性，同时发现解决冲突的新途径，并发展出应对焦虑的有效形式，以确保家庭功能的良性发挥。因此，随着家庭生命周期的展开，家庭内部的角色关系必须做出调整，如容许逐渐成熟的孩子获得适当的自主等，以保证家庭功能的合理发挥。

2. 互补的失败

角色互补的失败指的是家庭成员所扮演的角色特征间出现冲突或不契合，导致家庭角色的表现僵化、受局限，或者出现定型－巨变。阿克曼认为，家庭的角色结构的形成是一个非常复杂的心理交换过程，通常是在家庭成员的互动过程中，在成员彼此间的互补性需要的基础上形成的。亦即一个家庭成员对某一角色的扮演会影响到另一个成员，很可能将另一成员塑造成与其自身打算扮演的角色相配合的角色。如父亲是一个有权威的家长，那么子女就可能被塑造成听命于家长摆布的子女。如果出现这样的问题，家庭系统必须做出相应的调整，通过提升家庭成员间角色关系互补的新水平，或发现冲突解决的新途径等，使家庭功能恢复正常。

想一想

角色互补的失败是否说明家庭内部个体角色之间不和谐的关系是导致家庭功能不良的主要原因？

3. 冲突

在阿克曼的观点中，家庭失衡的原因在于冲突，冲突会对整个家庭系统产生影响。一般情况下，家庭冲突可能发生于以下几个水平：个体家庭成员的内部（内心冲突），核心家庭成员之间，扩展家庭的各辈之间，或家庭与其社区环境之间。阿克曼指出，最初的家庭角色互补障碍可能导致家庭系统内部的人际冲突，并最终成为一个或多个家庭成员的内心冲突。如果内化的家庭冲突持续存在并且在形式上也有害，那么个体的内心冲突就会加深，并最终在形式上呈现病态。因此，阿克曼的治疗目标之一就是通过将内心冲突外推至家庭交互作用的更大范围，积极地打断这种病理性的连锁反应（连锁病态）。

如果成员间的冲突变成慢性的，那么家庭就会面临分裂的危险。这种情况常常发生于当某个个体（与他人显著不同）成为家庭的替罪羊或是“受鞭打者”时。当该个体由于引起家庭不合而被孤立或被惩罚时，家庭内的各个角色联盟就随之而来。一个成员成了迫害者，另一个成员则可能扮演“救星”角色，家庭会因此而变得四分五裂。各个成员甚至可以在不同时期扮演不同的角色。阿克曼认为，这种典型的家庭联盟和人际冲突开始于婚姻双方最初的角色关系互补失败。所以，治疗时应该把家庭的注意力从替罪羊的个人行为转移到基本婚姻关系的障碍上来，最终使家庭成为一个合作、支持的整体，使家庭功能恢复正常。

通过以上观点，阿克曼成功地将有关内心动力的精神分析概念和社会动力学理论糅合进家庭治疗中，表现出了一个富于创造性的临床心理治疗师的工作技巧。在家庭治疗的早期，阿克曼是一个重要的开拓者，但其身后没有留下任何关于临床干预的家庭程序或具有指导性的清晰的理论框架。目前秉承“家庭生活的心理动力学观点”的治疗师一般都是受客体关系理论的影响，这正是下面将介绍的内容。

（二）客体关系与原生家庭治疗

此派别的主要代表人物是弗洛姆。他承认精神分析在个体心理咨询中的贡献，但认为精神分析理论没有足够重视个人生活的社会背景，特别是对个人行为起决定性作用的早期家庭关系。因此，在治疗实践中他将心理动力取向与系统概念进行融合，并在婚姻关系的治疗中广泛运用。弗洛姆的主要观点强调了人际关系与个人内部动力间的关系。他认为，家庭机能失调最初源自原生家庭系统，夫妻双方将其在原生家庭中形成的未解决的内心冲突以人际关系的形式外化（如个体未解决的内心冲突是自己对婚姻家庭的不切实际的期望，但却在婚姻关系中以粗暴批评其配偶的方式表达出来），这种“内心冲突的人际关系解决方案”是在问题夫妻和问题家庭中发现的压力的核心。因为将治疗的关注点转移至个体在原生家庭中的内心冲突与人际问题，所以弗洛姆的理论又称为原生家庭治疗。原生家庭治疗在婚姻关系治疗中得到了广泛应用，并最终发展了一套干预技术来帮助寻求婚姻关系治疗的夫妻处理来自原生家庭的未解决的内心冲突。其理论的主要概念包括：

1．分裂

分裂的概念最初由弗尔拜恩（Fairbairn）提出。他认为，婴儿要面对与母亲的不同交往——有时是抚育有时是挫折——因为自己不能控制环境或离开这种关系，所以婴儿就创造出一个想象的世界来协调这种矛盾的经历，这就是分裂。婴儿在生命的第一年就将母亲的形象内化成好客体和坏客体——好客体是温暖的，有教养的母亲；坏客体是具有挫折和难以接近的母亲，婴儿也因此形成了与不同客体之间的不同内部关系。在第二年中，婴儿逐渐学会将两种形象进行整合。然而，若一个人不能很好地整合早期的父母形象，就会形成分裂，而这种分裂感很可能会导致成年后的人格不稳定。

弗尔拜恩认为，这些已经内化的分裂客体成为个体人格结构的一部分。良好的客体内投作为愉快记忆而保留，不良的客体内投则引起内心压抑。这些内投的心理表征将会在无意识中影响个体的人际交往关系。如，分裂越早，个体越可能渴望与被爱的人融合以使他们成为自己的一部分。同时，他或她也可能期望独立或分离，即使与他人间的距离太大可能会导致孤独感和抑郁感，但这也是一种正常的成长。

基于弗尔拜恩关于分裂的概念，弗洛姆指出，当婴儿将父母的行为解读为拒绝、抛弃或迫害时，他处于既不能放弃对父母的追随，也不能去改变父母的两难境地。随之而来的情况一般是，婴儿对这种矛盾的父母特征进行内化，以控制内心世界中的客体并处理随后的挫折感。这种对内投性父母的依恋是个体后期行为改变的最大障碍，早期生活所经历的心理挫折越多，对内在客体的投入就越大，成人时期个体为了使所有亲密关系符合内部角色模型而做的无意识努力就越多。在英国心理学家 H. 迪克斯（Dicks，1967）关于婚姻选择观点的基础上，弗洛姆指出，这种对内投性父母的依恋也会在个体选择配偶的过程中表现出来，个体会无意识“希望其所选择的伴侣能够消除、复制、控制、掌握、经受或治疗其内心不能处理的东西”（1992），因此他会选择那些与自己的分裂方面人格相匹配的未来伴侣。也就是说，人们通常不会选择他们想要的伴侣，而是选择他们需要的伴侣。一个人被另一个人吸引，是因为他激活了对方童年无意识爱恋的梦想，但也可能出现这种情况：糟糕的内部客体会使旧恨重新投射出来。

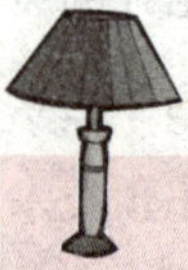

对内投性父母的依恋是较难的概念，注意理解哦！

2. 投射性认同

要更好地理解什么是投射性认同，首先要明了什么是投射与认同。投射，就是个体把自己不能接受的东西排除其内心世界，“投掷”到外界。认同，则是指一个人变得像另一个人的过程，简单的说，就是无意识的模仿。有研究者对投射认同给出了一个比较清晰的定义：“投射认同呈现了一个人际现象，虽然它也有心理内部的特性，在投射认同中，投射者通过现实影响，无意识地引发了另外一个人在某些方面和他一样的想法、感受和体验。如果投射认同接受者没有相应的内摄认同，就不会有成功的‘投射－认同’”(Tansey & Burke，1990)。

弗洛姆指出，在婚姻中的夫妇双方间经常存在这种投射性认同。夫妻中的一方将某种分离的或是自己不想要的部分投射到伴侣身上，而后者又反过来根据这种投射来操作、改变行为，藉此伴侣双方在无意识中防御和抵御焦虑。日常生活中，夫妻之间的投射认同比比皆是，很多夫妻往往会通过投射－认同来代谢、忽略他们在沟通系统中的焦虑，结果往往是彼此的自主性、权力和亲密性降低 (Scarf，1986; Wilkinson and Gabbard，1995)。所以我们经常可以发现，一个聪明智慧的女人为了配合丈夫投射过来的好妈妈的表象而努力地避免自己工作能力的发挥、事业的发展。而一个本来情感丰富、才情四溢、有点孩子气的男人为了维持妻子投射过来的好爸爸的表象而不得不变得冷漠、理智，成天去拼命赚钱。在他们的家庭系统中爱情的定义便是牺牲自由，相互依赖，从而保持家庭的稳定。

在对整个家庭的治疗过程中，弗洛姆发现，当问题涉及孩子时，孩子身上的症状行为可能只是一种更基本的婚姻冲突的外部表现。在这类案例中，一旦孩子被清楚地认定为病人，治疗师必须意识到，孩子处于三角关系中，孩子的问题可能反映了婚姻关系中夫妻对孩子的投射性认同。因此弗洛姆通常会撇开孩子而直接对夫妻进行治疗。也就是说，弗洛姆认为，在家庭相互交往的过程中，父母将他们的焦虑通过投射性认同的机制投射到孩子身上，而孩子的表现也进一步验证了父母的恐惧，这样的孩子比较容易成为替罪羊。例如，在父母虐待孩子的案例中，父母粗暴对待孩子总有他们的理由，总认为是孩子的不对。其实，在本质上，他们的这种敌意和攻击是移置到孩子身上的。一般情况下，作为成人的父母具有控制和改变环境的能力，孩子却只有逆来顺受，没有选择和改变的机会，因此孩子就成了“替罪羊”，成为父母责罚的对象。

想一想

替罪羊这个概念很形象，在进行治疗时注意处于三角关系中的孩子是不是替罪羊。

（三）客体关系家庭治疗

客体关系家庭治疗最早由 D. 斯卡夫和 J. 斯卡夫夫妇提出。斯卡夫夫妇指出，客体关系家庭治疗关注的主要对象是个体和家庭内部的无意识及意识的关系系统，其目的是通过对当前个体和关系障碍的历史分析，帮助家庭成员逐渐认识到过去内化的客体在继续影响着当前的关系。他们认为，在成年期个体通过重复早期不愉快的幼儿经验来反映他们被压抑的客体。换句话说，个体是对过去的内投进行反应，而不是在现实中对其他家庭成员的反应。因此，治疗师在治疗中应该对家庭关系进行解释、追寻和领悟，探索移情和反移情以达到最高水平的理解和成长。同时，他们应重视梦和幻想中表达出的主体对无意识的唤起和探索。

在治疗过程中，斯卡夫夫妇认为，治疗师应该为来访者提供一种支持性的环境，并且保持中立，站在某一角度，对家庭正发生的事件进行观察，给予评论。

1. 移情与反移情

移情和反移情是精神分析治疗的重要概念。移情是指来访者把对童年或过去某个重要人物的情感和反应模式转移到治疗师身上的过程。后来也泛指来访者对治疗师的各种情感态度。在经典精神分析理论的基础上，斯卡夫夫妇拓展了移情概念的外延，认为移情不仅广泛存在于家庭成员之间，而且存在于每个家庭成员和治疗师之间，尤其是存在于整个家庭与治疗师之间。家庭问题的产生源于来访者将自己喜怒哀乐的移情。

斯卡夫夫妇认为，移情是治疗的关键所在。在治疗中，当家庭与治疗师之间发生移情时，就是对治疗师中立立场的回应，唤起了一种“客体渴望”。此时，治疗师就能够发现原生家庭的历史问题，通过对家庭关系产生同感增加对家庭的理解力，并将这种理解以解释的形式反馈给家庭成员。在应对家庭的挣扎时，治疗师要经历一种反移情的过程，即来访家庭在治疗师身上引起了他们彼此之间过去经验的内心挣扎体验。治疗师通过其内心去洞察来访者及其家庭以往人际交往问题的关系模型，然后直接在治疗关系中对这种病态的防御模型进行对抗面质，最终促使来访者及其家庭对于自身关系的反思并促进关系模型的发展。例如：一个来访者在平时总是依赖家人，并要求家人帮助他做出选择，这样的纠缠最后总会激怒家人而造成家庭的人际关系问题。在治疗中，治疗师也会感觉到这种依赖。通过移情过程，治疗师可以觉察到来访者的家庭关系模型是一种病态依赖的模型，此时治疗师就可以通过反移情过程抵制依赖的实现。这就需要治疗师在平时的个人分析、训练与监督过程中对自己的人际关系模型进行了深刻反思，对移情和反移情进行充分处理，以便在面对家庭时能正确处理相关问题。

想一想

客体渴望是不是原生家庭与看护者早期关系的重演？

2. 支持性环境

斯卡夫夫妇认为，治疗师在与家庭形成治疗联盟时，营造一种有益的、轻松的、信任和关怀的氛围是至关重要的。在这样的氛围下，家庭成员可以重新发现家庭和自己失去的那一部分，它为个人之间、个人与治疗师之间的心理过程提供了安全的环境。

斯卡夫夫妇认为，为了创造这种支持性的环境，治疗师应该采取一种中立的公平性的态度，允许每个家庭成员把自己过去未完成的问题投射给治疗师；而治疗师则站在家庭系统之外，以一种中立的态度和观点对家庭正在发生什么事以及他们所看到的家庭事件给予评论。

三、治疗理念

（一）治疗目标

在实践中，心理动力取向的家庭治疗师不仅关注个体及其内心的感受，而且关注家庭系统成员的关系及其交往模式。虽然不同分支的家庭治疗师其具体治疗目标存在些许差异，但心理动力家庭治疗的最终目的都是使家庭恢复正常的状态与功能。

1．精神分析家庭治疗的目标

总体来说，精神分析家庭治疗师的共同目标包含以下三点：

（1）建立一种信任的气氛。在精神分析治疗中，治疗师试图探索家庭背后隐藏的造成问题的原因，而这个原因，往往是要暴露家庭成员旧伤口和深层的渴望。因此，治疗师需要通过创造一种信任的气氛，来逐步地处理问题。在具体治疗过程中，治疗师要帮助成员确认投射机制，帮助家庭成员意识到他们现在的困难是如何从其家庭的潜意识冲突中产生的。整个工作过程是痛苦的，因此需要在一个安全的环境下进行。

（2）寻找问题的根源并解释。在建立关系和自发的交往告一段落后，治疗师要查明家庭历史、家庭成员自身的想法和感受及他们对其他家庭成员观点的看法。只有寻找到根源后，才能对家庭成员进行解释——解释家庭成员如何继续重演过去，并经常对童年的图像做出歪曲地解释和阐述。这样解释的根据不仅来自对治疗师或其他家庭成员的移情反应，而且也来自童年的记忆。在治疗过程中，心理动力取向的治疗师只关注那些不断出现的过去对现在的影响。

（3）保持中立，改善家庭关系。与其他流派不同的是，心理动力治疗师并不参与家庭系统，他们始终置于系统之外，在治疗过程中保持中立的态度。他们通过鼓励家庭成员建设性的表达，揭示驱力和攻击冲动，以展现对家庭的治疗。通过个体与系统的交互作用，治疗师将改变整个家庭的不良状态，以达到解决问题的最终目标。

2. 不同理论治疗目标

值得一提的是，心理动力取向的家庭治疗在关注家庭成员调整其想法和感受的同时，也关注监督和分析个体行为的改变。

在心理动力家庭治疗框架下，不同学者的理论其具体治疗目标也存在较大的差异，主要包括如下几个方面：

（1）家庭动力学。阿克曼认为，家庭治疗的目标是帮助家庭成员脱去保护的外衣，暴露其自我合理化理由，最终追溯家庭功能失调与各家庭成员焦虑之间的重要关联。当成员更加了解自身的感受、想象、行为，帮助自己丰富了关于家庭关系可替代模型的意识时，治疗师可以帮助家庭成员达到更高水平的亲密、分享和认同。

（2）客体关系与原生家庭治疗。弗洛姆认为，家庭治疗的目标是帮助每个家庭成员寻找来自原生家庭的可能被投射到当前家庭中的问题或事件，以及与父母和兄弟姐妹相互矫正经验。他认为，原生家庭治疗可能不能彻底改变人们的生活，因此不要幻想来访者可以从父母和兄弟姐妹那里获得什么。然而，原生家庭治疗的复原功能会使家庭成员之间重新建立联结。在具体的治疗形式上，弗洛姆创立了原生家庭会谈，以帮助家庭成员获得原谅、和解，为其接受和解决问题提供良好的机会，同时也能促使其学会改变家庭关系的技巧。

（3）客体关系家庭治疗。斯卡夫夫妇认为，客体关系家庭治疗师的根本目标是使家庭支持每一个家庭成员对依恋、个体分化和成长的需要。在具体治疗中，他们重视对在梦和幻想中表达出来的无意识主题，了解与当前关系有关的家庭历史，对家庭进行解释，追寻领悟，探索移情和反移情，最终期望达成对来访者家庭更高水平的理解与成长。他们认为，治疗要取得好的效果，就需要建立一种信任和关怀的气氛，鼓励家庭成员表达自己的观点并观察他人的立场，最终增加家庭的领悟力、自我理解能力及对发展性压力的驾驭能力。

（二）治疗师的角色与功能

与其他学派的家庭治疗师不同，传统的精神分析师将自己置于中立的、远距离的、神秘的位置上，表现出经典精神分析流派心理治疗师与病人间关系隔离的传统。传统的精神分析学派强调治疗师在情感上保持中立，不偏不倚。治疗师要像镜子一样反映病人冲突，用比昂的话说，即在治疗前要“无欲”。此外，很多精神分析的治疗师认为与患者亲属的接触也会污染治疗师，因此禁止治疗师与患者家庭、亲属的接触，家庭实际上是被排除在心理治疗室之外的。因此，在心理动力模型的家庭治疗实践中，治疗师秉承了精神分析学派治疗师的中立传统，一般不对家庭成员的言行做出评价，很少向家庭成员提问，也很少积极主动地干预家庭成员的言行。通常，他们不给家庭成员提出治疗建议，不积极主动地操纵他们所治疗的家庭，让一切在自然中发生。然而，有学者指出，在家庭治疗发展的早期，这种对中立原则的强调很可能会延误家庭治疗运动的成长。

在心理动力取向的家庭治疗师中，阿克曼算是一个特立独行的人物，他被看做是家庭治疗师中的“指导者”（Beels & Ferber，1969）。在治疗中，他常常将“自己生活中的快乐、玩笑、优雅的性格和有限的攻击”带给来访者家庭，对家庭实施积极的、挑战性的干预治疗。在阿克曼的眼中，家庭治疗师的工作更类似于催化剂。通过进入家庭生活，治疗师激发家庭成员间的交互作用，帮助家庭进行一种有意义的情感交换，同时培养和鼓励家庭成员更好地理解自己。催化剂的角色范围非常广泛，从中介、挑战者、对抗者到支持者、解释者和整合者。因此，作为家庭治疗师的阿克曼精力充沛、积极主动地参与到此时此刻的家庭当中，并成功地让对方意识到他的存在。他直接进入到家庭冲突中，影响交互作用过程，支持积极的力量并对抗消极的理论，而当家庭能够更具建设性地处理问题时则撤出家庭。

总之，在心理动力学框架下的家庭治疗过程中，治疗师通过运用个人情感反应和对内部心理能量冲突的敏锐洞察力，准确了解家庭正在经历什么，并辨别家庭的角色互补模式，同时探测可能存在的更深、更广的家庭冲突。同时，治疗师还力求让家庭成员暴露自我合理化的理由，追溯家庭功能失调和各家庭成员内心焦虑间的重要关联。简而言之，心理动力取向的家庭治疗师立足于帮助家庭成员了解其自身的感受、想象和行为等，丰富关于家庭关系可替代模型的意识，最终使得家庭成员间达到更高水平的亲密、分享和认同。

四、评价

心理动力学框架下的家庭治疗在整个家庭治疗中占有相当重要的地位。它通过对传统精神分析理论的修正和完善，将关注点从对个人的治疗拓展至对整个家庭的治疗，在家庭治疗领域中实现了一种飞跃。

心理动力框架下的家庭治疗的优势在于：

（1）它秉承了传统精神分析的内容，将研究对象扩大至家庭成员相互影响和个体心理过程两个方面。在治疗过程中，治疗师强调家庭成员要公开表达感情，同时他们也对个体所处环境和早期家庭经验给予高度关注，探索个体内心的感受。

（2）治疗师不关注此时此地发生了什么，而关注个体早期依恋关系和对个体行为起决定作用的原生家庭。他们通过对家庭成员的意识和无意识挖掘，让家庭成员自我暴露合理化的要求，对家庭产生的问题进行反省。

（3）它将精神分析中治疗方法迁移至家庭治疗中，治疗师充分利用移情、反移情等治疗技术，力争解决家庭存在的问题，改善家庭功能，解决个人心理冲突。

当然，心理动力框架下的家庭治疗模型也存在一些不足：

（1）心理动力家庭治疗师仅关注过去对现在的影响，不客观评述当前发生的家庭现实。

（2）治疗师没有积极参与进家庭治疗中，只是对家庭问题与冲突的解决起到促进作用，这样就可能造成家庭成员在发现问题和反省问题时用的时间较长，直接导致治疗持续时间较长，来访者会产生倦怠心理。

（3）治疗师站在一个中立的角度，不积极参与家庭治疗，会在一定程度上影响治疗效果。

（4）没有相关的标准化测试和调查问卷对治疗结果进行评估。

但是，心理动力家庭治疗有着蓬勃的生命力，治疗师们在治疗过程中不断地借鉴其他模型的理论和方法，以期望能够使自己的理论体系得到日益完善。我们相信，它最终会顺应时代的发展，走向新的顶峰。

知识拓展

科胡特的自我心理学

今天，站在以心理动力为定向的理论和实践前沿的是科胡特的自我心理学。自我心理学认为，自我是一种独立的力量，不是本我和超我压迫的产物。它强调人格结构中自我的功能而不是本我的作用。自我是个体内部控制结构的一种，可以发展和组织个体的生活，保证个体发展具有自主性。同时，自我有许多正面的特性，如果我们年幼时，父母给我们热情的反应与赞扬，我们就会内化这种结果，产生自我接纳与自尊，在这种令人满意的家庭互动中形成坚强和自信的性格。但如果父母给予儿童迟钝的反应和冷漠的态度，则儿童容易在成年期出现各种问题。

自我心理学和经典精神分析都特别集中地讨论了早期关系特别是与母亲的关系，对于儿童后期形成有关他或她是谁的感觉以及他在以后生活中如何能够较好地建立和维持人际关系产生的重要影响。但是，两者还是有一定区别的。首先，自我心理学并不追随弗洛伊德的驱力理论，它认为个人内心和人际之间是以一种交互的方式发生作用。其次，传统经典精神分析集中于对个体的本能冲突的研究，而自我心理学认为个人内心出现的冲突缘于生活早期自我感的缺乏而不是本能冲突。

科胡特认为要让自我失调的个体得到镜像性反应，就是被关注，被尊重，并可以将真诚的、深具同感的治疗师理想化。治疗师要满足个体自恋的需要，发展一种镜像性的或理想的移情。一旦移情被建立，治疗师的解释就提供了患者寻找自恋关系的领悟，帮助他们发现自己不可避免地具有挫折性和不满。个人或夫妇的目标就是发展更加自主的自我。

第二节　认知－行为框架下的家庭治疗

本节我们将学习另一种经典家庭治疗模型：认知－行为框架下的家庭治疗模型。

认知－行为家庭治疗模型是在行为主义和认知理论的基础上不断发展壮大起来的。行为主义诞生于 1913 年，在随后四十多年里不断地发展完善，直到 20 世纪 60 年代早期，行为疗法才被治疗师运用在个体治疗中矫正来访者的不良行为。在行为矫正的过程中，治疗师发现，来访者并非一个独立的个体，他与家庭中每一个成员都有联系。作为来访者所处家庭环境的一部分，有可能激发或引起来访者不良的行为方式。因此，矫正个体异常行为需要改变家庭重要成员的行为。而在实际治疗中，治疗师却仍然只关注某些家庭成员的相互作用，极少尝试将家庭作为整体来干预。只是在最近的 25 年中，行为治疗的应用才被逐步扩展到家庭治疗的夫妻或家庭单元中来。

20 世纪 70 年代后期，一些行为主义的治疗师认识到，在家庭互动中起中介作用的认知因素会对个体的行为产生重要影响。在埃利斯(Ellis)和贝克(Beck)认知理论的影响下，认知因素被纳入行为治疗的框架下，认知－行为治疗逐渐成为主流心理治疗的一个主要部分。在过去的十年里，认知－行为家庭治疗理论中增加了家庭动力学的原理，从而使认知－行为家庭治疗模型更为完善和系统化。

认知－行为主义者认为人们既不是完全被内部的冲突所驱动，也不是无助地被外部力量所打击，其心理和行为的倾向是外部行为和控制行为的社会环境之间持续交互作用的结果，其中个体的自我调节和自我指导在其行为改变上起重要作用。认知—行为家庭治疗所遵循的基本理念是：家庭关系中的紧张和冲突直接受到个体的认知、行为和情感因素三者之间交互作用的影响，因此，改变个人的意向、心理活动及思维模式是矫正其不良行为，维持和发展正确行为的关键因素。在治疗实践中，认知行为疗法则试图通过改变家庭环境和影响个人的、有意识的思维模式来矫正其思想和行为。

研究证明，认知－行为家庭治疗模型在夫妻关系、父母行为训练以及性的联合治疗中效果显著。在其他的家庭治疗理论模型中，尤其是米纽钦的结构模型和哈利的策略模型的治疗技术中，都可以看到认知－行为模型的概念原理：条件反射，强化，塑造和消退等。此外，认知－行为模型的偶联契约法、认知重建等技术被广泛运用于家庭治疗中。但由于认知－行为家庭治疗并不对整个家庭系统进行治疗，而是通过改变某些家庭成员的认知及相互交往模式达到干预成员行为的目的，因而其在家庭治疗领域中的发展受到限制。

近年来，认知－行为流派的家庭治疗者在工作中采纳了建构主义的观点，通过训练经历过创伤或受过虐待的来访者来构建新的“故事”，并解释其所处的环境或处境，解冻妨碍进展的信念，使其应用得到了进一步的拓展。

想一想

条件反射，强化，塑造和消退等都是行为主义的重要概念，你还能想起更多的吗？

一、理论基础

正如上面所介绍的一样，认知－行为治疗走过了一个逐渐变化的历程，从行为治疗过渡到折衷主义（认知与行为治疗的初步结合），再发展到后来的认知－行为治疗。每一阶段比起前一阶段的理论更为完善，治疗方式也更为有效。下面，我们将逐一介绍各阶段的理论。

（一）行为主义治疗理论

行为治疗的基础建立在经典条件反射、操作性条件反射和观察学习理论之上。

经典条件反射的创始人华生认为，心理的本质是行为。心理、意识被归结为行为。各种心理现象也是行为的组成因素或方面，而且可以用客观的刺激－反应术语来论证，其中包括作为高级心理活动的思维。他认为，条件反射是整个习惯所形成的单位。学习的决定条件是外部刺激，外部刺激是可以控制的，所以不管多么复杂的行为，都可以通过外部刺激形成。

操作性条件理论的创始人斯金纳认为，有机体的行为分为两类：应答性行为和操作性行为。前者是一种不随意行为，由刺激引发的，是由特定的、可观察的刺激所引起的行为。后者是随意的或有目的的行为，是在没有任何可观察的外部刺激的情境下的有机体行为。在应答性行为中，有机体是被动地对环境做出反应，而在操作性行为中，有机体是主动地作用于环境。他坚持认为，如果一种反应——不管有没有引起这种反应的刺激——之后伴随一种强化物，那么，在类似环境里发生这种反应的概率就增加。行为发生后有一个正性强化，那么这个行为很有可能再次出现。

在行为治疗被纳入家庭治疗后，早期行为主义者会首先评估家庭过程中的问题，而不是获得家庭动力的全景。这正如盲人摸象一般，只摸到了一部分，而忽视了全局。所以，这就制约了整个治疗的速度与效果。治疗师将治疗的努力仅限于能够观察到的行为，而不是去推论来访者的内心或人际的因果关系。他们主要运用强化的方法来消除不良行为。但是，值得注意的是，尽管治疗者聚焦于个体，但他们也开始观察家庭重要成员的行为，并尝试指导家庭重要成员的行为，以更好地达到改变或矫正其他成员行为的目的。

在行为主义取向的家庭治疗中，心理学家充分利用了这些理论，并形成了相应的技术。例如，基于华生的经典条件作用，沃尔普（Wolpe，1985）提出了系统脱敏的技术，在性的联合治疗中，使用系统脱敏技术为伴侣提供逐级放松或感觉意向放松；基于斯金纳的操作条件作用，利伯曼（Liberman，1970）和斯图尔特（Stuart，1969）提出了夫妻行为疗法，使得夫妻可以相互了解对方对自己的期望，让得到奖赏的反应出现得更为频繁。

> 系统脱敏是行为主义的主要方法之一，如果不记得的话，快去查阅一下资料吧！

早期行为主义的治疗过程比较严密。治疗师只对当前发生的问题感兴趣，他们忽略了潜在的原因和动机。在他们看来，人的所有行为都是通过一定的途径形成的。他们通过严密的方式评估来访者的问题行为，用具体准确的方法矫正和改变来访者的行为，并且用可测量的变化来评估治疗结果。行为主义取向家庭治疗者的主要目的是：通过物质性与社会性强化的应用，增加家庭成员间的积极行为，减少他们之间的消极行为。早期行为主义是严谨的，它的缺点在于治疗者采用线性的观点，聚焦于个体的非家庭因素。

（二）认知治疗理论

认知治疗是根据认知过程影响情感和行为的理论假设，通过认知和行为技术改变来访者不良认知的一类心理疗法的总称。经典的行为主义心理学把外在刺激和人的反应之间的关系作为科学心理学的研究对象，而对刺激和反应之间的感知、思维等内部心理过程采取回避的态度，而认知治疗所强调的恰恰是这些心理认知过程。认知治疗特别注重改变不良认知，即不合理的、歪曲的、消极的信念和想法，认为不良的认知是引发自我挫败行为的根本原因，通过改变人的认知过程以及在这一过程中产生的认知观念，可以改善情绪和行为问题。

认知治疗包含三条基本原理：

（1）认知是情感和行为反应的中介，引起人们情绪和行为问题的原因不是发生的事件本身，而是人们对事件的解释。

（2）认知、情感和行为相互联系、相互影响，不良认知和负性情绪、异常行为彼此之间互相加强，形成恶性循环，是情感和行为问题迁延不愈的原因。

（3）情绪障碍者常存在认知歪曲，只有识别和矫正其歪曲的认知，问题才能得到改善。

行为主义与认知治疗的结合是一种折衷的过程。治疗师通过将个人意向、心理活动及思维模式结合来改变和矫正个体的不良行为，并维持其良好行为。下面将介绍两种重要的认知理论：

1. ABC理论

美国心理学家A· 艾利斯创建了理性情绪疗法(RET),即ABC理论。其主要观点认为,人的情绪不是由某一诱发事件本身所引起,而是由经历了这一事件的人对这一事件的解释和评价所引起的。在ABC模式中,A指诱发性事件;B指个体在遇到诱发事件之后相应而生的信念,即他对这一事件的看法、解释和评价;C是指特定情景下,个体的情绪及行为反应的结果。RET心理治疗的核心是,改变不合理的想法,并以合理的观念替代。其中重要的方法学步骤是:对不合理的信念进行质疑、驳斥和辩论(D),最终产生治疗效果(E),因此这个理论又被称为ABCDE治疗模型。

艾利斯认为,在一个家庭中,实际的争吵不会造成家庭的问题,争吵后产生的各种认知曲解才是导致家庭功能紊乱的核心原因。个体的认知曲解导致了其对自我和未来的悲观信念,并最终导致了家庭功能的紊乱。例如,一个失恋的人很难过,因为他认为自己是一个失败者并且认为以后的感情也一定会失败。可见,人们的情绪障碍往往是由人们的不合理信念所造成。总之,合理情绪疗法就是以理性治疗非理性,帮助来访者以合理的信念代替不合理的信念,从而最大限度地减少不合理信念给来访者带来的不良情绪影响;通过以改变认知为主的治疗方式,来帮助来访者减少或消除其已有的情绪障碍。

在夫妻关系与婚姻治疗领域中,认知理论做出了最大的贡献。研究者发现,曲解的或功能失调的信念、态度和期待在家庭内一些问题的产生中起中介作用。比如对于一位从小缺失父爱的妻子来说,她最近感到很抑郁。她希望丈夫像父亲一样关心和照顾自己,事实上,丈夫却因为工作原因不能完全做到。这样,他们的婚姻生活就亮了红灯。用ABC理论分析这个案例:A就是丈夫不够关心自己这件事。C就是婚姻亮起了红灯,两个人经常吵架。而发生这件事的不合理信念B就是妻子认为丈夫应该像父亲一样关心自己。事实上,夫妻家庭生活是一个平衡的状态,咨询师只要指导妻子发现并矫正自己的非理性信念,问题就很好解决了。

2. 认知疗法

贝克是美国精神病学界的著名教授。他假设,通过经历各种不幸的个人和人际经历,来访者在生命早期习得了消极的图式。当一个新的但在他们看来同当初习得图式时情境相似的情境出现时,这些消极图式就会重新激活,认知曲解也就随之发生,从而导致对现实的错误的认知。贝克认知理论的重要概念包括:

(1) 图式:指过去经验中有组织的知识构形,个体主要用它来解释新的经验。

(2) 自动式思维:是介于外部刺激事件与个体对事件的情绪反应之间的想法。

(3) 共同感受：是指以问题解决的形式出现的，人们用以解决日常生活问题的知觉和思维过程。

(4) 规则：是认知治疗中一个主要观点，指个体在成长过程中习得的社会认可的行为准则，人们据此评价过去、指导现在和预测未来。

在认识到认知曲解或功能失调上的问题导致了个体和家庭的症状后，认知治疗者在解决家庭问题时主要运用了认知重建的方法，以改变来访者不合理的解释以及矫正自动想法和假设，改变妨碍发展的图式，即治疗师反驳来访者消极的结论以及尝试改变其消极的图示。

认知重建是很重要的概念，在认知行为取向家庭治疗中运用广泛。

知识拓展

贝克的童年

贝克的母亲有严重的抑郁症。在她生下贝克后，严重的抑郁症居然逐渐缓解。他们尤其偏爱这个最小的孩子，但她残留的抑郁情绪依然使这个敏感的儿童产生了深刻的印象。

贝克在童年时期的一次疾病中险些死去，痊愈后引发焦虑恐慌的后遗症。表现之一是隧道恐惧症。当经过隧道时，他会感觉胸部很紧，呼吸困难，非常痛苦。有一天他突然发现自己其实将胸部的紧压感认知为即将窒息的前兆。在幼年时期，哥哥经常与他开玩笑，用一个枕头压住他的头，他心中充满恐惧，不知道什么时候他才会把枕头拿开，找到这个源头后他迅速地克服了这种恐惧感。

贝克的理论可以很好解释自己的行为。在找到自己消极图示后，他改变了自己早期形成的图示，并改变了自己的生活。可以这样说，贝克童年的经历为他的理论发展奠定了基础。

一般认为，婚姻治疗中有关亲密夫妻关系的认知观点最早是由艾利斯和贝克提出。但是，与当时盛极一时的系统理论相比，家庭治疗师们认为认知治疗的观点过于简单。直到20世纪80年代后期，由于认知－行为治疗师在婚姻伴侣对彼此行为的看法、想法和期待所起的作用上做了大量更能为系统理论所接受的改变和调整，婚姻和家庭治疗领域中的认知干预治疗已经为自己赢得了一席之地。

3. 社会学习理论

班杜拉（Albert Bandura）是社会学习理论的创始人。尽管他早期的一些观点是行为主义，但同时他也是一位认知取向的心理学家。他认为，人类能够观察和评价其行为对他人的影响，并能相应地调整或矫正他们的行为。他把个体、行为和环境看做是相互影响地联结在一起的一个系统。在交互决定论的模式中，行为、个体（主要是指认知和其他个人的因素）和环境都是作为相互交错的决定因素而作用的，而且这些决定因素双向地相互影响。

随着理论的发展，出现了认知行为取向的治疗师。他们延续了行为主义的方法：坚持一套严格的、建立在资料基础上的程序和一种定期受到监控的科学方法。他们摒弃了行为主义对人的看法，而是将人的功能理解为行为和控制行为的社会环境之间持续交互作用的结果，认为改变环境可能会改变不良行为，但是，自我调节和自我指导在行为改变上的作用也十分重大。认知行为疗法试图通过影响个人的、有意识的思维模式来矫正个人的想法和行为。对压力管理特别感兴趣的认知行为治疗的代表人物——梅钦包姆（Donald Meichenbaum，1995）认为认知行为主义的治疗已经在尝试将心理动力和系统取向的心理治疗与行为治疗的技术整合起来。

与传统的行为主义观点相比，认知行为家庭治疗采用循环因果的取向；和心理动力学相比，认知行为家庭治疗不关心无意识动机、驱力，不诊断产生不良行为的根源。认知行为家庭治疗的独特贡献不在于对心理病理学的概念化，或坚持特别的理论或一套基本原理甚或是坚持一套独特的干预，而在于它坚持一条严格的、建立在资料基础之上的程序和一种定期受到监控的科学方法论。

知识拓展

自我指导训练

自我指导训练（self-instructional-training，SIT）由梅钦包姆和戈登曼于1971年提出。他们认为个人的行为和情绪受自我指导性语言所控制，通过学习新的指令，采用想象技术来解决问题可达到治疗情绪和行为障碍的目的。该法主要是教会患者自我指导，面对产生焦虑和应激的情境采取适宜的对策，其重点是对付消极情绪而不是彻底消灭它。要抵制消极的自我判断，在应激情境出现时引入放松训练，有时还包括重新解释某种情绪，使患者认识到消极情绪并不很令人厌恶，对肯定的自我判断及时强化。

该法适用于治疗儿童多动症、焦虑、恐惧和退缩等心理行为问题。具体步骤是：训练患者确认不适当的想法；由治疗者示范适当的行为，并口头陈述有效的活动方式和策略；让患者口头陈述自导自练，再通过想象，在内心重复演练几次。同时，治疗师也可以让患者进行“应激预习”，让他学习适宜的应答技能，并迁移到其他的应激情境中。

二、重要概念

认知－行为疗法最初作为行为疗法的一个补充元素，后来发展成为一个更为综合的干预系统。它平衡了对认知和行为的单方强调，是一种更广泛和包容更多的方法，更深入地关注家庭交往模式。治疗师直接集中于可观察的行为，对治疗干预的效果采用实验性的评价标准，仔细评估所要改变的特定的外显行为。最后，通过增加或减少目标行为，教授家庭成员沟通和解决问题的技能，使家庭功能恢复正常。

目前，认知－行为理论正处在逐渐整合的过程中，但是它在家庭治疗中仍存在两种倾向，一种是行为观点，另一种是认知行为观点。行为观点认为改变行为是重中之重；认知行为观点则认为仅仅改变行为是不够的，重要的是要改变认知。下面，我们将从行为治疗和认知行为治疗两个方面，介绍相关重要概念：

(一) 行为观点

行为主义治疗者认为，在家庭治疗中，应该直接集中于可观察的行为，然后控制外部强化偶联，增加或减少目标行为。在治疗过程中，行为主义治疗师会仔细、持续地评估所要改变的特定的外显行为，然后通过教授沟通、训练的技能，教会家庭成员监控的方法，改变个体不良行为。最后，对治疗干预的效果采用严格的评价标准进行评价。

在行为治疗中，除了大家熟知的几个概念外，还包括以下几个重要概念：

1. 偶联契约法

利伯曼和斯图尔特是夫妻行为疗法的早期倡导者，他们将一些操作条件作用原理用于处理陷入困境的婚姻关系中，提出了以操作性条件作为基础的干预方法，如利伯曼提出了操作强化偶联的概念，认为在评估需要矫正的行为后，可以通过直接操控外部强化偶联增加特定的目标行为。而斯图尔特则提出了“操作性人际治疗”的观点，使用了“偶联契约”的概念，以使夫妻最大程度地进行积极的交流。

偶联契约法指的是一种描述个体行为相互交换强化的细则的书面计划。斯图尔特将斯金纳的操作学习原理和社会交流理论融合在一起形成了这个方法。他认为，夫妻关系的满意感将随着奖赏—代价的比率而改变。如果潜在的未发生的令人满意的事件能被识别并使其最大化，那么奖赏—代价的比率就应该大大增加，这样每一位伴侣不仅仅会感到满意，而且更愿意为另一方提供更多的奖赏。

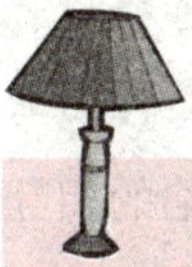

操作强化偶联指的是自发产生的特定反应能够因为被选择性的奖赏或强化而得到加强，最终那些反应将会在将来比没有得到奖赏出现得更加频繁；偶联契约法在认知行为疗法中也是一个很重要的概念。两个概念都要好好学习哦！

偶联契约是行为疗法的核心，它既提高令双方都感到满意的相互作用的质量和数量，又通过非强化方法减少了争论、挑衅的频率和一般负性沟通的结果。建立偶联契约可以体验彼此的成就，从而使家庭的互动更加积极。这个方法广泛运用于认知－行为各个领域中。

在斯图尔特的理论中，他还运用与偶联契约相似的“关心日”来改善夫妻关系。他用这种方式让夫妻双方看到对方所希望的事情，并且把它们做出来，让一方向另一方尽可能地多表示关怀（表 2-1）。

表2-1 整体婚姻契约治疗

丈夫明白妻子希望他做到的	妻子明白丈夫希望她做到的
洗盘子 修剪草坪 主动求爱 承担平衡他们收支的责任 每隔六周或者八周邀请他的生意伙伴吃饭 每周至少一次在他的商店会面，一起吃午餐	每天6：30前准备好早餐 给玫瑰花园除草 每晚洗澡，10：30前上床 每天上班时间给他电话 至少每隔两周计划一次只有他们二人的晚上的外出活动 主动提出开车，送孩子们参加他们的足球训练和游泳运动会 偶尔陪他去钓鱼旅行
可以预期，丈夫和妻子各自都会按要求从容应付尽可能多的事。理想的情况是每周3到4次。	

（引自：Irene Goldenberg Herbert Goldenberg 著. 李正云等译. 家庭治疗概论. 陕西师范大学出版社，2005，10：91~110，223.）

2．行为评估

行为评估是行为疗法中的核心部分，又叫行为功能分析或行为分析，是收集、测量和记录有关不适应行为的信息，了解该行为的发生条件或维持条件的过程。治疗者对家庭问题进行分析，通过客观记录家庭成员之间离散的交流行为，由问题行为导致的相互作用的结果等方式，估计问题的严重程度和维持问题行为的环境因素。

法隆（Falloon，1991）指出，对家庭功能的行为评估一般发生在两个水平上。一是对行为的分析。也就是说，在分析家庭功能时，要对潜藏于问题领域中的行为进行确定。例如，孩子把自己房间弄乱但是从来不收拾，上课不注意听讲等。如果这些行为缺陷得到矫正，问题就可能得以解决。二是对功能的分析。旨在揭示那些行为缺陷的相互关系以及使它们在功能上发生联系的人际环境。功能分析试图理解与问题行为的联结最紧密的前因后果（如果孩子不整理自己的房间，将不会给他买他喜欢的东西；但是，随后没有执行这项规定）。因此，治疗者的重点在于影响行为的环境、情境和社会的决定因素以及行为本身。将行为分析和功能分析结合，可以得到更好的治疗效果。

（二）认知行为观点

一些行为者不再像过去那样完全将心理活动排斥于理论之外，开始认识到认知因素也会影响行为。在 20 世纪 80 年代初，认知行为家庭治疗师开始崭露头角。他们认为，严格的行为疗法过于线性，不能充分地说明关系中动态的相互作用（Epstein，Schlesinger，

&Dryden，1988），关系中的危机和冲突更多地受到认知、行为和情感因素的相互影响。因此，在家庭治疗中，要想解决家庭冲突，仅改变个体行为是不够的，还要改变个体和家庭的认知才能彻底解决问题。目前，认知行为取向主要应用于夫妻、家庭治疗方面。下面，我们将着重介绍在认知行为观点中的几个重要的概念。

1. 认知重建

所谓认知重建就是治疗者帮助来访者探查功能失调的解释，矫正自动想法和假设，改变妨碍的图式。可以这样说，认知重建是所有认知行为治疗中最重要的部分。因为治疗师在接待来访者的时候，会假设一般来访者存在认知失调的问题。

认知重建的基本原理是，它强调求助者通过"自语"的方式能够改变自己的行为，达到"自愈"。因为来访者在自语的过程中，可以关注自我挫败思维，可以关注引起自己情绪烦恼的消极自评。许多能从认知重建治疗中获益的来访者，就是因为他们以前对自己的自我挫败思维意识太强烈，而对自我增强的思想没有意识或者不能产生自我增强的想法。提供自我挫败和自我增强两种思想的对比，就能帮助他们明白如何培养更切合实际的思维模式。

人们通常会相信自己对自己所说的话，并照此行动。但是在很多情境下，人们往往不需要将一些事情用语言明确告诉自己，因为人们的思想已经习惯化，能够自动地反映出自己的认知图式。因此，来访者要在咨询以外的时间不断地提醒自己检测和记录实际情况发生的过程。在会谈中，治疗师要仔细询问来访者的苦恼情境以及来访者在该情境出现前后和情境中的各种思想。在识别消极或自我挫败的思维时，治疗师要为求助者提供一些描述线索。

认知重建的方法在婚姻和夫妻治疗的领域中已经广泛使用。它能够洞察到在家庭的一些问题反应中的问题，认识到曲解或功能失调的信念、态度。

2. 图式

图式是认知结构的核心概念，人们通过它来过滤自身的感觉并建构经验。一些有抑郁倾向的来访者在生命早期就习得了消极的图式。当一个新的但在他们看来与最初习得图式时的情境相似的情境出现的时候，这些消极图式会被重新激活，认知曲解也就随之发生。因此，在认知治疗中，治疗师要努力改变来访者消极的、错误的图式，建立新的图式。

认知重建与图式密不可分。比如，一女生由于小的时候受过男性侵犯，长大后在与男性接触时就感觉不舒服。长大后多次恋爱都不成功，她说："与他们接触让我感到很不舒服，让我想起了小时候”。这就是一个比较简单的例子，此女生因为受过侵犯，认知上建立了一个消极的图式，当有男性接近时就会自动产生防御，所以恋爱屡屡受挫。这时，家庭治疗师要改变她的消极图式，重建认知，使她今后能够顺利地与男性进行交往。

3．认知行为评估

想一想

想想看，行为评估和认知行为评估有什么异同呢？

行为评估对家庭功能的评估表现在两个水平上：行为和家庭功能。认知行为治疗者的独特之处在于其对内部经验（想法、态度、期望、信念）的功能分析。另外，认知行为治疗比较关注夫妻评价其危机状况下的积极与消极行为的频率和互动模式。

从治疗流程的角度看，行为评估的方法是线性的，而认知行为治疗者较少采用线性的观点。认知行为治疗者将个体看做是相互作用的参与者，在解释、判断和影响着彼此的行为。行为评估评定问题十分准确，并且用量化的指标来测量变化，在观察行为时认真客观。而认知行为疗法一般采用自陈问卷、临床会谈和对家庭的相互作用进行直接观察。

由行为评估产生的方法叫认知疗法，它仅仅关心个体行为是否改变，改变后的行为是否维持和继续；由认知行为评估产生的疗法叫认知行为疗法，这种疗法是一种强调态度的改变和对行为强化的治疗方法，它更深入地关注家庭交往模式。认知行为疗法治疗师们认为，除了行为和环境，情感同样可以对认知产生影响。在家庭中，家庭成员的认知、行为和情感可能会相互作用并且发挥极大的作用。

认知治疗者在三个互相联系的水平上评估来访者的思想：①最易达到的人们对特定情境的自动想法。②更深层次的潜在假设。③核心的、基本的信念或图示。如，一位妻子认为丈夫不回家是在欺骗她，肯定和别的女人在一起，最终她得出自己总是最可怜的、将终身孤独这样的思想。从一个自动化错误信念开始，那位女士已经得出了自己会孤独终身的极端或不恰当的结果。这一系列的感念影响了她对丈夫后来行为的评价，反过来，又引起对方行为和情绪上的反应。这样就造成了一个恶性循环。所以，家庭治疗师应该对夫妻积极和消极的行为频率进行比较、关注，随后，再进行认知重建方案。

三、治疗理念

（一）治疗目标

在认知－行为疗法中，治疗师往往关注家庭成员的认知、情感和行为以及家庭成员之间的相互影响。其治疗的主要目的是增加家庭成员间的积极行为，减少消极行为。在治疗中，治疗师主要是通过重新安排家庭中发生的事情，使得家庭成员间的积极行为能够得到某种方式、某种程度的奖励来达到改变家庭原有交往模式、增加积极行为、减少消极行为的目的。通常情况下，认知－行为取向家庭治疗并不对整个家庭系统进行治疗，而是通过改变某些家庭成员之间的相互交往达到干预家庭的目的，并认为这可以使家庭环境发生永久性的改变，而且事情也的确如此。

如，在治疗一个因有许多捣乱行为而经常受到父母惩罚的儿童时，治疗者可能要求父母每天增加与孩子一起玩耍的时间。当孩子出现服从行为时以某种孩子喜欢的东西或表扬、鼓励、拥抱等来奖励孩子，通过这些安排达到增加儿童服从行为、减少儿童不服从行为的目的。

认知－行为主义家庭治疗师认为家庭是一个系统，系统内各成分间的互动是一种环形反馈过程。因此，治疗师的治疗应从家庭整体结构中寻找病因，改变家庭成员间不良的相互作用规则，从而消除个体行为症状。在治疗开始时，治疗师不仅要认真观察、评估来访者的异常行为，还要了解家庭环境和家庭重要成员的行为方式。认知－行为治疗的目的是矫正个体行为，增进家庭成员间积极的相互作用，改变反对或阻碍这种相互作用的条件，维持个体良性的、已改进的行为。

从目前来看，认知－行为疗法主要包括以下几方面的治疗：

1．家庭功能治疗

家庭功能治疗的原理相当明确，就是为个体和家庭带来认知和行为上的改变，不仅要改变外显行为，还要帮助来访者认识外显行为在关系调节中的作用。功能治疗者更关注行为存在以及得以维持的原因。可以发现，家庭功能治疗的评估过程与众不同。它首先确定家庭成员间的关系；其次，它将改变家庭系统，矫正态度、认知、期待和情感反应。

在治疗的最初的阶段，治疗师要让来访者及其家庭看清家庭成员行为序列。治疗师通过调节家庭成员之间的关系，使家庭成员认清问题，通过非指责的关系和新的视角，为成员的行为提供解释。接下来，治疗师将着手改变家庭系统，从一种指责个人的观点转化到使大家都认识到并且愿意共同承担家庭行为序列的责任的观点。在这一阶段，我们要注意“重贴标签”的方法，中止负性想法、情感和行为的产生。在整个治疗环境中，治疗师还要提供一个学习特定技能的情境，让自己选择的方法适合家庭成员，从而产生积极的转变。

想一想

想一想，“重贴标签”有什么样的优点呢？

苏珊的母亲认为苏珊是一个经常逃学，从不在家的孩子。她经常严厉地批评苏珊，苏珊却并没有改观，晚上反而比之前回家更晚。苏珊的爸爸很少管苏珊。但是苏珊的妈妈却总是向爸爸抱怨苏珊的行为，爸爸忍无可忍的时候或者会离家出走，或者与苏珊发生激烈的争吵。认知－行为取向的家庭治疗师在介入这个家庭时，首先要分清楚这个家庭的人际距离。苏珊和爸爸、妈妈的关系都是分离的，妈妈和爸爸的关系是融合的，而爸爸和妈妈的关系又是分离的。接下来，治疗师应该矫正三者之间的认知，改变情感。如，治疗师可以指导家庭用偶联契约，帮助他们进行沟通训练。在实施治疗和干预之后，家庭出现了显著的变化，爸爸、妈妈和苏珊三者间的关系得到了明显的缓解，家庭关系也更为和谐。

2. 父母行为训练

在认知－行为疗法中，治疗师使用社会学习模型的相应理论来解决父母和孩子之间的关系。他们认为，孩子产生的问题，不是个体问题，而是整个家庭的问题。认知行为主义者尤其关注那些发生在亲子间相互作用中的、以思维过程为中介作用的情感和行为反应，试图训练父母来矫正或改变孩子的各种问题行为。在教授父母的养育技能之前，行为治疗者依靠会谈、问卷、行为清单和对亲子互动的自然观察来确定特定问题行为及其前后发生的事件。

父母行为训练旨在训练父母，让他们可以通过学习技能处理范围较广的问题，最终使孩子和父母之间产生积极、合作的互动。

具体来说，在父母行为训练中，治疗师需要教会父母在什么时候、什么样的情形下使用什么样的技术。比如，为了降低孩子的某种不良行为发生的频率，父母要对其良好行为进行强化，或者利用行为塑造程序来加强孩子的良好行为。

例如，为了培养7岁的玛丽更多的好习惯，让玛丽主动做家务，妈妈制定了一份代币制内容表，具体内容如表 2-2：

表2-2 代币制内容表

1. 日常生活工作表：	**点数**
● 整理床铺	1点
● 整理玩具	1点
● 倒垃圾	2点
● 吃饭时主动摆桌子	3点
● 饭后洗碗	5点
……	
2. 我的报酬表	
● 选择自己想看的电视节目	3点
● 可以在周末迟一点上床	5点
● 选择吃自己喜欢的食物	4点
● 去喜欢的餐厅	20点
● 买想要的布娃娃	50点
……	
妈妈和我同意我的工作表和报酬表 签字： ×××.	

值得注意的是，如果父母使用代币制的方法，那么在孩子形成良好行为之后要注意维持目标行为。这个时候父母就应该考虑要削弱代币系统甚至是消除它，使行为更好地迁移到自然情境中去。

3. 夫妻行为治疗

夫妻行为治疗同其他方式一样，以结构性的准确评价开始。在此过程中，治疗师会使用临床面谈、具体目标行为的比率评定以及婚姻评价问卷等方法。但值得注意的是，此疗法中，治疗师将策略技术和人本主义的、体验的技术加入到更传统的行为方法中，以竭力增进亲密度和理解，以取代生气和责备。治疗师将问卷内容作为参考，而更多地观察夫妻互动。

夫妻行为治疗的目标就是重建伴侣交流方式，帮助夫妻改变他们行为规则，增加相互满意度，增加夫妻双方积极的行为，增加他们满意的相互作用。

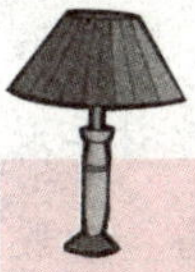

婚姻评价问卷使用最广泛的是Locke-Wallace婚姻适应量表，它包括沟通、性生活、情感、社交活动和价值观等内容。能够对夫妻关系进行整体测评。

在处理婚姻伴侣的问题中，认知－行为治疗师努力矫正每一对配偶期望从婚姻关系中得到的不合理期待，教授他们如何减少破坏性的相互作用。在婚姻中，可能一方易出现负性自动行为、缺乏证据的任意推断等问题。家庭治疗师可以通过识别和暴露每一个伴侣潜在的关于自己、伴侣和婚姻关系的图式，帮助夫妻接受他们正在经历的危机责任。认知－行为治疗师认为，只有夫妻在婚姻的信念结构上产生改变，才能够保证有更幸福、更长久的关系。

4. 性的联合治疗

认知－行为技术已经应用于性治疗领域，尤其是以相对快捷和有效的方式治疗多种形式的性功能失调。一般而言，这些干预方法对症状采取短程强化治疗，而不管起源或潜在的心理或情感原因。有学者认为，大多数性问题是条件性的焦虑结果。更具体地说，治疗，不论对男对女，都倾向于以减轻或消除性行为的机制问题为目的。

家庭治疗师必须评估任何一种性功能失调的心理、身体和人际关系的性质，同时对伴侣中的一方或双方因为性功能失调可能感受到的苦恼保持敏感性。治疗策略要求就每一个伴侣的责任评估其关系：他们的性生活史和性期望，他们公开地谈论性和其他事件的能力，以及就他们想要什么或什么能带给他们快乐进行协商的能力。

有人认为，婚姻不协调的一大部分比例是因为性生活不协调。在H.S.卡普兰看来，这些功能失调根据性反应周期阶段可划分为几种类型：性欲障碍、唤起障碍、性高潮障碍、性疼痛障碍或性交频率问题。

性的联合治疗的目标有以下几点：

(1) 学会触摸和探索彼此的身体，以更多地发现彼此的敏感带，但是不要感到性行为或性欲高潮的任何压力。敏感性聚焦的训练旨在为伴侣双方带来快乐，以替代以前伴随性唤起或性交而产生的焦虑。其最终目标是激起未来增强的性唤起水平。

(2) 帮助夫妻去除消极想法。性唤起障碍包括情感唤起降低以及难以达到和维持勃起或膨胀和润滑。一般通过把放松训练和集中身体结合起来解决问题，教授夫妻集中于触摸和爱抚身体的感觉上，而不是担心接下来怎么做。性治疗对早泄一般有良好的疗效。女性无法达到性高潮也可以通过性治疗来得以改善，一般包括让女性独自进行练习和学习性幻想。

(3) 指导夫妻如何放松并享受触摸和触摸的感觉。让夫妻在家里找一个双方都感觉放松和没有干扰的时间，轮流温柔地爱抚对方，被触摸的一方只需放松和集中在被抚摸的感觉上。然后，被抚摸的一方要让对方知道抚摸那些部位感到兴奋，但不要接触对方的胸部和生殖器，以免产生过重的焦虑。夫妻对“性行为”过于焦虑和恐惧可通过相互爱抚产生温柔的体验而得以克服。

（4）在夫妻关系上，要发展夫妻情感上的相互忠于对方的关系，而不是专注于矫正目前的性功能失调症状。要提高伴侣双方在关系中的自我感和亲密感，努力帮助夫妻结束过去的个人问题等。

（二）治疗师的角色与功能

与心理动力模型治疗师在家庭中所扮演的中立的、远距离的、神秘的角色不同，在认知－行为框架下的家庭治疗中，治疗师不是神秘的。他与来访者一起解决问题，他们是教师、是培训者、是期望行为的榜样，还是契约的协商者。他们用系统方式积极参与家庭互动，依靠直接的观察和思考，着眼于当前，力求保持公正。在认知－行为家庭治疗中，治疗者与患者及其父母一起进行谈话、示范和讨论。与精神分析取向的家庭治疗者的不参与、不评价的治疗模式相比，他们更为积极、主动地干预家庭成员的言行，给家庭成员提出治疗建议，并积极主动地操纵所治疗的家庭。

认知－行为家庭治疗是在行为治疗的基础上发展起来的，这就决定了它比其他任何模型都关注家庭成员的行为。一般情况下，认知－行为家庭治疗师通常关注家庭成员以下三个方面的行为：①敌意的、不和谐的行为互动的频率和模式；②沟通想法和感受的表达技巧和倾听技巧；③问题的解决技巧。认知－行为取向的家庭治疗师对于家庭成员的行为倾向于用更加准确、严格的术语来定义他们所面对的问题，他们对治疗成功的标准也有更加严格的要求和标准，通常用问题行为发生的次数、频率来定义问题行为，如在定义“争吵”时，可能用“夫妻之间每天吵了多少次架”来说明夫妻间的“争吵”行为；在定义“咬手指”时，可能用“每天咬多少次，每次咬多长时间”等来定义儿童的“咬手指”行为。

认知－行为家庭治疗师在处理夫妻关系或整个家庭问题时承担着主导和控制性的角色，具体表现为多种角色类型，他们有的时候像老师，引导来访者的行为；有的时候像教练，训练来访者及其家庭的行为；有时候则像榜样。在治疗历程中，他们更倾向于制定一套相应的旨在传授技能（如在问题解决或沟通方面）的干预程序，以改善来访者的人际关系。

总之，在认知－行为治疗中，治疗师的作用是不能忽视的，他将主导和控制整个治疗过程。因此，在对家庭治疗开始前，治疗师应该制定明确的方案，对要实施的方法，要进行的步骤熟记于心，以更好地发挥其治疗的主导性作用。

四、评价

与其他学派的治疗者相比，认知－行为取向的家庭治疗倾向于用更加准确、严格的术语来定义其所面对的问题，对治疗效果的评估也有更加严格的要求和标准，这些对于心理治疗的科学化和治疗效果的规范化均有极为重要的意义。

但是，相对而言，认知－行为家庭治疗的方式更适用于治疗两人之间的关系，而不适合用于治疗人数较多、规模较大的家庭。因此，该取向的家庭治疗最早是在婚姻治疗领域中得到了广泛的应用。在婚姻治疗时，治疗者通过教夫妻使用积极的强化的方式来处理相互之间的关系。依据行为交换模型（behavior exchange model）的观点，婚姻的不幸在很大程度上与夫妻之间所使用强化的次数以及所使用强化和惩罚的多少有很大关系。因此，婚姻治疗的一个主要目的就是增加夫妻之间的积极交换。

认知－行为治疗的方法对于具体的行为问题以及具有高动机的个体是很有效的。然而，认知－行为治疗却不重视隐藏于关系问题中的坏行为和不良沟通的方式。除了与系统动力学不相干外，认知－行为治疗学家一般只在学术环境中工作。虽然正在发展一套行之有效的治疗技术，但仍然相对地与家庭治疗的主流相独立。在过去的十年里，行为家庭治疗增加了家庭动力学并结合了认知原理而迅速改变，但由于认知－行为家庭治疗并不对整个家庭系统进行治疗，而是通过改变某些家庭成员之间的相互交往达到干预家庭的目的，因而其在家庭治疗领域中的发展受到限制。目前，认知－行为临床治疗者在其工作中采纳了建构主义的观点，通过训练经历过创伤或受过虐待的来访者来构建新的“故事”，并解释他们的环境或处境，解冻妨碍进展的信念，使其应用得到了进一步的拓展。

本章概要

本章我们学习了两种家庭治疗的模型：心理动力和认知－行为取向的家庭治疗理论。这两种模型都只是经典的心理治疗理论在家庭治疗领域内的运用，他们虽然将治疗的对象从个体变成了家庭，但治疗的理论和方法都带有浓厚个体治疗的特点。虽然这两个模型并不是家庭治疗理论模型的良好代表，但是他们却体现了家庭治疗发展进程中的趋势和变化。对于我们理解整个家庭治疗体系起着重要的作用。下一章我们将继续带领大家学习家庭治疗的经典模型，从这些模型当中如果留心你一定能发现心理动力模型和认知－行为框架下的家庭治疗的影子。

关键词

分裂	投射性认同	连锁病态	认知重建
偶联契约	图示	行为评估	认知行为评估

复习题

1. 请简述心理动力学观点的发展。
2. 讨论不同观点的治疗目标。
3. 请论述心理动力的家庭治疗的相关概念在家庭治疗中的应用。
4. 简述认知－行为家庭治疗法的理论基础。
5. 请说明你对认知－行为治疗重要概念的理解。说明它们与认知－行为治疗有什么关系？
6. 认知－行为疗法主要有几方面的治疗？请论述不同治疗内容的治疗目标。

第三章

家庭治疗的基本模型(上)

学习重点

1. 掌握代际模型的理论基础并学习理解其重要概念
2. 了解代际模型在家庭治疗中的具体运用
3. 掌握策略模型的理论基础并学习理解其重要概念
4. 了解策略模型在家庭治疗中的具体运用

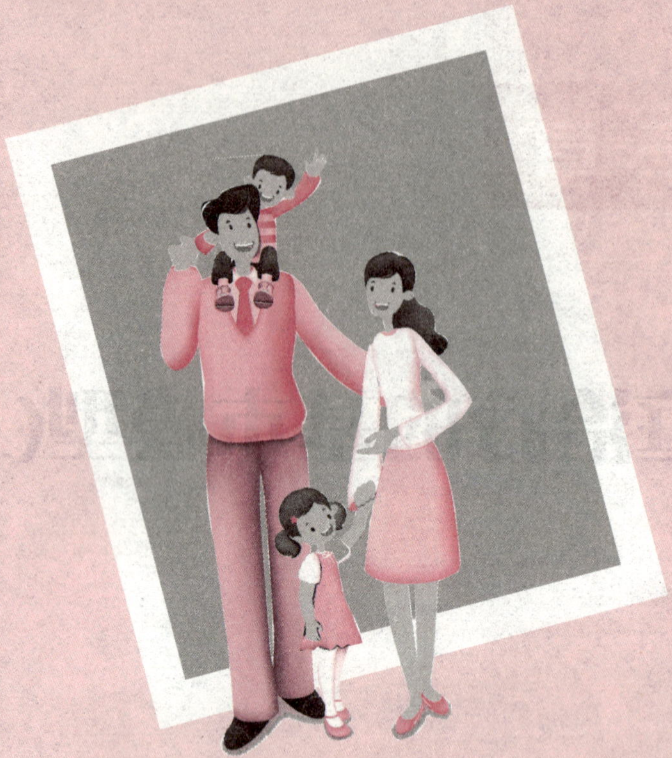

案例研究

小明的个案

7岁的小明，天天与母亲吵架，母亲不论怎样打，怎样罚，都不能控制这只“小顽猴”。而小明的老师却说小明是个乖学生，但总是闷闷不乐。

一家人为了小明来到治疗室，小明的爸爸是一位教师，母亲是一位高级护士，在治疗中小明的父亲一直在向治疗师炫耀他丰富的儿童心理学的知识，虽然讲得很有道理，且滔滔不绝，但只顾自己说，旁人难有插嘴之处；一旁的母亲身体紧张，对丈夫一脸的不满却一言不发，眼睛也绝对不看丈夫一眼，夫妻二人没有任何的交流；小明告诉治疗师，爸妈在家彼此不说话，他心中十分不安。

面对这样一个家庭，面对小明的问题，不同学派的治疗师会怎样处理呢？学完这一章请同学们来回答这个问题。

第一节 代际模型

代际模型产生于20世纪50年代后期，又被称为鲍温流派、代际传递理论或家庭系统理论，因其倡导者鲍温的杰出工作，成为家庭治疗史上最具特色的一个理论。鲍温最初是精神分析取向的治疗师，20世纪40年代末他在从事精神科临床工作中对家庭关系的作用产生了浓厚的兴趣。1978年，随着对精神分裂症家庭的深入研究，鲍温在《临床实践中的家庭治疗》一书中，详述了其系统家庭治疗理论的基本构想，并提供了与理论相一致的治疗技术。

在所有的家庭治疗理论中，代际模型最突出的特点是重理论轻技术。鲍温理论有两个最主要的假设：其一，家庭成员间过度的情感联系与家庭功能失调有着直接的联系，自我分化（self-differentiation）是家庭成员必要的成长目标。鲍温认为，在家庭这个非常复杂的“情绪系统与关系系统的结合体”中，家庭问题缘于家庭成员与原生家庭心理上的分化；其二，上一代没有解决的问题趋向于传给下一代，即多代传承（Multigenerational Transmission）。鲍温认为，跨代间的家庭互动模式在症状的产生与维持中起重要作用，因此应当分析包括核心家庭在内的三代家庭成员间的关系。在治疗中，鲍温最为关注两个分化（个体从原生家庭的自我分化和个体的情感功能和理智功能的分化），认为家庭治疗的目的是帮助个体完成这两种分化，最终促进其成长与发展。鲍温发展了包含八个连锁概念和相应对策的完整理论体系，重视对个体的监控，防止其三角化和情绪缠结，并鼓励来访者的认知加工。

代际模型使用“广角镜”，从来访者跨代家庭的视角看待症状，架起了心理动力学与系统疗法之间的桥梁，被看做是最为完整、全面的家庭治疗理论。代际模型的许多概念，如自我分化、三角关系等已成为系统家庭治疗中的经典概念。代际模型适用于家庭背景下的个体、夫妻及整个家庭的治疗，在治疗精神分裂症等方面更是有着独特的效果，目前也被广泛应用于婚姻冲突、情绪紊乱家庭治疗等方面，同时也适用于儿童和青少年群体的家庭治疗。

一、理论基础

代际模型的理论贡献和治疗能力体现了精神分析概念和系统论思想之间的结合。精神分析强调自我的发展、代际问题及过去经历的意义，而系统思想则着眼于此时此地构建着的和交互作用的家庭单元。

（一）系统论

家庭治疗的发展得益于20世纪40年代以后系统论的兴起，系统论既为家庭治疗的"此时此地"提供了理论构架，也为家庭治疗与精神分析分道扬镳指明了系统和关系取向的方向。

系统论对鲍温的影响贯穿于他对家庭的认识、治疗对象和治疗方法等各个方面：

- 认识到家庭不仅是个人的相加而是一个关系网络，理解一个人的行为，只访谈他一个人而忽略他的家庭是不可取的。
- 认为家庭治疗的治疗单位是"问题系统"而非孤立的个体。通常被定义为"病人"者，不过是"系统问题"的承担者、表达者。
- 治疗的机制是通过语言及非语言交流而实现的社会性反馈；治疗性变化经由反馈机制对问题系统的内在模式产生"扰动"，触发其内在自我组织过程而引起，并非由直接的"领悟"、"操纵"、"社会性控制"达成。

（二）精神分析理论

看似代际模型的理论基础与精神分析截然相反。但实际上，代际模型的产生和精神分析有着千丝万缕的联系。

作为精神分析理论的创立者，弗洛伊德认为个人症状的根源在于童年期的创伤，而这种创伤又与其跟父母尤其是母亲的关系有关。这种从关系层面看症状的视角无疑是鲍温家庭系统治疗的最重要的理论基石。实际上，弗洛伊德确实对家庭进行过干预，例如著名的"小汉斯"案例。他认识到家庭为神经性恐惧和焦虑的发展提供了早期的环境或背景，但他没能进一步去确证当前的或持续存在的家庭关系是如何维持不适应和问题行为的。

此外，阿德勒也对代际模型的出现产生了很大的影响，特别是他对权力意志和儿童出生顺序的阐述，对鲍温代际模型的观点有较大的影响。如鲍温代际模型的八个连锁概念中就有对出生顺序的阐述，出生顺序也被其看做是塑造家庭的重要力量之一。同时，精神分析学者沙利文的人际理论将人际关系放到了一个核心的位置，认为家庭内外的人际关系会对人格发展产生影响，并强调早期母子分离的极端重要性，这与代际模型强调家庭成员自我分化的观点如出一辙。霍尼则从文化这一个更广泛的角度来观察人的问题，认为人的问题在很大程度上是由社会文化环境决定的，家庭作为文化传承单位，自然会对个体产生重要影响。受到以上观点的影响，鲍温对社会退行的论述也注意到了外部社会环境对家庭的影响，将性别、阶级与种族歧视视为不愉快的社会情感历程。

总的来说，精神分析的发展，在理论上对系统式家庭治疗产生了重要的影响。但除鲍温外，上述精神分析治疗师并无正确地提出系统式的思维。在治疗上，虽然也有家庭治疗这种形式，但其治疗风格还是精神分析背景的，与家庭系统治疗间仍存在较多差异。

二、基本概念

代际模型缘于将人类家庭视为一种生命系统的生物学观点，根据这个理论，人类家庭的出现可归类于一个自然进化的过程。受自然规律所支配，所有的生物群体都遵循一个相似的生命程序规则——“情绪系统”（emotional system）。当生物碰到现实的或想象的威胁时，生物的情绪系统的反应就体现为“焦虑”。焦虑分为急性焦虑和慢性焦虑两种，其中慢性焦虑可能会影响到智力系统的功能。

代际模型特别关注一种特殊的自然系统——家庭情绪系统。鲍温假设，生活中的慢性焦虑无所不在，不同的家庭以不同的强度和等级形式表现出来。当家庭成员试图改变当前不平衡的状态时，慢性焦虑就被唤起。慢性焦虑是所有问题症状的潜在基础，缓解焦虑的唯一途径是学会自我分化。按照鲍温的理论，在情感生活中我们的自主性比我们所设想的要少；我们中的大多数人比我们所想的对另一个人有更多的依赖和反应。围绕这一前提，鲍温提出了八个连锁的概念，这八个概念联合起来，共同构成了塑造家庭功能的力量。

想一想

什么是家庭情绪系统？结合自己的家庭分析一下你的家庭情绪系统。

（一）自我分化

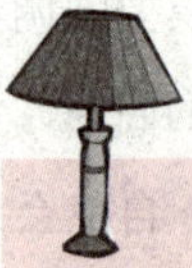

自我分化是代际模型中的核心概念，其余概念都是围绕着自我分化而产生的。一定要认真学习哦！

自我分化指个体能够保持认知系统和情绪系统相互独立的能力。简单地说，就是个体将情感与理智区分开来的能力。自我分化的水平反映了个体思考和尊重自己行为不受他人情绪控制的能力，分化水平较高的个体能够平衡理智与情感间的关系，客观地看待事物并抑制情绪的冲动，可以很好地觉察自己的观点，有自我感，不会被别人的感受所统治；而未分化的个体几乎无法将理智从情感中分离出来，无法进行客观的思考，表现出对他人高程度的依恋，并在人际交往中出现“融合”（fusion）的状态，即无明确的自我界限，与他人间没有显著的区别。一个人的思想、情感甚至身体的疼痛都成为他人的一部分，这样的人具有一个假性自我，而这样家庭结构被称作“未分化的家庭自我泥团”（undifferentiated family ego mass）。

鲍温认为，自我分化有两种过程：

第一种是把自我从他人那里分化出来，即个体与原生家庭的分化。这是“自我分化”的核心，一个健康的个体能够不断地与父母进行情绪上的分离，而“未解决的情绪依恋”（unresolved emotional attachment）则指亲子间紧密的、完全共生的、无法分离的低分化的依恋状态。鲍温认为，家庭中未解决的情绪依恋的来源包括：

- 父母自己及其家庭遗传的未解决的依恋程度；
- 父母在婚姻中造就的依恋方式和行为；
- 父母和家庭在生活中关键时期遭受和体验的焦虑程度，以及对焦虑的解决方式和处理方式。

第二种自我分化指的是理智过程与情绪过程之间的分化。鲍温认为，要适应环境的变化，个体必须协调好情绪系统和智力系统的关系，使情绪系统的反应能够解决适应新的挑战，并向智能系统转换，获得控制行为的能力。家庭系统理论假定，每一个人都有一种本能的力量推动儿童成长为情绪独立的人，同时，还有另一种本能的力量推动儿童与家庭保持情感上的联系。由于这两种相对抗的力量存在，没有一个人能够从原生家庭中完全情绪分离。每一个个体的分离程度是不一致的。举一个简单的例子，在同一个家庭中，面对相同的危机，来自同一父母的孩子产生的焦虑程度不一样。一般情况下，在面临家庭危机时，能够通过自我调节来达到情绪与认知之间平衡的个体自我分化水平较高。

不同分化水平的家庭对子女成长的影响是不同的。生长在分化水平较高家庭的孩子，信念、价值观和信心是来自于自己的理智，这种情况下，孩子能够作为家庭的一部分正常成长，可以和家庭达到正常的心理上的分离。而在低分化家庭中，孩子的功能仅仅是对他人做出反应，他们会更多地做出情感反应而缺乏理智的思考。

分化的基础水平很大程度上是由一个人与原生家庭之间的情感分离程度所决定的。这种分化水平通常可以持续一生。鲍温的理论由此认为改变家庭这一整个系统的效果比单纯改变青少年本身更好。

知识拓展

离家就意味着成年吗？

尽管现在已没有人怀疑家庭对一个人个性形成的影响，但很多人还是设想他们一旦离开家庭就长大了：成为一个独立的成年人，摆脱了父母的影响。一些人重视自己的个性特征并把其作为与父母分离的、成长的标志。另一些人则希望自己与家庭亲密无间，但又发现这会很痛苦。因此，他们远离家庭，以保护自己免于失望和受伤。但是，冲突一旦消失，他们就会忘乎所以并否认这些不协调的存在。正如鲍温发现的，不管到哪儿，家庭总是与我们同行。正如我们所看到的那样，我们与父母的没有解决的情感反应成为我们生活中非常重要的未处理事件。

（二）三角关系

现在请你马上花一点时间想象你生活中最让你烦恼的人际关系。实际上，这种关系毫无疑问包括一个或多至三个以上的人之间的关系。事实上所有重要的人际关系都包括三个部分：相关因素、朋友和记忆。

三角关系的概念是鲍温于 1966 年提出的，他将三角关系称为“最小、最稳定的关系系统”。按照鲍温的观点，两个人的系统是不稳定的，当两个人的关系出现问题的时候，就会拉进一位重要的家庭成员组成三个人的互动，第三者的加入会冲淡两个人的焦虑。三角关系是情感系统的基本分子，是最小的稳定的关系单位。一个人未能达到高度的自我分化，是因为他陷入了三角关系中。

三角关系有以下几个基本特征：

- 一个平衡的两人关系会因为增加第三人而失去平衡。例如和谐的婚姻在孩子出生后出现矛盾。
- 一个平衡的两人关系会因为第三人的离去而失去平衡。例如孩子离家念书，父母婚姻的不和谐增加。
- 一个不平衡的两人关系会因为增加第三人而达到平衡。有矛盾的夫妻在孩子出生后把他们的焦虑投注在孩子身上。
- 一个不平衡的两人关系会因为第三人的离开而达到平衡。在矛盾中支持某一方的人的离开，会使得矛盾减少。

家庭的分化程度越低，三角关系对于维持情感的平衡就越为重要，反过来，依赖三角关系去解决问题也有助于维持特定家庭成员的分化。但是，三角关系可能会导致家庭成员不能面对家庭的真正问题。如，在一个丈夫－妻子－儿子的三角关系中，儿子可能倾听了夫妻双方对对方的抱怨并且与双方的关系均很好，但这对夫妻的问题却依然没有得到正面的解决。

知识拓展

生活在三角关系中的孩子

7岁的娃娃，在父母眼中是个“无可救药”的问题儿童：不专心、不听讲、不可理喻……父母不断往她身上送罪名，但是在我们两个小时的交谈中，她却是乖乖地坐在一旁自己玩耍，只是她十分留心父母的一举一动，尤其注意他们的谈话。

父母谈话和平，娃娃也和平地玩耍，父母谈话不妥，娃娃也明显地紧张起来。这种不停观察父母的孩子，最容易被卷人父母的矛盾中，成为三角中的一角。娃娃的家庭，表面看来十分正常，父亲是公务员，母亲是家庭主妇，他们都说生活平和，夫妻恩爱，只是娃娃被父母夹在中间，显得十分不舒服，无论父母怎样盘问都是摇头不语，满面惊惶。

我观察了这一家人老半天，完全摸不着头脑，只好对他们说："你们看来是如此美满的家庭，为什么娃娃会有这样不安全的感觉，这样地完全不信任你们？这一个谜，可能只有你们自己才有答案。"我说完，正要告退，娃娃的母亲突然紧张起来，终于说出真相。原来娃娃父亲在家的时间甚少，她每天独自对着娃娃，孩子的每一举动，都被母亲像用放大镜一般详加审视，母女之间全无空间可言。

缺乏丈夫关怀的妻子，满怀悲愤都落在对女儿的管教上。不会玩耍的妈妈，不能容忍7岁孩子的正常顽皮和玩耍。妈妈说"我有时生气骂娃娃，骂得自己全身发抖，而娃娃也同时发抖……我知道自己过分，但是没有人在旁把我制止。"

还记得本章开头"案例研究"中的小明吗？其实小明、娃娃都是生活在三角中的孩子，他们的家庭，像很多别的三角关系的家庭，大多是有一位对丈夫失望的母亲，全神集中在管教儿女的工作上，造成母亲与子女一种难分难解的关系。而三角关系的父母，一般都是存而不在，他们不愿意对妻子负责，也乐得啰嗦的妻子把矛头指向子女身上。

被卷入这三角的子女，其实是最忠心于父母的孩子，他们往往发出各种心理病征或行为问题，目的却是在保卫或平衡父母间的纠纷。

资料来源：《父母必读》1999年第12期

（三）核心家庭的情绪系统

这个概念讨论的是家庭中的情感力量，在反复出现的家庭模式中持续发生作用。鲍温最早使用"未分化的家庭自我主体"来描述家庭中过度的情感反应或纠结。在原生家庭中，缺少自我分化就会导致与父母的情感的隔离，接下来导致婚姻中的纠结，因为情感资源有限的人们会将他们的需要投射到彼此身上。可能会出现以下情况：

- 在父母之间产生情感隔离；
- 配偶一方出现身体或情感机能障碍；
- 婚姻冲突；
- 将问题投射到一个或更多的孩子身上。

问题严重程度和不能自我分化的程度、与原生家庭情感隔离的程度都同家庭系统中的压力水平有关。每个人的分化水平是不一致的，鲍温认为人们会选择与自己分化水平相一致的人作为配偶，因此夫妇会组成一个与上一辈特征相似的家庭。这种代代相传的家庭模式会持续于个体的一生中。

最常见的情况是，从父母和兄弟姐妹中分离出来的丈夫与妻子保持相当疏远的关系，这就导致妻子产生对孩子的过度关注，与丈夫总保持疏远的距离，使她特别依恋孩子。通常是特别依恋其中的一个孩子：可能是最大的女儿或儿子、最小的孩子或者可能是拥有父母一方特征的孩子。这种依恋与关心不同：它有焦虑、过度关注。因为这可以减轻母亲自己的焦虑。丈夫接受妻子对孩子的过度卷入，这又加剧了孩子的纠缠和丈夫的疏远。

夫妻中最容易出现症状的人是那个为了适应和谐关系而改变自身的情感和行为的人，此外还有可能是功能低下的人。这两种类型的人都可能产生和吸收太多的焦虑而产生症状。问题婚姻会培养出不同的问题儿童。一类是无助的儿童，分化水平越低，无助的水平越为强烈。父母以为了孩子最大的利益为旗号帮助孩子，使孩子在一生中一直维持孩子的角色，无法获得独立的成长空间。另一类是负担过重的孩子。这种孩子对父母的问题和需要具有高度反应性，为了获得父母的赞许与接受而深深地卷入到家庭问题之中，他们选择的是对家庭的过度的帮助，出现了与年龄不相称的过度的负担。

（四）情绪隔离

情绪隔离或阻断描述了一代与另一代人们之间对焦虑进行管理的方法。父母与孩子之间纠结度越强，隔离的可能性就越小。通常个体试图通过地理上的隔绝（搬到另一个地方）、心理路障（不与父母说话）等方式断开与原生家庭的情绪联系。鲍温认为情绪隔离代表了个体为了达到自我分化而做出的努力，但这种努力通常是单方面的。情绪隔离反映了一个问题（家庭中潜藏着代际融合），解决了一个问题（降低了保持联系时的焦虑），产生了一个问题（疏远了可能在亲密接触中获益的人）。

情绪隔离通常会发生在焦虑水平和情绪依赖水平较高的家庭中，这两种家庭都是和谐的、具有凝聚力的家庭，但是，过度的融合会使个体无法进行客观的思考，因而就会为了保护自我而寻求距离。

通常个体会把与父母的分离当做成长的标志，把从家庭纽带中独立出来作为衡量成熟的尺度。但同时，多数人仍对家庭负有责任，尽管它是连带性的并带来很大痛苦。就像在《超人》电影中，只有一样东西能使超人丧失能力：氪化合物，那是一种来自他故乡飞船的碎片。如同超人一样，许许多多成年男女离开或者回到父母身边时，都感到同样的无助。

知识拓展

情绪隔离

当儿童在进入家庭接受了太多的压力时，他们就会试图和家庭分离，这就是鲍温说的情绪隔离（emotional cutoff）。青少年会离开家庭，去上大学或者跑掉。年纪小一些的儿童则会通过与父母的接触变得简单和表面化而在情绪上与家庭分离。一般来说，焦虑的水平越高，情绪依赖性越强，儿童越容易产生情绪隔离。

情绪隔离是极端的情感疏远，这种隔离可以是现实的距离也可以是内心的甚至是生理机制以避免与他人接触。一个从小用情绪隔离来解决对父母依恋的人也可能用隔离来解决对配偶的强烈依恋。不仅如此，分化水平低的孩子成人后会找和他分化力相近的人互相结婚，把压力和分化力的缺乏也投射给下一代。所以鲍温在做家庭治疗时不仅关注现在的家庭，还注意他们的祖辈，这就是多代传递过程，指的是祖父母、曾祖父母等对核心家庭的心理病理状况有影响。同时，年长的兄姐对弟妹会有影响；夫妻在兄弟姐妹中的排行对其做父母的方式也有影响。同时，鲍温也重视一个人在兄弟姐妹中彼此相处的行为方式，认为这将影响到个体如何做父母。

（五）家庭投射过程

家庭投射过程是指父母将自己不成熟与缺乏分化的状态传给其子女的过程。夫妻中的一方对另一方不满时，会选择孩子作为保护对象，将自己的情感倾注在孩子身上。这种情感的投射看似对孩子的一种保护，实际上在很多方面上代替了孩子的意志，使得孩子与家庭产生更多的融合，难以与父母顺利地分离。

家庭投射过程的强度与两个因素有关：父母的分化程度、家庭的焦虑水平。例如在一个家庭中，母亲的高焦虑使得孩子出现了某种行为上的问题。孩子的问题引起了母亲的关注，使得她过度保护孩子，而这个家庭中的父亲因为对妻子的焦虑无能为力，只能支持妻子对孩子的情感投射。这样，父母围绕一个“问题”孩子来稳定他们的关系，孩子不自觉地扮演了一个弱者的角色，这个家庭的三角关系进入一个不良的循环。

（六）多代传递过程

所谓多代传递过程是指家庭的情感过程通过一代对另一代的长期传递的过程。也就是说在一代中表现出的家庭问题的方式对于下一代有预测的作用。曾祖父母在世时将有影响的情感事件传递给祖父母，祖父母又传给父母，然后再传到子孙辈。

多代传递过程是如何实现的呢？根据之前的叙述我们知道，一个分化水平较低的个体会选择相同分化水平的个体组成家庭，他们的子女至少有一个由于家庭投射过程而拥有更低的分化水平，而这个人在其婚姻中可能又是找一个低自我分化的人。因此我们可以看出，如果家庭中的孩子出现问题，那么问题不应该只归因于孩子，同样父母也不应该单单成为受指责的人，问题是多代传承的结果。这一点对系统家庭治疗是极为重要的，治疗师不是要发现谁是问题的罪魁祸首，而是要发现家庭中反复出现的问题是什么以及重复出现的是哪些特征性的关系，以便从这些关系入手展开治疗。

由于家庭中的问题有着多代传承的特征，为了对多代的家庭特征进行评估，鲍温引进了家谱图这种技术。家谱图作为一种实用性的工具有利于我们更好地理解家庭的特征。标准的家谱图有希望成为追踪家庭历史和关系的一种通用的语言。家谱图已经在家庭治疗师、家庭医生、健康保健的提供者中广泛应用。有关家谱图的内容我们将在下一部分着重介绍。

（七）出生的排行

托曼（Toman,1916）的研究对鲍温的理论有着重要的影响,他发现出生的顺序不同，即个体在兄弟姐妹中所处的位置的不同，其人格有不同的特点。例如，老大是比较有责任感的，力求完美。中间的孩子容易被忽视，有强烈的被赞许的需求。老小是被关注被保护的对象。而独生子女可能发生上述各种排行者的情况。

代际模型认为如果一个人和其配偶在排行上是匹配的，例如丈夫是老大，而妻子是老小，那么这种婚姻的稳定性就比较高。若两个排行老大的结婚，两个人都过度负责，就会引起竞争；而两个都是老小的人结婚，两个人都期待另一个人照顾自己，那么彼此推卸责任也不利于婚姻的稳定。

（八）社会退行

鲍温在关注家庭内部关系的同时，还注意到了外部社会环境对家庭的影响。社会中的情感历程，会如同一个大的背景情境，影响所有家庭成员。社会性的情感历程概念所形容的是日渐增长的社会焦虑，如人口增长、高犯罪率等。此外，鲍温还将性别、阶级与种族歧视视为不愉快的社会情感历程。他借助这些概念来分析家庭中成员关系是否正常，家庭发展是否正常。这部分内容也是鲍温理论中最不完整的部分，因此仅作简要介绍。

三、治疗理念

（一）治疗目标

代际模型家庭治疗的基本治疗目标有两个：

- 降低焦虑，减轻症状；
- 提高每个家庭成员的自我分化水平。

治疗的关键点在于必须重新开放封闭的家庭连结以及化解三角关系。鲍温以为，家庭中任何症状都是家庭成员的分化程度与特定时期的焦虑相互作用的产物。在这些家庭中，夫妻中至少有一方仍然与自己的父母保持非常紧密的关系，并过多、过深地卷入其中，从而损坏了他们与自己配偶的关系。症状是依赖防御机制，起到抵消情绪系统的焦虑的作用。症状可能出现、消失、再现，其仅仅反映了焦虑的程度。因此，当一个症状变得严重时，家庭成员的焦虑程度就会明显增加。而只要症状呈现规律变化或吸收了家庭中过量的焦虑，家庭中其他人就可摆脱症状。

因此，治疗者首先要通过家族图的方式收集和整理多代间家族系统的重要资料，将已呈现的问题置于多代系统间的脉络之中，同时界定出主要的症状性三角关系及相关的三角关系，并在家庭内最为重要的三角关系上作修正。治疗者需制造出新的三角关系，让自己加入到原有的两个家庭成员中。如果治疗者持续与配偶间联系，却保持情感上的中立，配偶间便可以进入其解构三角关系与分化的过程。这种治疗性的三角关系可转换问题持续存在的三角关系，对家庭系统造成深远且持久的改变。

代际模型不主张改变个体，对解决问题也不感兴趣，而是希望通过会谈来增加自我理解和相互理解。治疗的重点在于探索过去的一代对现在家庭功能的影响，并围绕症状找出家庭规则中的问题系统。代际派治疗师们认为了解系统家庭的运作比具体的治疗技术重要的多，他们通过提问使家庭成员的情感反应速度下降，进而减轻焦虑；家庭成员不再去关注他人是怎样使自己不愉快，而是将关注点转向作为参与者的他们是怎样卷入这种人际模式的。

（二）治疗师的角色与功能

代际模型的治疗师要客观化和中立化，不偏向任何一方，并且要有很高的自我分化水平以避免卷入三角关系中。鲍温将自己比喻为运动场上的教练，只负责营造气氛，协助运动员发挥到最佳水平，而不是加入球队去打球。

想一想

运动场上的教练是什么样的？

中立包括三个方面的内容：

（1）对所有家庭成员的中立态度，不站在任何一个家庭成员的一边；

（2）治疗者对待家庭的信仰、价值观、种族立场、社会准则和阶层观念持一种中立态度；

（3）治疗者对家庭的改变和家庭结果保持中立，这意味着治疗者并不提倡某种改变，也绝不能将某种改变强加于某个家庭之上。

治疗师和家庭之间保持距离会使治疗师更为客观地判断家庭关系，同时也避免被卷入。这样做有三个目的：

（1）为家庭成员树立了榜样，即如何成为独立的个体并摆脱三角关系的束缚；

（2）避免将治疗师自己的焦虑带到家庭中，而让家庭幼稚化；

（3）有效消除家庭成员对治疗师的阻抗。

想一想

有人说：代际疗法的治疗师的人格作用远大于任何技术。你对此怎么看？

在代际治疗中，治疗者关注的是家庭的情绪过程，而不是个体的情绪。即使家庭中的某一位成员出了问题，代际治疗师也会要求夫妻双方来接受访谈，并鼓励家庭成员去倾听、了解对方。因为家庭成员的自我分化建立在他们自己对家庭情绪网络和传递过程的理性理解的基础之上。治疗师的任务是认识家庭中的情感过程，通过提问的方式，使家庭成员意识到家庭所面对的焦虑。

为了大家能更直接地理解代际治疗师在家庭治疗过程中所扮演的角色，在阅读材料中补充了一个实例，让我们看看春梅是怎样帮助父母解决分歧的。其实春梅在帮助父母的过程中无意间就扮演了代际治疗师的角色，春梅以客观化和中立化的角色出现，不偏向任何一方，从而很好地避免了卷入三角关系之中。

实例观察

春梅的选择

春梅是独生女，有一天她特地返回家中协助双亲决定是否卖掉那间住了35年的房子，一踏入家门，就听见两老在争吵。春梅太熟悉这种情景了，如果是过去她可能会非常难受，现在她已有心理准备。这次她不再介入他们的争辩，只是仔细地观察他们如何有来有往。她注意到他们所争辩的都是一些芝麻小事，似乎是想借着这些芝麻小事来逃避卖掉房子这种较重大的决定。父亲对她说：“你是个会计，能不能请你劝劝妈妈不要一直浪费钱？”可她这次不再中计，她说：“爸，妈，你们都坐下来，我想让你们知道你们两位都是我的最爱。我知道搬家是个重大的决定，因此我回家来帮你们。但是这是你们要去做的决定，而不是我的决定。你们两位一生中一直合作无间，这一次也同样可以配合得很好。我只是回来协助你们，但是最后的抉择要由你们两位来决定。”

（三）家庭评估

鲍温的治疗是一个积极探索的过程，不仅注重个体的症状，还注重了解多代传递过程。因而访谈的前几次是评估的过程，需要全面收集和整理家庭多代间的关系。评估会谈可以与家庭成员中自我分化程度较高的个体进行，会谈始于对当前问题的回顾，包括症状如何产生，为什么寻求帮助，每个人都期望从过去的经验中获得家庭中的什么关系，兄弟姐妹的排行，等等。随着访谈的深入，会涉及到一些深层次的问题，比如家庭中的适应水平如何，存在怎样的三角关系、家庭情绪功能的历史模式怎样等等。评估会谈的最后部分，是试图理解扩展家庭背景下的核心家庭，如夫妻关系模式与其父母关系模式的相似性等等。收集的材料用于建立"家庭系谱图"。

家庭系谱图可以绘出至少三代家庭成员的关系模式。图中每一个配偶的家庭背景都被一一列出。图中的信息包括年龄、结婚日期、死亡、地理位置、学历及工作史等。男性用方格表示，女性用圆圈表示，将他们的年龄记录在里面。水平线表示结婚，在线的上面写明结婚的日期。垂直线将父母和子女联系起来（图 3-1）。

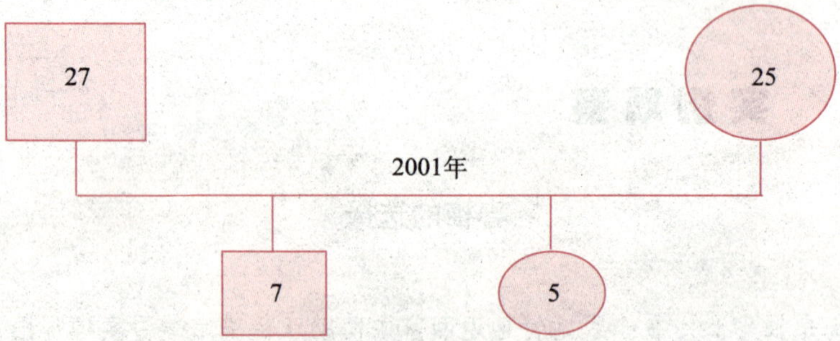

一个27岁的男性和一个25岁的女性于2001年结婚，有两个子女，男孩7岁，女孩5岁

图3-1　家庭系谱图中的基本符号

家庭系谱图中人与人之间的关系，两条平行线表示过于亲密的关系，折线表示冲突，点线表示感情疏远，断开的线表示疏远隔离（分割）（图 3-2）。

图3-2　各种连线的意义

家庭系谱图比静态的描述形象丰富，它包含了家庭成员的基本情况，指明了冲突关系、三角关系等。从系谱图中，治疗师须还必须关注家庭的主要转折点（如重要家庭成员的意外死亡等），这些问题可能会影响几代人。

想一想

在纸上画出你家的系谱图吧！

四、评价

代际模型从来访者独特的婚姻和家庭环境出发考虑问题，强调了家庭内部关系模式的重要性。作为一种特定的治疗方法，它一方面拥有自己独特的理论和技术，另一方面在治疗的过程中还重视吸收其他学派的治疗方法。代际模型的基本概念如自我分化、三角关系，已经成为家庭治疗领域普遍使用的概念，其家庭系谱图的技术作为收集家庭资料的最有效方式，被其他学派广泛使用。相对于其他学派而言，鲍温的代际模型有着很明确的特点。

(1) 将注视点从核心家庭转移到了扩展家庭。事实证明很多的家庭问题都是经年累月代代相传的，这些长期的、内隐的情绪过程根植于来访者的知行中，具有很大的力量。与其他家庭理论相比，鲍温的代际模型为我们提供了更为宽泛的视角，其家庭系统理论是其他家庭疗法的基础。在中国这种重视家族观念的国家中，代际模型会有着更为强大的生命力和更为广阔的应用前景。

(2) 治疗师遵循中立原则，能更有效地消除家庭成员的阻抗，治疗效果会更好。代际模型的优势在临床实践中得到了验证，但是遭到了女权主义者的批评，认为它过于注重“理性”和“自主”，而忽略了关系、整合及相互依存，代际模型有以下不足之处：

(3) 相对于其他家庭疗法而言，一些初学者会觉得鲍温的疗法不具有可操作性，不易掌握。但是必须了解的是鲍温本人不是很强调技巧，真正经典的系统家庭治疗的精髓还是基于鲍温的系统家庭的基本概念。

(4) 主要采取谈话的方式，而且是非结构性的谈话，治疗师的治疗水平会受到其个人素质的影响。若对治疗的节奏、对方的心理把握不好，可能会导致来访者无法理解治疗师的意图，影响治疗的效果。

知识拓展

莫瑞·鲍温

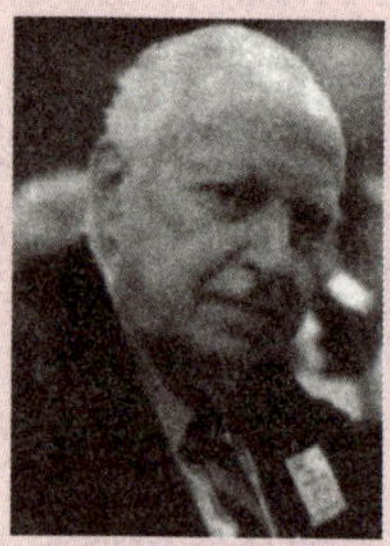

莫瑞·鲍温（Murray Bowen）最初是精神分析取向的治疗师，20世纪40年代后期，当莫瑞·鲍温在Meninger诊所做精神病学家时，开始对家庭发生兴趣，并将注意力转向研究精神分裂症。鲍温被患者和患者母亲之间异常的情绪敏感性所震撼。其他观察到这些现象的人称之为——“共生”，鲍温将其视为是一个人对另一个人有倾向性的情绪影响的集中反应。

1954年，鲍温到国立精神健康研究院工作，他开始对拥有精神分裂症患者的家庭进行研究。他发现，母亲和她们精神混乱的子女之间的紧密情感连接不可避免地影响到整个家庭。问题的核心是“依附焦虑”，一种与焦虑有关的病理表现。在这些家庭中，人们成为其他人行为方式的“情感囚徒”，这种情感关系标志着个人自主性的缺乏。

1959年，在国立精神健康研究院的研究项目完成之后，鲍温到乔治敦大学工作。他开始致力于那些不太严重问题家庭的治疗。让他惊奇的是，他发现在他所观察的精神病家庭中有相同的作用机制。这些情况证明了从正常家庭到精神病家庭之间的变化是连续的。但是，所有家庭情感变化，从感情纠结到分化都有其独特的连续性。在乔治敦大学31年的职业生涯中，鲍温发展了完整的家庭治疗理论，鼓舞了整整一代学生，鲍温成为家庭治疗运动的国际知名领导者。在久病之后，他于1990年10月去世。

第二节　策略模型

策略模型及相关的治疗流派产生于20世纪70年代中期到80年代中期，最早起源于贝特森等人的沟通理论。策略模型指出当家庭困于某种情况而无法以有效方式（非症状）解决时，就会使用一种无用的代替方式——即“症状”。在策略治疗师的眼中，症状具有维持家庭平衡及保护家庭的作用，反映了个体的内心状况及其所处家庭的相互关系，并会随家庭的互动过程而持续存在。因此，策略治疗模型的核心观点认为，治疗师只有采取实用主义的观点——以问题解决为导向、关注个体行为的改变，才能消除家庭的不良症状。在此过程中，与强调多代关系网络的代际模型不同，策略模型强调不必深究症状产生的原因及其所导致的结果，只关注症状及其含义，并采取针对性的策略消除症状。在策略治疗师的眼中，只要家庭及其成员执行治疗师所下达的命令，并努力去改变家庭成员间的互动关系，不良症状就会得以改善或消除。

策略模型的治疗重点是治疗师采用动态眼光去观察与症状有关的家庭互动，了解家庭成员间目前现存的相互影响模式，识别出家庭症状背后的隐喻，并根据来访者的实际情况确定治疗目标，从而设计出一整套特殊的有针对性的干预策略。在治疗过程中，治疗师以一种权威的指导性的姿态出现，采取对家庭下达指令，要求其执行新的互动关系等一系列具体的治疗策略，从而有层次地改变家庭症状。策略模型中，治疗师是掌控全局的，并对家庭的改变负有全部责任。

在家庭治疗发展史上，策略模型是一个备受争议的流派。一方面，因其将焦点放在改变症状的方法上，治疗历程较短，具有较强的实用性，受到了人们的欢迎。但另一方面，策略模型也因忽略家庭的主动性，过分强调治疗师用权威者的角色操控家庭成员等特征而受到指责。发展至今，策略模型已经整合了诸多流派的思想，不再过分强调治疗师对家庭及治疗过程的控制性，也不再过分依赖某种一成不变的技术，在当今仍有较为广阔的应用前景。

知识拓展

策略模型的三个主要分支

策略模型是由贝特森发展出的沟通理论演变而来，并在心理研究所的研究历程中发展为三个截然不同的模型：心理研究所的互动式家庭治疗模型；哈利和曼登尼斯的策略治疗及米兰系统模型。

心理研究所的互动式家庭治疗模型：受沃茨拉维克（Watzlawick）创新思维的影响，MRI治疗模型一直致力于人际沟通的研究，在此基础上，MRI互动式家庭治疗模型强调人们通常使用的、试图改变不良症状的方法，经常是无效的

并会使症状持续存在甚至进一步恶化。因此治疗师的任务就是找出家庭成员的哪些行为会使症状处于这种消极而又重复的循环之中，并寻求改变症状及不良沟通模式的方法。

哈利和曼登尼斯的策略性家庭治疗：在帕拉阿图心理研究所对“沟通理论”和交互主义者的干预工作的基础上，哈利和曼登尼斯使用策略性聚焦，形成了更具代表性的策略性家庭治疗理论。这一分支的主要特征是策略治疗师对自己制定的改变症状的具体策略负责任，此外还需要主动干预家庭原有的沟通方式，以防止症状的维持或进一步恶化。

米兰系统模型：从早期治疗师提出策略改变到治疗师帮助家庭审视自己的信念系统，以及人们赋予症状的意义，这一改变使得家庭成员能够从其他成员的角度重新审视自己。它已超越了早期那种典型的、线性的家庭交互观，在此基础上，米兰系统模型应运而生。该理论通过循环提问来搜集家庭的信息，促进家庭成员发现彼此间的差异，以增进了解，并运用未来取向的解释，启发家庭构想未来的计划，破除僵化的家庭游戏，迫使家庭成员发明更有弹性的相处方式。治疗师在此过程中则以平等的协作者的身份赋予家庭成员更多的自由及主动性。

一、理论基础

早期的策略治疗师们认为，不良的沟通过程引发家庭产生了一种功能失调的关系，因此应调查并改善这种受损的、存在问题的沟通过程，而不要过分关注症状本身。只要改变了这种不良的沟通过程，不良的家庭关系也会随之改善。

此外，策略派的家庭治疗师们还认为，家庭成员间的交往模式与症状之间是一种循环式的因果关系：即不良的家庭交往模式可能导致了症状的出现，症状又进一步改变了家庭原有的交往模式；或是症状的出现造成了家庭交往模式的改变，模式的改变又进一步强化了症状。因此，他们强调仅仅关注产生症状的个体没有多大的意义，要从整体的观点出发关注整个家庭系统。从该模型的特点可以看出策略模型是建立在沟通理论以及系统论和控制论的基础之上，下面就该模型的理论基础做以简要介绍。

（一）沟通理论

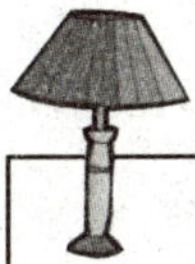

沟通理论是策略模型的主要理论基础之一。需要重点掌握！

沟通理论（theory of communication）产生于20世纪50年代的帕拉阿图心理研究所的研究，它通过将人类症状重新解释为交互的、情境性的（与症状持续存在的环境相关），而对家庭治疗领域产生了重要影响。沟通理论主义者认为病理性行为产生的原因并非只是个体的内心冲突，还应包括在不同的社会背景下个人与环境的交互作用以及人们之间的交流方式，并指出理解错误的沟通模式是导致家庭功能失调的重要因素之一。只要改变现在的不良沟通方式，就能改变现在的行为，解决现在的症状。只要解决了现在就意味着也解决了过去的症状。所以他们不重视过去。沃茨拉维克、比温与杰克逊在《人类沟通范式的实用主义》一书中阐述了一系列人际沟通的公理：

（1）人们随时随地都在进行沟通。人们的任何行为都具有沟通性质，都传达了一定的信息。因为人们不管在何时何地都会有一定的行为表现，所以每个人无时无刻不在进行着沟通。

（2）沟通是多层次的——身体语言、语调、姿势、手势以及说话的内容。当两个或多个层次所表达的信息相矛盾时，就可能产生问题。即我们通常所说的“表里不一”，只有当各层次的信息彼此一致时，才被认为是有效的沟通。

（3）所有的沟通信息都有通知、命令或请求的功能。沟通在传达信息的同时也使信息暗含了命令或请求的含义。如“我很饿”这句话不仅提供了饿的信息，更重要的是暗含了期望对方做点儿什么的请求。

想一想

不良的沟通模式是怎么让家庭出现问题的？

（二）系统论和控制论

系统论前文已介绍过了。

控制论由麻省理工大学数学家维纳（Wiener, 1948）首创，其核心是反馈回路（feedback loop），也就是系统要维持稳定的过程，就必须获得一定的信息。反馈回路可以是正向也可以是负向的。正负反馈的区别在于对稳定状态作用的方向不同，二者并无好坏之分。负反馈表明系统的整体性受到威胁，需要做出调整以维持现有状态；正反馈表示需要改变这个系统。

策略模型与系统论和控制论的共同特征是其都认为家庭是通过信息交换来保持其稳定性的。如果一个年轻女子坠入情网并和其他种族的人结婚，她的父母必须重新调整、接受她的婚姻事实并允许她的丈夫进入他们的系统（正反馈），或者为了维持现有的家庭的稳定可以不和她说话并将她和她的丈夫赶出他们的生活（负反馈）。为了保持稳定性与灵活性，家庭既要对正向的，也要对负向的反馈做出反应。不过，早期的家庭治疗师过于强调负反馈，并抵制改变。

二、基本概念

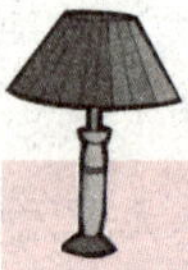

这里是重点，大家要认真学习哦！

策略性家庭治疗经发展形成了许多分支，由于篇幅限制，本节仅重点介绍其中最重要的两个分支：一是心理研究所提出的互动式家庭治疗，该分支不仅包括策略性家庭治疗的观点，还包括短期治疗以及沟通理论的某些观点——重点关注家庭的交互作用序列，以理解不良的沟通模式是如何导致家庭功能失调的。二是哈利和曼登尼斯提出的策略性家庭治疗，它既包括策略性家庭治疗的观点，还包括某些结构性家庭治疗的观点——很多症状都来源于家庭的等级不清或等级混乱，因此治疗师必须控制治疗过程，通过采取布置任务的方法消除症状。此外，治疗师不仅要对自己制定的用以改变症状的具体策略负责任；还需要主动干预家庭原有的沟通方式，以防止症状的维持或进一步恶化。

虽然不同分支的观点存在差异，但它们也存在共同点。首先，二者都认为症状是一种沟通信号，治疗师的任务就是要帮助家庭成员弄清楚症状行为背后的真正含义，即症状所代表的真正含义是什么。症状是当家庭困于某种情况，无法以有效方式（非症状）走出困境时所使用的某种代替方式，具有维持家庭平衡及保护家庭的作用。在家庭系统中，症状具有隐喻作用，反映了个体的内心状况及其所处家庭的相互关系，并会随家庭的互动过程而持续存在。

例如，一个小孩经常向母亲或父亲诉说自己头疼，那么“头疼”这一症状背后的真正意义也许是孩子觉得父母不爱他，希望父母更加关注他。因此策略治疗师们在解决症状的过程中，不能仅仅关注症状（头疼）表面的意义，还要从整个家庭系统中考虑“症状”背后的真实含义及其对家庭的作用。

治疗师应将重点放在观察家庭成员目前既存的互动模式上，考察与症状有关的互动、家规及联盟是否出现问题，随后确立具体而清晰的治疗目标，并要求家庭及其成员执行治疗师所下达的具体策略，做出一定的改变以从根本上消除症状。当然这一改变并非都能有效地消除症状。究竟什么样的改变才能彻底消除症状？下文将进一步阐述。

其次，二者都认为症状缘于家庭的交互作用序列，症状与家庭的交互作用序列间是一种循环的因果关系。即家庭成员的交往模式可能导致症状的出现，而症状出现之后，又会进一步改变家庭成员间原有的交往模式；也有可能是在症状出现之后，家庭成员的交往模式也会发生相应的改变，而这种改变对症状具有强化作用。由此看来，症状只是循环关系的一部分，因此，只关注来访者或者只关注促使症状产生的人没有多大的意义。应该关心整个家庭，因为整个家庭对现在问题的产生、发展和维持都有责任。

最后，二者都认为促使家庭发生改变的是治疗师。但也强调随着家庭做出相应的改变，治疗师必须预计到家庭随之可能出现的新问题，并要采取有效的对策。

（一）心理研究所的互动式家庭治疗

心理研究所的互动式家庭治疗理论建立在广义的系统论、控制论和信息论基础之上，重点关注各个家庭的交互作用序列以及理解错误的沟通模式是怎样导致家庭功能失调的，而不关注问题的性质、起源或者持续时间。治疗师想知道症状得以维持的原因是什么，个体或家庭必须做些什么去改变症状。首先，治疗师必须用清楚而具体的语言去描述这一症状；其次，治疗师需要仔细检查家庭之前使用的改变症状的方法。MRI 的互动式家庭治疗过程中形成的核心概念有：

1. 正、负反馈回路

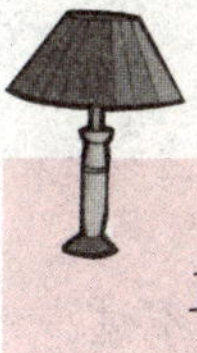

正、负反馈回路是比较抽象的概念，注意理解。

策略治疗师们在对人际沟通和语言改变的长期研究的基础上指出，家庭使用的一些常见的试图消除症状的方法常常是无效的，并且当人们以后面临类似的症状时会使用更多相似的无效的方法，这就导致了原始症状的进一步恶化，并引发一系列问题，最终形成恶性循环。简言之即家庭系统对症状行为的反应放大了问题本身，这个联系就叫正反馈回路；如果家庭系统对症状行为的反应可以改善症状行为或者防止其中一个成员的行为偏离正常，就称之为负反馈回路。

负反馈回路的作用类似于同化，促使家庭恢复到症状出现以前的初始状态，反对偏离；而正反馈回路的作用类似于顺应，要放大症状本身，接受偏离。一般而言是正反馈回路可以促进改变，之后负反馈回路可以促进家庭维持改变后的这样一种稳定状态。若仅使用负反馈回路，则家庭系统容易变得僵化；若仅使用正反馈回路，则家庭系统可能会失去控制。

实例观察

负反馈回路

丈夫：对你今晚与那个男人交谈的方式我感到沮丧，你似乎对他所说的每个字都感兴趣。

妻子：别傻了！我只在乎你！他谈到他刚刚旅行回来，而那个地方正是我们打算去的，我只是对他所说的那个地方感兴趣。

丈夫：好吧，但以后不要没告诉我一声就那样做。你知道的，我之所以对这件事那么容易生气是因为前妻以前在宴会上也经常这样与别的男人交谈，这令我发疯。

妻子：对不起，是我没考虑这些。下次我会记住。我不想让你嫉妒。

失控的正反馈回路：

丈夫：对你今晚与那个男人交谈的方式我感到沮丧，你似乎对他所说的每个字都感兴趣。

妻子：我很不高兴的一件事就是你监视我。

丈夫：监视？太好笑了！你一定是得妄想症了，或者想隐瞒什么。

妻子：我只是与他谈论他的一次旅行，这个地方我们也曾经谈过的。不过我想你是不会相信的。居然说到妄想症！

丈夫：我对女人彻底失望了！你和我的前妻一样，所有女人都一样！

妻子：以你这样的态度！我现在明白你的前妻为什么离开你了。

促进稳定的正反馈回路：

丈夫：对你今晚与那个男人交谈的方式我感到沮丧，你似乎对他所说的每个字都感兴趣。我想弄明白这是怎么回事？

妻子：他谈到他刚刚旅行回来，那个地方正是我们也打算去的，我只是对他所说的那个地方感兴趣。也许我该叫你来加入我们的谈话。

丈夫：原来如此，以后我会主动加入谈话的，这样我就会知道发生了什么事。

妻子：我也希望这样，和你在一起感觉很好。

2.初级改变、次级改变

之前我们说所有的沟通信息都有通知、命令或请求的功能，而信息中暗含的命令性意义就激发了家庭成员交互过程中频繁发生的行为模式，这一行为模式被看做是家庭的规则，它在家庭交互作用中能够维持家庭原有的平衡。

当家庭面对困扰时，策略治疗师就会寻找具体策略指导家庭改变其原有的规则及不良的沟通模式，以消除症状。但家庭系统究竟要做出怎样的改变才能彻底消除症状？策略治疗师们提出了两种程度的改变：初级改变和次级改变。下面我们对这两种程度的改变做一介绍。

（1）初级改变：指仅改变了家庭系统内部的一个表面的具体行为，没有改变系统内部的结构和规则，因此初级改变是短暂的；如治疗师与来访者达成协议：一个月内不喝酒，一周时间内要独处一晚，过年前减去5公斤等。这一层的改变是依照“应该信息”的模板去做出改变，只改变了某个行为，并没有改变家庭内部的组织结构，因此难以保证这一症状不会再出现，之后可能会有一种新的症状替代原有的症状。

（2）次级改变：是改变家庭系统内部的结构和规则，转换家庭组织，重组家庭系统并使成员达到认知上的改变，以确保该症状不会再次出现。如针对怎样控制易激惹的问题时，初级改变的方法是在“快要生气时就转移环境”；而次级改变的方法是“快要生气时，猜测这个人生气的真正原因”。

那么策略治疗师们一般会使用哪些方法来促使家庭做出改变呢？常用的改变方法有认知重构技术（在新的社会背景下赋予旧情境新的意义或者建立一套新的内部规则）及治疗性的双重束缚。

3.治疗性的双重束缚

治疗性的双重束缚（double blind）指的是一种用来改变家庭原有模式的悖论技术，包括各种让信息接收者感到困惑的沟通模式。

策略治疗师在关注当前症状并帮助家庭制定清晰的治疗目标的同时，经常会尝试运用一些清楚或含蓄的指导语来诱导家庭做出改变。这些指导语通常是精心设计但又违背常理的一种策略，家庭成员在接受治疗的过程中常常置身于策略治疗师的掌控之中，并服从他们的指导。其两种常见的形式为："给症状开处方"和"重贴标签"。

（1）给症状开处方：给症状开处方指的是策略治疗师对那些表现出某些症状的家庭给予明确的指导，且家庭成员按照这一指导做出相应的改变。一般而言策略治疗师会指导来访者继续维持甚至扩大他们原有的症状，从而使家庭逐渐成为一个失控的系统。

家庭因为处于困境而求助治疗师，但是当他们面对治疗师"维持原有症状"的这一治疗策略时，通常都会感到困惑，因为治疗师在治疗过程中会向家庭解释原有症状给家庭带来的"好处"，并进一步指出如果家庭改变原有的症状，就会遇到许多其他新的危机和问题。因此，治疗师强调虽然维持症状会有许多"不利"之处，但为了保持家庭现有的平衡状态，家庭应该继续保持现在的症状。这一治疗策略最终导致家庭在认知上出现了冲突，以至于最后他们会拒绝治疗师的这一指导，并尝试改变原有的症状，而这样也就达到了治疗的目的。

该技术使来访者实际上处于这样一种情境之中：若他们遵守治疗师的指令——不做任何改变维持原有症状，那么个体就承认他在自愿地进行控制症状的练习，也就意味着他既能控制自身的症状，也有能力去消除症状；反之若个体违背治疗师的指令——做出了一定程度的改变去打破家庭目前的平衡状态，那么个体就不会再表现出症状行为，而这正是治疗的目的。

例如，咬手指的小孩，治疗师要求父母每天晚上吃完晚饭的某一时间，与小孩一起坐下来，然后让小孩咬自己的手指10分钟，当小孩停下来不咬时，父母要鼓励小孩继续咬下去。

一些有强迫症状的来访者也可以运用此方法，如要求来访者在每天的某个固定时间里，花费半个小时的时间去强迫洗手或进行其他强迫行为，一定要准时，不能任意地缩短或延长时间。通过布置这样的任务，治疗师故意夸大了来访者的症状，从而使他们觉得自己的症状是荒谬的并做出改变。总之，在一个治疗性的双重束缚中，个体无论是否遵从指导都会发生改变。

(2) 重贴标签：又称为“再定义”、“认知重构”。是用来改变家庭成员原有认知和观念的一种方法。由于家庭各成员均站在不同的角度来看待同一件事情或同一个症状，因此他们就可能产生不同的看法并表现出不同的行为反应。

想一想

是不是类似于日常生活中的“用积极的观点看待问题”？

再定义分为两种，一为积极再定义：即将来访者把之前看待症状行为的消极看法转向积极的一面。具体而言就是运用积极的观点重新解释症状，改变对它的消极反应。这类似于用建构主义的观点去重新评价一个问题行为的意义，其背后的假设是，改变对某种行为的固有的消极看法，就可能会产生出另一种新的行为来迎合这种新的看法。如对一个“整日扑在工作上而忽略了家庭的男性”原来将其定义为“忽略家庭的工作狂”，而现在重新定义为“他很爱家庭，为了让家人生活得更好而努力工作赚钱”。

二为消极再定义：是将来访者对一个症状的积极观点转变为消极观点。消极再定义适用于来访者认为自己所做的某个行为很好，但实际上带来了消极影响的情况。在本书的第六章会详细论述该方法。

重贴标签不仅能改变症状的意义，而且能帮助家庭成员了解到家庭互动关系中该行为在其他层面的意义。它的终极目标在于帮助家庭成员从不同的角度来看待症状。如果从不同的角度来看待症状，那么再顽固的症状也会变得可以理解与接受。家庭成员最终能认识到维持家庭平衡的规则不是一成不变的，因此重贴标签为理解家庭成员间的交互作用提供了一个新的框架。

（二）策略性家庭治疗

在对“沟通理论”和交互主义者的干预工作的基础上，整合结构派家庭治疗的某些特点，形成了更具系统性的策略性家庭治疗理论。

这一分支的主要特征是策略治疗师对自己制定的改变症状的具体策略负责任，此外他们还需要主动干预家庭原有的沟通方式，以防止症状的维持或进一步恶化。该分支认为，家庭是一个由等级层次的亚系统构成的复杂系统；症状是一种沟通信号，它表明个体或家庭为了适应当前的社会情境而不得不采取的一种维持家庭现有平衡的有效策略。来访者通过症状来保护整个家庭，维持家庭的现有平衡。同时，由于家庭成员处于与自己角色不相协调的等级层次中使症状又得到了进一步的维持。因此，策略性家庭治疗的目的是，治疗师采取策略帮助家庭成员弄清楚潜藏在症状背后的行为的真正意义，治疗的重点在于治疗师给家庭成员制定一系列具体的策略，并告诉家庭成员怎样以不同的行为方式去交往，从而改变家庭现有的不良沟通、交往模式。哈利提出了以下常用的策略指导方法：

1.指令

指令一般而言可分为两种形式：一为直接指令，二为间接指令。曼登尼斯指出指令在策略性家庭治疗中的地位就如同解释在精神分析中的地位。

(1) 直接指令指的是策略治疗师向表现出症状的家庭成员发出直接的命令，要求他们做出某些具体的行为以消除症状。如当父亲和孩子在交谈的时候，建议母亲不要打扰。

然而通常这种方法会遭到家庭的反抗，以失败而告终。因为如果直接的指令能帮助家庭的话，家庭也可能会听从朋友的建议，而不必来寻求治疗师的帮助，因此策略治疗师希望通过一种更加温和的间接指令——悖论指令来引发家庭的反抗以致使家庭最终放弃症状。

(2) 间接指令（悖论指令）指的是策略治疗师用较为间接的方法或任务以改变来访者的症状。通常这种间接指令以“悖论指令”的形式出现，用以激发来访者的反抗或者抵制治疗师的指令，以致最终消除症状。

常见的悖论指令有两种形式：指定性的悖论和描述性的悖论。前者是让来访者做某件事，后者则是对已经做过的事进行重贴标签，赋予它更加积极的内涵，与之前的“重贴标签”相类似，在此不再赘述。悖论指令通过鼓励有症状的个体继续保持原有行为不变而达到消除症状的目的。

2.历经苦难的任务

历经苦难的任务（ordeal tasks）指的是策略治疗师给来访者布置一种经受折磨和意志

考验的却又带来不良后果的任务，并且完成该任务所带来的痛苦大于原有症状的痛苦。这一任务虽然对个体或家庭有很大的好处，但却需要家庭成员付出很大的努力才能完成。因此当症状出现时，治疗师告诉来访者，他们的家庭要想维持家庭现在的症状和交往方式，就必须完成一项更为艰难的任务。如果来访者对两方面做一比较后感觉这项任务难以完成，那么他们就不得不改变现在的症状和交往方式。

哈利曾指出，“历经苦难的任务”要求不管该任务是否符合逻辑或是否与当前的症状存在相关，来访者都要无条件地服从。

儿童治疗者曾经使用这样的任务来对待他的孩子。他的孩子经常发生争吵，每次争吵都跑来让他做裁判。当孩子们来找他的时候，他就要求在裁判之前，每个孩子必须写一篇100字的小论文。结果，孩子们都跑开，自己找方法解决他们之间的问题。

3.假装技术与家庭隐喻任务

假装技术（Pretending）是由曼登尼斯在幽默、想象和游戏的基础上发展起来的具有更少对质性的技术。指的是治疗师要求具有某种症状的家庭成员“假装”表现出症状，且其他家庭成员要“假装”对该症状做出平常的反应。

它通过让家庭成员完成一些荒谬的任务而实现打破家庭中现有的交往模式的目标。这一治疗技术背后的假设是：如果带症状的个体能够“假装”表现出症状，就说明该症状不是真的；如果个体不能“假装”有症状，就表明他能控制症状是否出现。使用这种方法的目的是要增加家庭中各成员，尤其是带症状的家庭成员对症状的控制感，以打破家庭成员现有的交往模式。

例如，某人在学校和家中经常觉得闻到诸如厕所或者阴沟中发出的味道，经常觉得听见别人在说他、骂他等。当他觉得闻到这些气味或者听到这些声音的时候，就会表现出很多烦躁不安、焦虑的行为。每当他表现出这种行为，其家人就会特别地关注他。此时治疗者可以给他布置如下的任务：每天晚上睡觉前，都要假装表现那些由症状引起的行为，并坚持15分钟。

如果个体能够坚持假装表现出这些症状行为，就表明个体的症状不是真实存在的；若个体不能假装表现出症状行为，就表明他自己能够对症状加以控制。另外，在完成假装任务的过程中，个体还可能会改变对自己日常行为的看法。

隐喻任务（metaphorical tasks）指的是与家庭现有症状有关的，形式和内容有所不同但实质一样的任务。如对于经常发生争执的夫妻，治疗者可以给他们布置这样的任务，让他们仔细讨论一下两个指挥风格、喜好音乐类型都不同的指挥家如何很好地指挥同一支乐队。

三、治疗理念

（一）治疗目标

由于策略模型以问题解决为中心，十分重视当前症状的改变，因此该模型重点关注人们改变原有的行为，并把行为的改变作为治疗的首要目标，只要行为改变了，感觉自然也会随着改变。策略模型的主要代表人物之一哈利（Haley）也指出，策略模型的首要治疗目标在于行为的改变。他希望能阻止不良行为的重复发生，使人们的行为有更多的选择。因此策略性家庭治疗干预措施的目标在于转变家庭组织，使目前的症状不再出现。在采取这些措施时，治疗者会以一些短期的目标为导向。

哈利相信，如果想很好地开展治疗，必须有一个恰当的开始。因此，他将大部分精力放在治疗开始的会谈过程。不管谁是病人，哈利在开始都要与整个家庭会面，或者是与尽可能多的家庭成员会面。哈利（1976）将首次会谈划分成以下四个阶段，不同阶段具有不同的治疗目标。

（1）简单社交阶段（social stage）。欢迎各位家庭成员的到来，并帮助每个人在会谈过程中都保持一种放松的状态。

该阶段的目标在于为家庭创造一种轻松、合作的氛围，同时观察家庭的交互作用模式并努力与所有的家庭成员建立起融洽的关系。

（2）问题阶段（problem stage）。治疗师在该阶段要询问家庭中每位成员对症状的看法，并仔细倾听各位成员对症状行为的描述，以确保每个人在描述症状的过程中不被其他人所打扰。

该阶段的目标在于探讨家庭寻求帮助的原因，其主要任务就是收集信息，其中最重要的信息就是每个家庭成员对当前症状的看法。治疗师在该阶段提出的问题通常包括“为何现在寻求帮助？”“每个家庭成员想要做出什么样的改变？”“你愿意为了改变而做出努力吗？”等，治疗师只需要获得信息，不需要对信息做出解释。

（3）家庭交互作用阶段（family-interaction stage）。家庭各成员都在讨论症状的同时，治疗师就有机会鼓励各成员去讨论他们之间的症状。此时治疗师不仅要倾听，更要特别关注症状行为的发生过程，如权利斗争、层级机构、沟通模式以及家庭中小团体的形成过程。

该阶段的目标在于为之后的干预提供线索。

（4） 目标制定阶段（goal-setting stage）。最后治疗师必须和家庭成员一起制定“治疗目标”——确定他们希望消除的症状。制定治疗目标有多方面的意义：

首先，目标可以说明治疗持续的时间和疗效。要注意制定的目标应该是具体可测量的，并且描述了期望哪些行为发生转变。例如“是增加还是减少了具体的某一问题行为和症状？”目标设定得越模糊，治疗者与来访者就越不容易了解和掌握治疗的进展情况。

其次，目标可以指明治疗的方向。治疗师在了解来访者的症状后，他们就能够根据制定的目标向来访者提供一些建议，并且能够对治疗的总体方向形成概念。值得注意的是治疗师所制定的治疗目标要根据每一个家庭成员的情况而确定，并且要征得所有家庭成员的同意。有时，还要考虑到与治疗目标相关的家庭以外的某些成员（如学校老师、治疗工作者）。

总之，在沟通观点基础上发展起来的策略模型认为，沟通模式、信息传递的精确性或清晰度以及沟通的内容等都会影响家庭系统内的关系，症状或家庭功能障碍是由于家庭规则遭到破坏造成的，所以策略治疗师们要以权威者的姿态为其提供建议，改变家庭系统内部原有的规则。

策略模型的两个重要分支——心理研究所的互动式家庭治疗和策略性家庭治疗——都强调使用新颖的或具体的特定策略去解决不同家庭的症状，并随着原有症状的消除逐渐结束治疗。治疗的具体目标是帮助家庭消除当前的症状，而很少关注促进情感上的改变。除非家庭有新的要求，否则一旦解决了家庭当前的症状，治疗者就不用去推测家庭是否还存在其他的尚未表现出来的潜在症状。

上文我们详细介绍了以哈利和曼登尼斯为代表的策略性家庭治疗的治疗阶段及目标，由于MRI的互动式家庭治疗与其存在诸多的共同之处，本文只对MRI模型的治疗进程做简要介绍，感兴趣的读者可以阅读相关书籍。

MRI模型的治疗方案包括一个六阶段的治疗进程（见下图），治疗师首先要对来访者简单介绍治疗的组织结构，之后就要对来访者的主要症状做出界定。如果来访者对问题的阐述是模糊不清的，如“我和父母之间相处得不好”，此时治疗师的主要任务就是帮助来访者将这种含糊的陈述转化为具体的目标，比如“你和父母间相处的不好，主要表现在哪些方面？”

一旦界定了问题和目标，MRI的治疗师就会寻找使问题持续存在的无效的解决方法都有哪些？针对这些无效的解决方法，MRI 的治疗师会设计出一套具体的策略，用以改变这种使症状持续存在的无效方法，据此来访者必须服从治疗师的具体指导以最终消除症状。

知识拓展

MRI模型的治疗方案包括一个六阶段的治疗进程

介绍治疗的组织结构
↓
询问问题情况并对问题进行界定
↓
评估维持问题存在的行为
↓
设定治疗目标
↓
选择行为干预方法进行行为干预
↓
终止治疗

阶段二：治疗师帮助来访者用具体而明确的语言对症状做出界定；

阶段三：为什么症状会持续存在？

（1）简单地否定症状的存在；

（2）仅解决了“假”症状——对不必要的症状采取了行动；

（3）对症状采取了错误的行动，并不能改变该症状。

（二）治疗师的角色与功能

策略模型的治疗师在改变与症状有关的家庭交互作用序列的过程中，扮演着指导者与权威者的角色，他们掌控全局，并对家庭的改变负有全部责任。策略治疗师的重点在于为每一个家庭的症状量身定做一套独特的干预策略。治疗过程中的焦点应始终放在减轻当前症状上，而并非去探索症状的根源。

想一想

治疗师的权威角色是怎样实现的呢？

治疗师与来访者在治疗过程中是相互影响的，来访者为了维持已经达到的家庭平衡而害怕做出任何改变，因此他们可能会对治疗师布置的任务有所抗拒，而策略治疗师们在治疗过程中却要采取指导者与权威者的姿态并掌控全局。哈利认为直接的教育模式并无太大价值，所以他往往不会将他的想法与做法告诉来访者，一切都任由他独自安排。

策略治疗师的任务在于引导并帮助来访者改变家庭组织以消除当前症状。因此，策略治疗中的所有操作都采取指导作风，治疗师对每个家庭成员下达特定的指令，明确指示来访者在治疗中和治疗外要做些什么。这些指令的目的在于改变来访者与其他家庭成员及治疗师之间的行为互动方式。来访者对这些指令的反应方式会透露出许多宝贵的信息，使治疗者可以调整其干预措施。

总之，策略派家庭治疗关注的焦点在于人际环境，治疗师的任务就是在治疗的过程中，根据家庭当下存在的症状制定明确的治疗目标，并设计出具体的治疗策略要求家庭成员执行并坚持这些策略，从而改变其现有的交往模式，进而达到消除症状的治疗目标。

四、评价

策略性家庭治疗起源于 20 世纪 60 年代，并在 80 年代达到顶峰。因其采取以症状消除为中心的实用主义观点，强调治疗师要建立一系列有层次与次序的治疗策略解决当前症状，治疗历程较短而大受人们欢迎。

但在 20 世纪 80 年代中期，也出现了反对的声音。因为大多数策略治疗者拒绝探讨问题背后的深层次原因，甚至认为了解家庭历程对策略性治疗也是无关紧要的，人们开始批评策略治疗的操纵性的方面。有批评者指出，在没有洞察与了解的情况下，策略取向的家庭治疗师可能会为了达到治疗目的而选择某些不择手段的干预措施。虽然该取向的治疗者会说，在设计干预措施时的确需要一些常识，但是“常识”并非放任四海皆真理，所有人不一定都会接受一种统一的“常识”（Luepnitz，1988）。

此外，在20世纪70年代到80年代间，该取向的许多干预措施都带有性别歧视的色彩。强调要提升女性的权力并鼓励男性多参与家庭中的活动，但是并不要求或寻求整合价值观体系。

90 年代处于主导地位的治疗方法提升了认知在治疗过程中的地位，并且鼓励治疗师与来访者进行合作治疗，而不单单是操控来访者。但该时期策略模型的理念却与其格格不入。由于过分强调治疗师在治疗过程中的权威操控者的角色，家庭成员在此过程中只是被动接受治疗师的指导，并没有达到认知上的改变，这就使得家庭做出的改变往往只是初级改变，不能达到更深层次的次级改变，因此家庭当前的症状可能会以另外的症状形式再次表现出来，用一种较为通俗的说法即为策略模型“治标不治本”。

然而发展至今，策略模型已经不再过分坚持治疗师的操控性以及家庭权利的重要性，也不再过分依赖某种技术，而是采取了一种更为柔和、平稳的方法，整合了诸多流派的思想，跟上了21世纪后现代主义的步伐，因此在当今仍然有存在的空间。

知识拓展

哈利

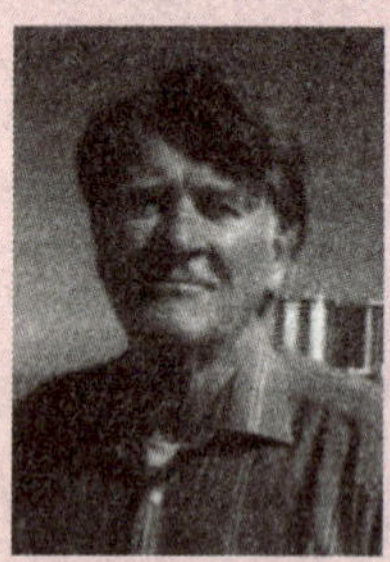

哈利在发展帕拉阿图小组的沟通模型和策略家庭治疗中担当了领导角色，同时他也是一个杰出的策略家和被人所忽略的批评家，在哈利及其同事的共同努力下，帕拉阿图小组的沟通模型和策略家庭治疗在20世纪70年代开始盛行。

1967年，哈利加入萨尔瓦多米纽钦的费城儿童指导临床中心，之前他一直在帕拉阿图的精神研究中心进行他的研究。在费城儿童指导临床中心的十年间，他一直致力于研究家庭伦理中的培训与管理，并成为该领域的研究带头人。此外，他还是宾夕法尼亚州大学精神病系临床研究的活跃者。1976年，哈利前往华盛顿和曼登尼斯一起建立了家庭治疗中心。这个家庭治疗中心逐渐发展为主要的训练中心。

在与家庭治疗发展过程中最有影响力的其中三位先驱——贝特森、埃里克森和米纽钦进行合作的过程中，哈利发展了一个简短的治疗模型，这个模型聚焦于环境、病人症状可能产生的功能以及按照病人的不适行为，设计指令来指导病人的行为方式。哈利相信，让病人对他们的问题积极地做一些事情远远比帮助他们理解他们为什么存在这些问题重要。

本章概要

本章详细介绍了家庭治疗的两个基本模型：代际模型，策略模型。我们着重从模型的理论基础、基本概念和治疗理念这三个方面进行了学习，这三个方面对于各模型的学习来说是缺一不可的。其中，模型的理论基础是理解各模型的根基；基本概念是理解各模型的重点；而治疗理念则是将模型应用于实践的准备。下一章我们将继续学习另外两个基本模型：结构模型和经验模型。

关键词

自我分化	三角关系	核心家庭的情绪系统
情绪阻断	家庭投射过程	多代传递过程
社会退行	家庭系谱图	正/负反馈回路
初级/次级改变	重贴标签	假装任务家庭结构

复习题

1. 试阐述代际模型的基本观点。
2. 代际模型在收集和整理资料时使用的主要技术是什么？
3. 阐述治疗性的双重束缚，并用实例说明。
4. 用策略派理论分析：在治疗本章引言中小明家庭中的问题时，应该使用哪些方法和技术？
5. 代际模型中治疗师的角色如何？是怎样发挥其作用的？
6. 想一想，代际治疗师是如何做到纵向地了解家族史的？

第四章

家庭治疗的基本模型(下)

学习重点

1. 掌握结构模型的理论基础并学习理解其重要概念
2. 了解结构模型在家庭治疗中的具体运用
3. 掌握经验模型的理论基础并学习理解其重要概念
4. 了解经验模型在家庭治疗中的具体运用

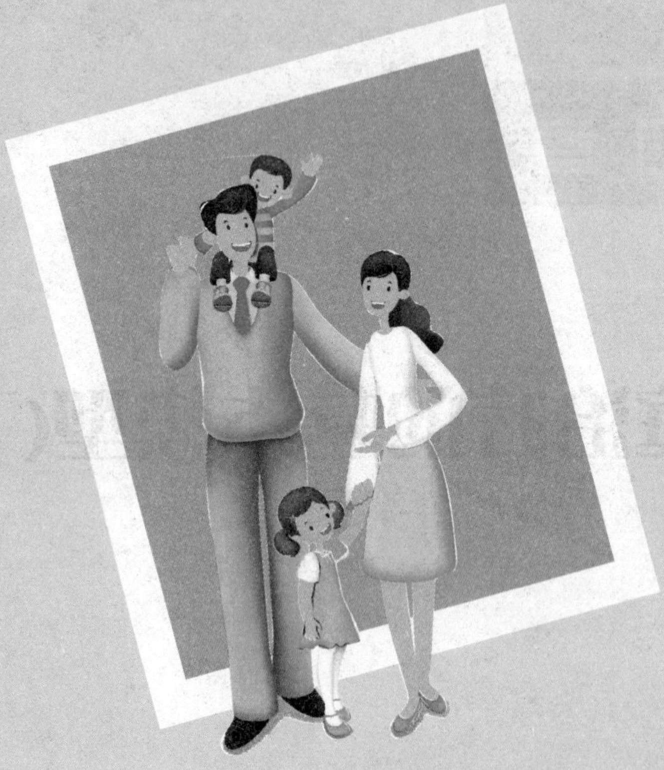

第一节　结构模型

结构派家庭治疗诞生于20世纪60年代末到70年代初，是家庭治疗发展史上一个重要的流派，因其理论与技术的简明、实用、有效而在家庭治疗史上占有重要地位，并带动了整个家庭治疗的发展。最早由米纽钦于1974年在《家庭和家庭治疗》一书中提出，后来经过他与同事在治疗实践中的不断发展和完善，结构派家庭治疗理论已经成为当今家庭治疗中最具特色的一个学派。

结构派家庭治疗是基于对家庭动力和组织的假设而展开治疗的一种方法，其核心理念认为：家庭问题深植于强有力而不可见的家庭结构，个体心理行为问题或症状的产生、发展与维持是家庭结构缺陷的副产品，必须通过改变不良的家庭结构才能达到改变个体心理行为问题的目的。该疗法的独特性缘于在描述问题和确定解决方法中对空间和组织隐喻的使用及对治疗师积极指导作用的强调，认为治疗师必须了解家庭成员间互动关系的形态，以此探明家庭结构及问题，在重建家庭结构的历程中扮演积极主动的促进者角色（Colapinto，1991），最终促进家庭结构的改变。只有在家庭结构发生良性的改变后，个体的问题才能够减轻或消除。结构派家庭治疗的目标是重新建构家庭的组织结构，改变功能不良的互动形态，使家庭发挥正常的功能并最终解决问题。

许多研究证实，对于有身心症状家庭、有青少年成长问题的家庭，结构派家庭治疗的效果非常明显。结构派家庭治疗提出的家庭结构、界限、联盟、次级系统、家庭阶层、整体性和个人自主性等概念已经成为家庭治疗常用概念的一部分；结构派家庭治疗的常用技术，如加入、实际演出、改变空间、建立界限、家庭重构等已经成为整个家庭治疗领域的常用技术，被其他流派广泛地借鉴和吸收。

一、理论基础

从发展历程看，结构派家庭治疗理论是在结构功能理论的背景下产生的，同时又受到了包括依恋理论、交互作用理论及建构主义思潮的影响，不断吸收借鉴其他理论的精髓，并逐步发展完善。以下将对结构功能主义和依恋理论做一简要介绍。

（一）结构功能理论

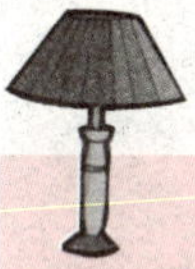

结构功能理论是结构模型理论基础当中的"灵魂"，一定要认真学习哦！

20世纪40年代，美国社会学家帕森斯提出结构功能理论，认为社会是具有一定结构的系统，社会系统内部的各构成成分（子系统）间以有序方式相互关联，并对社会整体发挥必要的功能。

帕森斯认为，可以使用"结构"和"功能"两个范畴对社会系统进行分析，"结构"使得零碎的关于系统的某个部分知识能够连贯起来，而"功能"则指子系统间相互作用的动态机制。在这种结构－功能的框架下，社会系统由经济、政治、社会共同体和文化模式托管等子系统构成，并行使适应、目标达成、整合和潜在模式等功能。

因此，在结构功能理论的框架下，可以将家庭（核心家庭）看做是一个包含若干子系统的较大系统。帕森斯指出，"事实上，任何两名或两名以上成员的组合，以及有别于一名或多名家庭成员的情形，都可以被看做是家庭整体的一个子系统"（Parsons，T.，&

Bales，R.，1955）。显然，这种以内部界限将家庭分隔为数个子系统的结构性方式对后来的结构派大师对家庭系统的理解和分析起到了巨大的影响作用。结构功能理论强调，家庭要维护社会的存在和成员在生理、心理上的满足，必须保证稳定均衡的结构功能状态。因此，在家庭及社会的需求基础上，家庭成员间必须具有功能性的分工，如男性执行维持生计的工具性任务， 女性执行情绪管理及照顾性的任务。尽管这种家庭权力结构的层级观点受到了女性主义的质疑，但对后来结构派家庭治疗对家庭结构功能稳定均衡性的强调产生了重要的影响。

结构功能理论对结构派家庭治疗的影响，主要包含以下三个方面：

1．家庭与社会大系统的关系

结构功能理论认为，家庭是社会系统的一个子系统，具有稳定的结构，同时也具有维护社会运转及家庭存在的功能，因此对家庭的探究也必须放在社会系统这个大的背景下。受结构功能主义的影响，结构派家庭治疗将家庭视为活的有机体，强调家庭结构功能的稳定与均衡。在社会环境中，家庭现存的结构与功能倾向是协助家庭适应环境以满足家庭成员的需要。

想一想

运用结构功能理论，分析你的家庭与社会大系统的关系。

2．家庭与子系统的关系

受结构功能论的“结构”观的影响，结构派家庭治疗将家庭看做是一个由多个人组成的非常复杂的稳定系统，它拥有多种分化的子系统。家庭子系统指的是家庭中的个人、两人组合或更大一些的团体，不同子系统间在特质、权力结构及角色功能上存在显著差异。各子系统间的彼此互动、相互影响，共同构成了家庭系统。

3．家庭与个体的关系

受结构功能论“功能”观的影响，结构派认为家庭成员的症状性行为是有其功能的，它预示着家庭未能很好地适应其环境，或是由于某些原因，家庭无法满足其成员的需要。结构派家庭治疗认为，家庭中“被认定的症状病人”是家庭的“代罪羔羊”，他们主动承担起这样的角色，以便牺牲自己而帮助整个家庭。从结构性观点出发，结构派家庭治疗认为，改变个人的关键即在改变其结构性背景，即改变其身处环境的关系网络。

与这个假设相关，结构派家庭治疗认为，无论一个家庭成员出现什么样的症状和行为，改善家庭结构总能导出其最佳潜能，并因而相对地加强家庭中的改变。

通过以上分析可以发现，结构派的很多重要观点都是从结构功能理论中引申和发展出来的，结构功能理论为结构派家庭治疗的产生和发展提供了坚实的理论基础。

（二）依恋理论

依恋理论的概念可以追溯到20世纪50年代，但鲍尔比和艾斯沃斯对依恋理论的系统构建却到70年代才基本完成。作为一种理解生命全程中亲密人际互动关系特征与机制的理论，依恋理论协助结构派的家庭治疗家们获得了解释家庭中最深层次亲密关系互动的有力工具。

从广义上看，依恋是“个体与一个或多个重要他人间形成的亲密情感联系，以相互关爱和希望保持亲近为特征”。从类型划分的角度依恋可分成安全型（secure pattern）、回避型（avoidant pattern）、矛盾或抵抗型（ambivalent or resistant pattern）、紊乱型（disorganized or disoriented pattern）和缠结型（preoccupied or enmeshed pattern）等。

依恋理论和结构家庭治疗存在不少共同之处。从理论层面来讲，两者都是在系统式思维的基础上发展起来的；两者都关注人类的亲密关系，都是对家庭成员个人内在生活的探索。例如人们为什么会走到一起？为什么会分开？人们如何处理相互之间的冲突？跨代之间的信念和情感如何传递等。从概念来讲，依恋关系中安全、矛盾和回避这三种类型，与家庭子系统界限的适应良好（adaptive）、模糊（enmeshed）和僵化（disengaged）有异曲同工之处 。如果说结构家庭治疗理论中的这三种类型是对家庭关系的功能和状态的描述，依恋理论的三个概念则是对关系机制的阐释。从关系的导向来讲，两者都认为系统内的行为模式并非线性式关系，而是一种循环关系。

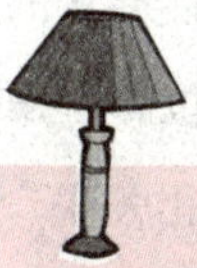

关于依恋理论和结构派家庭治疗的对比是很有意思的比较，有兴趣的同学可以进一步探讨两个理论的关系！认真思考你会有更多有趣的发现！

当然，依恋理论与结构派家庭治疗也存在很大的区别，主要表现在以下两个方面：首先，两者关注的对象不同。依恋理论主要关注两人之间的关系，而结构派家庭治疗常常着眼于两人以上以及子系统之间的关系；依恋理论更关注儿童及其发展，而结构派家庭治疗理论则更强调成人及其目前的功能状态。其次，两者关注的重点不同。依恋理论最关注包括保护、关爱和提供安全基地等方面的动力关系以及情感联系的结构与功能；而结构派家庭治疗则主要关注包括家庭结构、家庭子系统、沟通模式、界限、权力关系等在内的家庭的结构与功能。

依恋理论与结构派家庭治疗理论固然有着种种差异，但也正是这些差异能够使两者相互取长补短，相互整合。对于结构派家庭治疗而言，通过依恋理论探讨家庭成员的症状行为与不安全依恋关系之间的结构性问题，成为治疗师治疗中的重要环节。

二、基本概念

结构派家庭治疗的重点在于了解家庭的特性，凸显出问题所在，并探讨进行改变的历程。其基本概念主要包括：家庭结构、家庭子系统，以及家庭界限、权力、结盟等。

（一）家庭结构

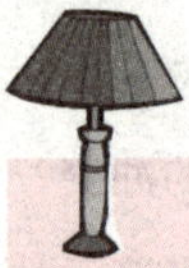

家庭结构是结构派家庭治疗中最主要的概念，从结构中看到的家庭成员间的亲疏远近、联盟、界限等关系，是治疗师分析家庭的关键所在。认真学习哦！

家庭结构是结构派家庭治疗中最主要的概念，米纽钦将结构定义为“一组隐性的功能性要求（demands）或规则（rules），它掌控着家庭成员间的互动模式”。从本质上来看，家庭结构代表着家庭为实现其功能而发展的操作规则的总和。任何一个家庭为了维护自身的稳定性，并在一系列变化的环境条件下寻求适应性发展，必然需要某种形式的内部组织，用来规定不同家庭成员独特的位置、角色、权力和义务，并决定怎样、何时以及与谁相关联，这就是家庭结构。它通常表现为一系列重复发生的互动模式，家庭通过此模式来维持自身的运作和适应外部环境的变化。

家庭的互动模式是一串冗长的行为系列，它可能会在许多不同的领域重复出现。

日常生活中我们会经常看到一系列这样的互动情形：母亲对父亲不满，总在儿子面前抱怨父亲的不是；父亲每次教育儿子时，母亲就十分不满，无论脸上表情或口中话语，都在指责丈夫的不是；儿子因为有母亲的撑腰，对父亲的每一句话都怒目回视；无论父亲要求儿子做什么，儿子都充耳不闻偏要做相反的事；父亲无论发表什么意见，都被儿子和母亲极力否定；父亲和母亲发生冲突时，儿子和母亲站在同一条战线上反对父亲；父亲摔门而去，母亲伤心落泪，儿子反过来安慰伤心的母亲；母亲继续向儿子抱怨父亲……这类行为序列一再地重复出现，就具有了“结构性”，母亲和儿子之间形成联盟，父亲被母子阵线所拒斥。

需要注意的是，如果这只是家庭中偶尔出现的一幕场景，这个互动过程并没有一再出现，没有定型，那么就不可能构成家庭中的稳定的结构状态。

由此我们发现，家庭结构具有稳定性。所谓稳定性，即一个特定家庭为了维护自身的稳定性， 在一系列的变化的环境条件下寻求适应性选择的自身组织方式。这种组织方式一旦建立，就自身永恒并抗拒改变。作为一个系统，家庭有维护原貌的功能，会抗拒超过自己所允许范围的改变，而且尽可能保持自己所偏好的模式。家庭结构的稳定性使得家庭成员感到和谐、安全，有利于培养家庭成员间的忠诚，但同时也会使家庭按照既定的形式互动，以维持家庭的平衡，任何想要成长和改变的人被视为对家庭的背叛。然而家庭所处的环境时刻处于变化中，同时家庭本身也具有生命周期，因此稳定而保守的家庭结构必然会阻碍成员的发展。由此，米纽钦又提出了家庭发展的概念，认为家庭结构是可以改变的，治疗的目标就在于增加家庭结构的弹性。

因此，家庭结构的第二个特征是可变性。结构主义治疗师将家庭看做是一个经由多个发展阶段不断演进的有机体，每一个阶段都能带来新的需求，家庭结构必须能随着社会环境和家庭生命周期的改变不断地做出调整，以满足家庭成员不断变化的需求。如当家庭面临孩子长大成人，母亲出去工作，祖父母搬来同住等变化情况时，家庭必须能够适应变化，并及时调整原有的互动模式，在不影响家庭结构稳定性的同时形成新的互动模式。同时，家庭所处的社会环境中也处于发展变化之中，这更要求家庭结构应该是一个开放的、具有弹性的系统。米纽钦认为，当家庭来寻求帮助时，不是因为他们本身有什么问题，而是因为他们本身困在了一个僵硬的结构之中，治疗的目标就在于增加这些内在结构的弹性。所以结构派家庭治疗从来不认为家庭的结构是先天失调的，它只是认为家庭的结构在发展的过程中，出现了与内在发展要求与环境的改变上的适应性问题。

家庭结构概念的使用为结构派家庭治疗师提供了一个分析家庭成员间互动的蓝本。从结构中看到的家庭成员间的亲疏远近、联盟、界限等关系，是治疗师分析家庭的关键所在。

（二）家庭子系统

结构派家庭治疗师将家庭看做是在一定社会环境中运作的系统，包含多个子系统（subsystems）。家庭子系统是指家庭中的个人、两人组合或更大一些的集合，每个子系统相互运作共同组成了家庭整体。子系统通常是依照性别（男、女）、世代（父母、孩子）、共同兴趣（智能性、社会性）或功能（谁负责做哪些家务）来做区分，主要包括：夫妻子系统（妻子与丈夫）、亲子子系统（母亲与父亲）、手足子系统（小孩），以及延伸的子系统（祖父母、其他亲戚，甚至延伸至社区与学校）。其中，夫妻、亲子和手足子系统是家庭内最突出和最重要的子系统。在一个功能良好的家庭，三个子系统都以一种整合的方式运行，以保护家庭系统的分化及完整性。

1. 夫妻子系统

该系统由不同性别（今天在有些国家也允许同性别）的成年人基于一个共同的家庭目标生活在一起而形成。夫妻子系统的强度和持久性对家庭的稳定至关重要。互补和相互适应的能力是执行夫妻子系统所必须具备的主要能力，夫妻双方必须放弃自己的某些个别性以产生相互的归属感。夫妻子系统必须建立一道合适的界限，以决定这个系统与原生家庭、朋友、同事、邻居及其他重要组织间的关系。他们必须维持与他人的接触，同时防止其他子系统的侵入，以建立起亲密的夫妻关系。需要注意的是，在强调夫妻子系统是一个整体时，不能忽视夫妻中的任何一个人又同时是一个独立的个体，不能因为维持整体的存在而忽视和牺牲自己独立的自我。

想一想

为什么说夫妻子系统的强度和持久性对家庭的稳定至关重要？

2. 亲子子系统

家中的第一个孩子出生后，夫妻子系统必须分化以执行教养孩子的任务，家庭的结构就发生了相应的变化，亲子子系统开始出现。

在孩子的成长过程中，不同的发展阶段有不同的发展任务，父母必须不断调整养育子女的方式以满足他们不断变化的需要。孩子在婴儿时期，以“养”的功能为主，主要是给予孩子足够的爱与关注；渐渐地，“控制”和“引导”的功能越来越显著；孩子进入青春期后，父母的要求与孩子的自主需求开始出现冲突，孩子希望父母给他们更多的探索及成长的自由，父母则无法忍受一贯听话的孩子开始质疑曾经被认为理所当然的规则，很多家长总是抱怨进入青春期的孩子难于管理，其实在很多情况下是家长难于适应孩子的变化。所以随着孩子年龄的变化，需求有了改变之后，亲子子系统也必须跟着调整。值得强调的是在养育的过程中，无论孩子的需求是什么，无论亲子子系统应该做出怎样的调整，有一点是至关重要的，即父母继续致力于维持和加强他们的夫妻子系统，这是幸福家庭的根基所在。

3．手足子系统

手足子系统是孩子的第一个同辈团体，孩子从中获得与同辈交往的经验，如何彼此支持与合作，如何妥协与竞争，如何获得认同，当然也会体验到被孤立、被保护、被支持、被欺辱等感受。如果手足间发展出一套合适的相处方式，会对他们以后与他人的交往产生重要影响。独生子女正是由于缺少与手足相处的早期经验和能力，在之后和同辈交往的过程中，不管是自主能力或分享、合作及竞争能力都容易出现问题。

在一个功能良好的家庭中，不同子系统间通过一种整合的方式协作运行，以保护家庭系统的完整性。因为家庭中的每个成员可能同时属于几个不同的子系统，在不同的子系统中个体拥有的权力、扮演的角色、进行的互动可能完全不同。如一个男性，可以是儿子、丈夫、父亲、哥哥、弟弟、爷爷、女婿等，处在不同的子系统中，扮演不同的角色，表现出不同的角色行为，以保持与其他成员间互动关系的和谐。因此，当一个人属于某个子系统时，会去维持其认同，而学会与其他子系统成员不同的生活方式。因此，家庭中的子系统提供了有意义的训练机会，让个人能在保持自我分化的同时，又能获得不同层次的训练技巧，以度过正常发展的各个阶段，以及应对突发的危机。

各个子系统具有自身独特的任务与功能，不能彼此侵犯或混淆。当另一个子系统的家庭成员占据或侵犯一个他不属于的子系统时，家庭结构通常会产生某种麻烦。确保亲子子系统与手足子系统间的界限，是结构治疗法的重心。如在家庭中，夫妻的工作应酬是属于夫妻子系统的活动，不允许孩子的卷入和干预，而建立起兄弟姊妹之间的关系则是手足子系统的任务，夫妻子系统也不能过多干预。结构派治疗观点认为，很多家庭出现问题主要是子系统间的关系出了问题。

（三）界限

> 对于界限品质的关注几乎贯穿于结构派治疗的整个过程中，只有真正理解了界限才能理解结构派家庭治疗的精髓！

界限是结构家庭治疗中用来描述情感屏障的概念。在结构派家庭治疗中，界限被用来规定哪些家庭成员参与到哪些家庭交往活动中的规则，其作用是保证每个家庭成员既属于某个家庭或家庭中的某个家庭子系统，又能作为独立的个体发挥自己的功能和作用。有人将界限比做“细胞膜”，它存在于个体和子系统的周围，调节着他们之间关系的亲密度。细胞膜只有保持适当的厚度和通透性，才能保持细胞独立，不受外界侵害，同时又不影响细胞同外界进行通畅的能量交换，过厚或过薄的细胞膜都会影响细胞的功能。同理，界限的功能是界定出各子系统间的独立性，保护和加强个体、子系统及家庭的完整性，僵化和模糊的界限也会影响家庭的功能。

家庭内的子系统是由什么成员组成并不重要，重要的是界限的品质或渗透性。结构派家庭治疗在理论上用僵化和模糊这两个端点所形成的连线来描述界限的特质，在这两端之间是清晰的界限（图 4-1）。

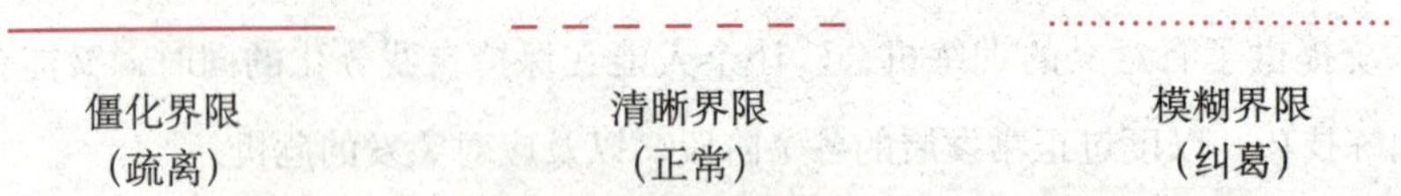

图4-1 界限的种类

清晰的界限描述了家庭子系统间既能保持独立性，又具有渗透的可能性，具有对家庭的归属感。大部分功能良好的家庭会在正常范围内，保持清楚的界限。

僵化的界限指的是家庭成员之间、家庭子系统之间无法正常交流（缺乏渗透性），关系过于疏远，很少或者根本没有任何的相互作用，界限就陷入僵化。如果两个家庭成员之间形成了这样的界限，那么一个家庭成员的行为对另外一个家庭成员几乎不会产生任何的影响，一个家庭成员感受到的痛苦、紧张等也不会对另一个家庭成员产生任何的影响。那么在这个家庭系统中无法形成有意义的互动，成员无法形成归属感和认同感，没有相互依赖的能力，在需要时找不到支持的力量，而较多的向外寻求认同与支持，最终形成疏离型问题家庭。

模糊的界限指家庭子系统间的界限可能过度渗透，系统间缺乏分化，人际距离过小。具体表现为家庭成员间过于亲密，或者是孩子干涉父母间的相处，或父母侵犯到孩子的自主功能。如果两个家庭成员之间形成了这样的界限，那么一个家庭成员的行为会对另外一个家庭成员的行为产生立即的、非常明显的影响，使得家庭对外来的接触和信息采取排斥的态度，阻碍成员的自主性探索和选择与控制问题的能力。在这方面，儿童受到的影响最大，可能为了家庭的归属感而牺牲自我发展。这样的家庭系统被称为纠葛型家庭。

糟糕的是，僵化和模糊的界限这样的两个极端经常是同时存在于一个家庭内。例如，由于母子之间关系过于亲密，可能使得父母之间、父子之间的关系都过于疏远。

在结构派家庭治疗中，治疗者的功能犹如一位界限的建立者，协助家庭澄清模糊不清的界限或打破已僵化的界限，评估家庭子系统及界限的功能，并因此制定相应的治疗策略。当然，需要注意的是，疏离型或纠葛型指的是家庭互动中的一种偏好模式，不能将其草率地定义为功能良好或功能失调。米纽钦认为，大多数的家庭同时具有纠葛型和疏离型的子系统，当孩子小的时候，母亲和孩子的子系统常常倾向于纠葛型，而父亲对孩子则处于较疏离的地位。随着孩子年龄的增长与离开家，母亲与子女的子系统也开始逐渐疏离。

实例观察

一个设定界限的例子

当一个40岁的妇女打电话来诊所因她的抑郁而寻求帮助时，治疗师要求她与其他家庭成员一起来参加治疗。事情很快就“真相大白”——这个妇女为四个孩子担负过多，并且从丈夫那里只获得了少量的支持。不管是作为配偶还是作为父亲，丈夫给予她的支持都非常少。治疗师的策略是加强母亲和孩子之间的界限，并且帮助夫妻二人更亲密。治疗师是分阶段完成这个策略的。首先，治疗师和长女建立关系，她16岁，治疗师支持她成为妈妈的帮手。这样这个女孩会认为自己对弟弟、妹妹有更多责任，不管是在治疗会面中还是在家里。

解除了父母对孩子的关注之后，父母现在彼此交谈的机会更多了。然而，他们之间的共同语言却很少。这不是由于隐藏的冲突造成的，而是反映了这个婚姻中有两个相对不善言谈的人。在几次试图让这对夫妻谈话的治疗会面之后，治疗师意识到，虽然谈话对于一些人来说是很有趣的，但是对于这对夫妻来说并不一定是这样。所以，为了支持夫妻之间的联结，治疗师要求他们一起计划一次特别的短途旅行。他们选择了在附近的湖里划船。在回来进行下次会面时，他们是愉快的。他们共度了一段令人愉快的时光，远离孩子并且享受对方的陪伴。接下来，他们决定每周都花少量的时间一起外出。

（四）联盟和权力

所谓联盟是指家庭成员在执行家庭任务时所出现的结合或对立的方式，比较偏重成员间情绪与心理上的联结。家庭成员之间的联盟包括三种形式：

（1）稳定的联盟。两个或者多个家庭成员结成联盟，始终相互支持，共同反对另外的家庭成员。例如，母子之间结成联盟，无论遇到什么事情，都联合起来反对父亲。一个家庭要正常发挥功能，较好运转，必须在夫妻（或父母）间结成坚强的联盟关系。

（2）三角关系。当两个家庭成员发生冲突时，冲突并不在他们之间直接解决，而是将第三个家庭成员拉入到他们的冲突中来，都试图利用第三个家庭成员来反对另一方，使第三个家庭成员成为冲突的一部分。例如，当父母发生矛盾时，经常会让孩子做裁判，评判是父亲对还是母亲对，孩子面临抉择的难题。当孩子作出评判时，经常会遭到父母中的一方的指责和批评。

（3）迂回。两个家庭成员之间看似平和、相处融洽，为了维护这种平和与融洽，当有矛盾产生时，就会通过指责或者保护第三个家庭成员的方式来转移他们之间的矛盾。例如，妻子对丈夫的工作表现不甚满意，但是并不直接与父亲发生冲突，而是通过指责孩子学习成绩不好的方式来发泄她对丈夫的不满，使孩子成为父母冲突的“替罪羊”。

权力就是谁是家庭的主宰，谁是家庭的决策者，谁是家庭的服从者的问题。权力涉及每个家庭成员对一项操作结果的相对影响力。米纽钦非常强调家庭中夫妻角色的互补性，他认为丈夫扮演的是工具性角色，妻子扮演的是情感性角色。如果家庭中长期处于角色倒置，如母亲养家，丈夫教育孩子，就可能出现问题。权力层级的倒置常常被认为是家庭结构中最具伤害力的，也可被认为是家庭联盟问题的一种特殊形式。

通过对家庭界限、结盟和权力的观察，可以绘制家庭结构图。我们会在以后的章节中具体介绍这一技术。

三、治疗理念

（一）治疗目标

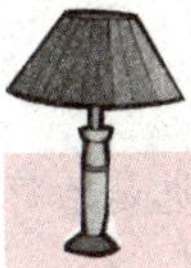

明确的目标是成功治疗的前提！

结构式家庭治疗认为，家庭结构由于不能适应变化的环境和家庭成员内在发展的要求而出现了功能性的失调，并导致了症状病人的出现。因此，结构式家庭治疗的目标是重建家庭结构，亦即通过调整家庭的互动规则及建立更适当的边界来改变混乱的家庭结构，最终促使个人行为的改变和症状的减轻。透过使家庭成员从刻板的角色与功能中解放出来，家庭系统会变得更能够动员其资源，提升应对压力与冲突的能力。

因此，结构治疗师认为，个人症状必须在家庭互动模式的背景中才能充分地理解。一方面症状起到保护家庭、维持家庭功能和现有平衡的作用。具体而言，表现出症状的家庭成员甘愿牺牲自己成为家庭结构失调的“代罪羔羊”。例如，父母间本来存在许多需要自身解决的问题，但问题的解决会产生争执与纠纷并进而影响到家庭的和谐与安定。此时家庭中的某个成员（孩子）就可能表现出某种症状，如强迫症。当孩子表现出症状后，父母就会把自己注意力转向孩子，不再关注自己的问题，结果使家庭得以正常地运转。因此，孩子的症状起到了保护家庭、维持家庭现有平衡的作用。另一方面症状受到家庭的维持。进一步说，症状和围绕症状的交互模式是家庭解决冲突，应对紧张和压力的一种方式。当家庭的某个成员表现出症状时，家庭成员的许多方面都将随之发生改变，起到强化症状的作用。当治疗者试图减少和消除这些症状时，会受到家庭成员的抵触，他们潜意识中希望继续维持症状的存在，否则他们将面对家庭其他方面的冲突、紧张和压力。因此，治疗症状的最有效方式为改变症状赖以维系的家庭结构。

重建家庭结构可以从四个方面来努力：

(1) 改变成员的位置，以打破不良的互动模式：家庭出现问题常常是因为家庭已经习惯于一种行为模式而使整个家庭“卡”住了。结构式家庭治疗常常需要工作者从不同的立场来观察、看待事物并赋予同一事物以新的意义，使这个功能失调的行为模式呈现出来，让家庭成员自己看到，并指出新的方向，使家庭发展出新的互动模式。

(2) 增强夫妻子系统的界限和权力：米纽钦认为清楚而坚定的界限和坚强的夫妻子系统是一个家庭发挥正常功能的两个最关键的条件，然而夫妻子系统却是最容易遭到破坏的子系统。因此在治疗过程中协助家庭增强夫妻子系统的界限、保持夫妻子系统的独立性是重建家庭良好功能的关键。

(3) 建立清楚有弹性的界限：家庭内的子系统是由什么成员组成并不重要，重要的是界限的品质，澄清子系统及其内部的界限，建立清楚有弹性的界限也是治疗师重要任务之一。

(4) 寻找更多替代性的方式：协助成员从一种立场位置转移到另一立场位置，从某一角色转移到另一角色，不断地去尝试新的行为，进而从原有的僵化的家庭结构中走出来。

（二）治疗师的角色与功能

结构式家庭治疗中，治疗师的地位不是中立的，而是更具导向性，是直接的指导者和权威的领导者。在治疗过程中，他们将自己视为家庭的中心，积极主动地“介入”家庭，用专业的眼光看到家庭成员没有看到的事实，同时将自身作为工具，通过呈现自身的价值系统指导家庭的改变。因此，在理解结构派治疗师的角色中，其专家身份和“介入”家庭是关键。

治疗师的专家身份决定了他们是介入的设计者和家庭功能的调整者，治疗师承担改变的责任，他们影响和控制家庭，引导家庭系统的改变，进而导致家庭成员行为的改变。他们是整个改变过程当中的领导者。

治疗师无法从外围做观察与探索，要想对家庭产生真正的影响，首先必须要“介入”家庭，以自我的涉入来影响家庭。在《结构派家族治疗技术》一书中，米纽钦对“介入”的解释是：

治疗师与个案家庭在同一条船上，不过他必须是个舵手……他必须具备哪些资格？他要用什么来引领这艘船？……（他）拥有个人的理论基础，以及如何与人接触的独特风格。这个家庭必须尝试各种方法，顺应治疗师的独特风格，而治疗师也必须学习顺应个案家庭。

因此，“介入”的主要概念，就是关乎两个独特社会系统（家庭和治疗师）相互顺应的历程。在介入家庭的过程中，首先承认治疗师是一个积极、独特的治疗工具；然后通过支持、肯定和鼓励家庭成员等方法很快介入家庭，使家庭成员接纳、认可治疗者的权威和领导地位。接着，治疗师通过观察家庭互动等方式搜集资料评估家庭，找出潜藏的家庭结构；最后，针对家庭结构的问题，在打破旧有的平衡的同时，促使家庭成员在治疗回合中尝试新行为，通过对其进行鼓励与挑战促使家庭结构和界限的重建。结构派家庭治疗强调行动先于认知，行为改变导致认知改变。还应注意那些动机较弱，需要更多支持、肯定和鼓励才能建立良好关系的家庭成员。

要引起注意的是，在结构式家庭治疗中，虽然特别强调治疗师运用自我，介入家庭，但它也提醒治疗师要避免被卷入的危险，运用自我也应该有一个度。在进入系统之后，要知道如何脱身出来。介入的同时要保持家庭的独立性，在治疗的过程中不能太“控制”，不能把自己的解释框架和改变方法强加给家庭。

知识拓展

介入技术

“介入”是治疗师为了做诊断及促成改变而与家庭连结的动作。它不仅是有助于做诊断的技术，最主要还能借助它来介入处理，以促成改变。虽然在接触家庭的开始阶段会相当强调“介入”，但事实上它可以发生在治疗的任何阶段。

治疗师的“介入”，主要通过与个别家庭成员的接触。接触的方式可以说有无限种，然而对于家庭全体及其个别成员来说，有些方式可被接纳，而有些是会被抗拒的；有些可能会很顺利、很友善地一来一往起来，有些则可能相当不顺畅。治疗师介入时根据接触个别成员时所引起的情绪感受，可形成对整个家庭的情感图像。治疗师要越过家庭与外界间的界限，寻求任何可能的立足据点，并寻找可能和治疗师形成联盟的子系统。虽然治疗师的意图绝对是正向的，但基本上，任何形式的“介入”无可避免都会干扰家庭原本的生活，家庭自然地会对这“外来者”的“介入”所造成的干扰，小心检视、抗拒、结合、反应。所有这些在和治疗师接触过程中所产生的“挣扎”，绝对不是随意出现的，往往是带有家庭的固定模式的。家庭系统对治疗师介入的顺应或调试，常能向治疗师提供这个家庭的主要功能等重要的诊断资讯。

总之，“介入”绝不单纯只是一种外交手腕或只是为了建立治疗关系而已。治疗师可借助“介入”发现系统的秘密，以及经历、觉察家庭在处理外来势力（治疗师）时的惯有模式，所以在“介入”的同时也就是在做结构的诊断。但是，“介入”的工作并不只是如何适当地把治疗师放进某个家庭中适合的位置，或只是在于发现家庭是如何运作的，以及只是选择去顺着家庭的一些规则而已。“介入”还可以用来作为处理的技术，通过使用一些不同规则的运作，搅动家庭原有的规则，来看这个家庭是如何回应的。治疗师或许可以发现或找到仍能维持家庭的稳定态的“介入”途径，虽然这样也能获得一些诊断的资料，但是从价值的角度看，这样做的效果会少于治疗师设计动作而达到挑战及改变家庭规则的效果。

一个好的治疗师，有时可通过暂时的顺应家庭“风俗”而“介入”家庭，在声调、用语及姿势上，循着他们的规则，一边真正去经历家庭的一些信念及其强度。这样的方式对于会谈的初始阶段尤其有用。如果治疗师“像”他们的家人，则能较容易进入，所谓的“入乡随俗”指的也就是“介入”新环境时的做法。但是，假如治疗师不带着一些“企图”，即使仅是私下决定要打破家庭规则，那么这些立场就显得很危险，这使得治疗师反而被“同化”了。“同化”指的是治疗师在不知不觉中顺从了家庭病态的过程及结构。或许治疗师可以接受的事实是：有时为了“介入”，“同化”是无可避免的代价，但同时也要确信自己不会完全赞同家庭的某些惯用模式的仪式化行为，否则，就不成为治疗师了。有些人以为被“同化”是个痛苦的过程，而痛苦可以协助治疗师在被同化的状态中及时警醒，但不幸的是，当治疗师被“同化”时，他经常是最后一个发现的。

四、评价

20 世纪七八十年代是结构式家庭治疗发展的黄金时期，也带动了整个家庭治疗的发展，是家庭治疗史上最有创意并且发展出最重要治疗方法的时期。

作为家庭治疗发展史上一个重要的流派，结构派家族治疗创造性地提出了家庭结构的概念，为理解错综复杂的家庭内涵提供了一个具有启发性的参考框架，也促进了临床治疗实践的发展与完善。因其理论与技术的简明、实用、有效，结构式家庭治疗在家庭治疗史上占有重要的地位。同时，米纽钦将治疗历程延伸至更大的社会系统，在辅导贫民区家庭和同性恋家庭等方面做出的努力也获得了普遍赞誉。著名心理学家曾文星教授认为，结构式家庭治疗是比较适合中国国情的家庭治疗方法。因为“它关注的焦点是成员间的关系是否有适当的角色与地位的扮演，是否有上下等级，彼此是否能沟通，是否可以相互的支持与配合以维持一个家庭适当的结构……很适合华人的家庭辅导工作”。

但结构派家庭治疗理论也受到了多方的质疑，如有研究者认为，治疗师将自我作为治疗工具介入家庭导致他们无法完全客观地反映家庭现实，同时不关注过去的“此时此地”的治疗理念，忽略了历史因素在家庭随时间变迁产生纵向变化过程中的作用（Hanna & Hargrane，1997）。同时，“症状在系统中总是有功能”，“行为改变导致认知改变”的结构式家庭治疗观点也受到了研究者的质疑。

此外，后现代建构主义批判了结构式家庭治疗科学主义和本质论的取向，认为他们以病理和控制的观点看待家庭，忽略了家庭本身的独特性与资源，应让家庭及其成员决定他们希望在治疗中改变什么和如何改变等，而非一味服从治疗师的专家建议。而女性主义者也不同意米纽钦所坚持的所有功能良好的家庭都应具有阶层化结构的特点，认为这样会冒强化性别刻板印象的风险。这些质疑促使结构派家庭治疗师们对已有的理论和自身的价值结构进行重新的审视，并推动了理论的不断发展完善。

因其理论体系的开放性，结构式家庭治疗正在不断地整合其他流派的理论与技术，完善自己的理论体系，使其顺应社会、时代、专业的发展，处于不断地发展、完善中，即使今天依然有着强大的生命力。

知识拓展

米纽钦

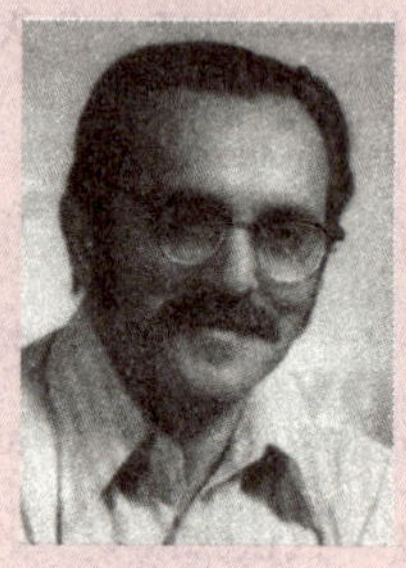

米纽钦出生于阿根廷，是一位受过精神分析训练的精神科医生。他开始在纽约对低收入的移民家庭进行治疗，发现需要有一定领悟力的精神分析方法对此类家庭不太适用。后来到费城的儿童指导中心工作，面对的又是"过分有条理"的白人中产阶级家庭。在总结了自己的经验以后，他开始采用了帕森斯的模型理论来分析家庭的结构和组织。

他发现家庭是由不同的角色、功能和权力分配等因素组织起来的一个实体。在进一步采用了系统思想后，创立了"结构式家庭治疗"。在临床治疗中，这种方法取得了非常好的效果，特别是在处理青少年心理障碍、婚姻危机等方面尤为突出。用结构式家庭治疗方法治疗神经性厌食症已成为一种典范。米纽钦还开创了家庭治疗现场督导的风气，使家庭治疗的培训有了很好的方法。

米纽钦还是第一个提倡使用单向玻璃对治疗过程进行观察的人。在家庭治疗出现之前，更准确地说是在米纽钦之前，治疗者之间很少观察彼此的治疗过程。接受训练的治疗者也大多是通过向导师报告他们认为治疗过程中发生的事情。而家庭治疗者通过两种方法将整个治疗过程公开，一种方法是通过单向玻璃观察治疗过程的进行，另一种方法是通过使用录像技术，可以在事后需要的时候反复播放录像带来分析、评价治疗过程的进行。

第二节 经验模型

经验家庭治疗又被称为经验/象征取向，最早起源于20世纪60年代的存在－人本主义理论，主要包括符号－经验家庭治疗、格式塔家庭治疗、人性验证过程模型。后又受依恋理论的影响，发展出新的经验模型——聚焦情感的夫妻治疗。作为家庭治疗发展史上的一个重要流派，经验模型因其所倡导的反理论、轻技术、重经验的现实主义视角而占有独特的地位，并促进了整个家庭治疗的发展。

经验模型认为当家庭成员掩饰自己的真实情感和愿望时，就会使用各种无用的代替方式，即症状。症状具有维持家庭的作用，反映了个体的内心状况及其所处家庭的相互关系，并会随家庭的互动过程而持续存在。因此，经验模型的核心观点认为，治疗师只有让家庭成员自我暴露，表达自己的真实情感和愿望，才能消除家庭的不良症状，从而达到治疗目标——即个体和家庭的自我成长与自我实现。在此过程中，与强调关注历史的代际模型不同，经验模型强调此时此地经验的作用，把注意力放在症状的特殊性上，主张在咨询师与家庭的不断互动中提高家庭功能。

经验家庭治疗反理论、轻技术却重经验，因此其治疗重点也与其他家庭治疗流派不同。在治疗中，经验模型强调治疗师运用自身富有感染力的人格鼓励来访者的开放与真诚，其治疗流程一般包括三步：①应用对质唤起自我发现；②按治疗师模型所希望的行为进行自我暴露；③练习（如家庭雕塑，家庭重建）以揭示以前压抑的内在冲突。

许多研究证实，对于有精神分裂症患者、青少年成长问题的家庭，经验模型的治疗效果非常明显，它所提出的联合治疗、对质、自尊、沟通姿态等概念目前已经成为家庭治疗常用概念的一部分；家庭雕塑、家庭重建、家庭心理剧、角色扮演等技术也已经成为家庭治疗领域的常用技术。但经验模型对理论的忽视及对治疗师人格、能力的较高要求，使得其在目前家庭治疗领域的应用并不十分广泛。

一、理论基础

经验模型最初发端于心理学中的人本主义思潮，后又受依恋理论的影响，在不断吸收借鉴其他理论思想、技术精髓的基础上，逐步发展完善。以下将对存在－人本主义理论、依恋理论做简要介绍。

（一）存在－人本主义理论

存在－人本主义理论是经验模型的重要理论基础。

存在－人本主义理论于20世纪50年代在美国兴起，它从现象学和存在主义中吸取哲学的基础，提倡从人的主观意识经验出发，反对行为主义的环境决定论和精神分析的无意识动机决定论，被称为心理学中的第三势力。该派理论对人性的认知具有以下几方面特征：

- 强调人的整体性和不可分割性，反对还原主义，着重遵循现象学途径从整体上理解人的动机和人格；
- 强调人的尊严与价值，尊重每一个体的自由选择和主动性，人们能根据自己的意向，确定其自身存在的意义；
- 认为人性研究的重点是意识经验，意识能超越传统的、现实的，文化的界限，因而具有创造性和无限发展的潜在可能性。

存在－人本主义理论强调人的主观意识和能动性，认为个体能够意识到自身的变化，理解自己的需要和经验，能够在此基础上分析自己的行为并做出抉择，同时对此承担责任。该理论认为，如果个体从小处于良好的成长氛围中，如有温暖和同情支持的父母及家人，就会发现真正的自我，实现其创造性与潜能。但如果个体遭受虐待或在重大生活经历中受到挫折与否定，自我就会遭受创伤，导致其内在的潜能不能发挥，成为一个自我防御和心理失调的人，这与经验家庭治疗的理论假设也是一致的。

与人本主义者一样，经验家庭治疗师相信保持情感健康的方法是揭示深层次的经验。如萨提亚指出，个体在家庭系统中尝试做一种改变。①家庭成员应该在他人在场时能完整真实地报告其对自己和他人的所见、所听、所感、所想；②个体应该明白自己的独特性，基于对自己的探索和协商做出决定；③共同承认差异才能对成长有作用。

存在－人本主义认为人的意识具有创造性和无限发展的可能性，这与经验主义者强调人性中感性的一面，重视人的创造性、自发性和娱乐能力的价值取向也是一致的。经验治疗师认为，在治疗中，经验有自身的价值。如《家庭的考验》一书描述了经验家庭治疗师所设想的改变：当家庭成员敢于接近并变得亲密时，就会更敢于表达分歧，甚至愤怒，家庭会有一定突破。经验治疗师给予来访者各种鼓励和温暖的支持，帮助来访者敢于承担这些风险，这使家庭成员去除他们的保护性防御，以开放的态度对待别人。

总之，经验模型的很多重要观点都是从存在－人本主义理论中引申和发展出来的，存在－人本主义理论为经验模型的产生和发展提供了坚实的理论基础。

（二）依恋理论

因为经验模型以个体成长与家庭关系为取向，这与依恋理论（详见本章第三节中对该理论的介绍）对家庭关系和个体成长的强调也是一致的。此外，当今最具代表性的经验家庭治疗是由格林伯格和约翰逊所发展的聚焦情感的夫妻治疗，强调夫妻间的情感关系，与依恋理论后来发展出的成人依恋观点更是存在密切的相互依存关系。

在家庭治疗的早期阶段，夫妻治疗是没有理论基础的治疗。治疗师几乎毫无例外地使用固定的家庭设计模式来治疗夫妻（例如，Bowen，1978；Haley，1976；Minuchin，1974）。在以情绪为中心的夫妻治疗中，约翰逊首先使用依恋理论否定了传统心理动力学的理论建构，动力学理论的建构是夫妻间一方批评、抱怨，同时另一方防御、放弃。而依恋理论则认为批评和抱怨是对依恋纽带不受破坏的一种保护——换句话说，唠叨的一方可能是有不安全感而不是愤怒。因此最需要依恋的人可能害怕表达那种需要，而推开了他或她最希望接近的人。对这个两难困境矫正的方法就是运用经验家庭治疗：帮助人们释放他们内在的防御性恐惧，表现出更深、更真实的感情。

二、基本概念

经验家庭治疗经发展形成了许多派别，由于篇幅所限，本节仅重点介绍其中最重要的两个派别：一个是威特克的符号－经验家庭治疗，它以个体成长与家庭关系为取向，认为症状的产生是由于家庭成员之间交流的不诚实，其治疗的目标是解除伪装，让家庭成员恢复本来面目，并创造彼此间的新关系；另一个是萨提亚的人性验证过程模型。萨提亚强调治疗师与家庭成员间的合作，认为症状起源于家庭成员自我成长的潜能受到阻碍，因此要通过释放家庭固有的潜能使家庭维持良好的系统性，最终促进家庭成员的健康成长。

知识拓展

经验模型主要派别的代表人物及观点

符号－经验家庭治疗：代表人物威特克。大约在20世纪40年代，威特克就开始将精神分裂症的症状重新定义为成长受阻的标志。他在家庭治疗的工作中一直强调阻碍了发展和成熟的内在和人际关系方面的因素。符号－经验家庭治疗常常包括一个联合治疗师，旨在同时运用在治疗过程中发生的真实经验给来访者带来启发。他宣称干预主要被个体的无意识所控制，并在治疗过程中寻求自我的成长经验；他相信从治疗的角度而言，如果治疗师个人不能从治疗中获得有益的经验，他所能给来访者家庭的就会更少。

格式塔家庭治疗：代表人物凯普勒。像大多数格式塔治疗师一样，凯普勒引导个体超越他们习惯的自欺游戏、防御和假象。他以真实的自己面对来访者，向所有的家庭成员进行对质及挑战，并坚定不移地只对此时此刻由治疗师和家庭成员共享的经验进行研究，促其探索自我意识是怎样被阻滞的，并将他们不断增强的意识引入到更有意义、更完善的彼此关系中去。

人性验证过程模型：代表人物萨提亚是最为著名的以人本主义为取向的家庭治疗师。其家庭治疗演示世界闻名。人性验证过程模型结合了早期的沟通研究成果，旨在所有成员中建立自尊和自我价值。萨提亚相信人类自身拥有他们所需的成长资源，认为自己的任务之一就是帮助人们能够找到他们丰富的潜能并教他们有效地利用这些潜能。

虽然不同代表人物的观点存在差异，但也存在共同点。首先，经验治疗师都是反理论的。在威特克看来，理论具有破坏性，理论的作用在于努力让不可知变为可知。因此，治疗不能建立在理论的基础之上。凯普勒在《经验性家庭心理治疗》（*Experiential Psychotherapy Within Famlies*，1981）中说，"建立理论的过程，而不是理论本身，是靠不住的"。在凯普勒看来，正是治疗师与患者或者患者家庭成员之间人性的碰撞才是治疗的关键所在。

其次，经验治疗师都轻技术，却强调咨询中治疗师的人格力量，认为"经验治疗没有技术，只有人"。这个警句概括了治疗师的人格力量，认为治疗中不是治疗师的方法而是他是谁在起作用。经验模型的治疗重点在于，治疗师如何运用他们自身富有感染力的人格来鼓励来访者开放和真诚。

知识拓展

经验模型的一般治疗过程及技术

经验模型治疗的过程一般包含三步：①应用对质唤起自我发现；②按治疗师所希望的行为进行自我暴露；③练习（如家庭雕塑，家庭重建）以揭示以前压抑的内在冲突。第一步中常用的对质技术，是用来激起来访者情绪反应的特殊技术。在良好的治疗关系建立之后，治疗师可以通过使用对质技术，通过挑战其在情感、观念、行为方面存在的矛盾，协助其澄清认识、正视问题、消除心理防御机制，从而使问题得到妥善解决。对质通常与自我暴露结合在一起。自我暴露是经验家庭治疗的第二项主要技术。治疗师将自己当作情感暴露的模型，引发来访者的自我分享。最后，使用结构性训练技术，包括角色扮演、心理剧、家庭雕塑以及家庭图画等，在治疗中激起来访者的情绪体验，并将其应用于现实的家庭生活中。但由于这些技术都是人为设计的，得到的反应可能会偏离真实的体验，这使得家庭成员能够在结构性训练中学会一些东西，但可能不会将其迁移到真实的家庭生活中。

最后，经验治疗师都重经验。经验治疗师都认为症状的产生是由于家庭成员掩饰了自己的真实情感和愿望，戴着面具与家人进行互动交流。在经验治疗师的眼中，症状具有维持家庭平衡及保护家庭的作用，反映了个体的内心状况及其所处家庭的相互关系，并会随家庭的互动过程而持续存在。因此，经验模型的核心观点认为治疗师只有让家庭成员自我暴露，表达自己的真实情感和愿望，才能消除家庭的不良症状。在此过程中，与强调关注历史的古典心理动力模型不同，经验模型强调此时此地经验的作用。其认为经验的积累是最重要的，治疗主要依靠自己的经验进行，进而通过咨询师与家庭之间的不断互动提高家庭功能。

经验家庭治疗更多地强调情感经验，而不是交往中的动力。他们大多认为，通过与家庭交往可以帮助家庭发生改变。经验的积累是最重要的，治疗也主要依靠自己的经验进行。下面将分别介绍威特克的符号－经验家庭治疗和萨提亚的人性验证过程模型的主要概念。

（一）威特克的符号－经验家庭治疗

威特克认为符号代表经验的不同内涵，他以个体成长与家庭关系为取向，认为症状的产生是由于家庭成员之间交流的不诚实，因此家庭治疗的目标就是解除伪装，让家庭成员恢复其本来面目，并创造彼此间的新关系。其基本概念如下：

1．联合治疗

联合治疗是指，由两个治疗师一起参与问题家庭的面谈，让一位治疗师担当观察者，而另一位治疗师与患者进行更直接的接触。这是治疗师应对反移情的一种方法。

想一想

思考回顾我们学过的反移情的概念。

经验模型的开创者威特克是最早运用这种技术的治疗师。该技术的特点是：最小化个人的感情色彩。综合两个治疗师面谈时获取的信息，可以使治疗师对家庭和家庭的问题有一个更加全面的了解，避免由于一个治疗者的偏差而带来的对治疗的不利影响。其中的道理与“盲人摸象”的故事有些类似。每个盲人摸到的只是“象”的某一个部位，但将六个盲人摸到的综合在一起，就能构成对“象”的完整理解。

2．主观焦点

主观焦点是指焦点放在每一位成员在家庭中主观的需求上，希望以此方法促进家庭互动，进而提高家庭各个成员的个体化程度。威特克的理念假设是，所有家庭成员虽然有权成为他们自己，但是家庭的需求可能会压抑这种个体化与自我表现。

3．无理论立场

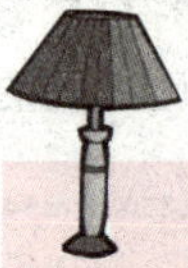

无理论立场是很重要的一个观点，要记住哦！

无理论立场是指高度直觉形式的治疗，目的在于强化家庭成员当下的经验。威特克崇尚实用主义，认为理论可能会阻碍临床实践。他指出，从业人员也许会借着理论与客观之名，而拉开跟当事人之间的距离，或者不专业的治疗师也许会以理论为挡箭牌来控制他辅导家庭时所产生的焦虑（Guerin & Chabot，1992）。威特克这种高度直觉的治疗法对于强化当事人目前的体验很有帮助。事实上，他个人的风格是不遵循传统但极具挑逗性的，并且他很重视能否进入自己的潜意识去了解当事人家庭里发生的事情。经由他的自发性反应，他能够发掘出当事人家庭的秘密事件。虽然家庭成员也许认为揭开这些秘密事件是让人难以承受的，但正是这种保守秘密的历程使家庭成员变得不健康。

（二）萨提亚的人性验证过程模型

萨提亚的治疗聚焦于沟通和情感表达的解释，并促进相互接受和温暖氛围的建立。她指出，所有已婚的人都有这样或者那样的情绪情感需要。有时，他们可能并没有完全意识到这一点，但是他们希望自己的婚姻能够满足这些需要。当孩子来到一个家庭时，孩子也有他们自己的需要，而父母也有通过孩子要满足的需要。萨提亚认为要满足每个人的情绪需要，情感的沟通就相当重要。当家庭成员的情感需要没有得到满足时，治疗师就要改善家庭成员之间的沟通。通过改善沟通，达到满足家庭成员情感需要的目的。萨提亚的基本概念主要包括：

1. 自尊

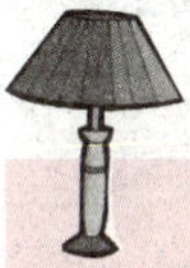

自尊是萨提亚的核心概念，需要重点理解啊！

自尊即自我价值，指个人对自己的创造力及在社会中的地位和作用的一种认识和评价。经验主义理论家将自尊概念化为人际互动过程的结果。发展出高度的自我价值是萨提亚倡导的核心。用萨提亚的话说："我们并非生活在一尘不染的真空之中，所以，无论我们曾经经历了怎样的不顺利，都应安心愉悦地接纳。我们也并非万能的主宰，所以，无论我们用什么样的沟通方式与外界对话，都由衷感激我们的应对方式。每个人内在都拥有丰富的能量和资源，如果我们感受到这些资源的存在，生命将更加自信坚定、快乐和谐。"

2. 沟通姿态

沟通姿态是指个人与重要他人的互动模式。它是人们传递信息的方式，个人将信息赋予意义，传送出去，接收进来，并在内心或外在行为上做出反应。沟通姿态意味着个人如何辨认出其内心状态和外在行为模式的过程，是个人处理人际互动以及如何评价自己的关键。萨提亚认为不一致的沟通姿态源自人们自小所习惯的家庭环境以及父母之间彼此的互动模式（即原始三角）；当我们感觉生存受到威胁时，便自然会有即时反应，但同时个体也从中学习到了僵化的规则，相信一定要遵循这些来自家庭或社会的规则，否则就无法生存。

萨提亚认为，在运作良好的家庭里，各个成员除了能和睦相处外，也拥有各自独立的空间。成员间允许有不同的互动关系，而且会受到鼓励。在成员的心目中，改变随时会发生，并不视之为威胁。当彼此意见不同时，这些情境被视为成长的机会，而不是家庭系统将受到攻击。这种家庭系统的结构特点是：自由、弹性与开放沟通。所有成员都有自由的发言权。在这种气氛下，个体在外面世界探险时会感受到源自家庭的支持。健康的家庭鼓励经验的分享，每个成员能够安全地以真面目示人，也接纳别人的真实面目。

相比之下，运作不良的家庭具有沟通封闭、父母（一位或二位）自尊低，以及互动关系僵硬等特征。这种家庭抗拒察觉，不敏感，不支特个体化，互动关系也很紧张。家庭成员无自主能力，彼此也无法建立真正的亲密关系。在这种家庭里，家庭规则掩饰了对差异的恐惧。这些规则不但僵硬冗繁，而且常常无法根据情境的变化而变化。家庭成员被期望以同样的方式去思考、感觉与行动。父母会借着害怕、处罚、罪恶感或支配来控制整个家庭。最后，系统会出现故障，因为那些规则不再能够维持家庭结构的完整和健康发展。

3．家庭规则

儿童在出生之后，就成为世上既有系统的一部分，家庭则是他们的生活中心。他们的幼年经验会因为环境的转变而失去作用，因此会使他们感到害怕、无助，甚至是愤怒。儿童所进入的家庭都早已有许多规则，并且随着他们的成长，还会有更多的规则陆续建立。这些规则不会都以口头表示出来，也可能表达在行为反应与互动中。这些规则常常表达为“应该如何如何”或“不应该如何如何”，是掌管家庭互动关系中的强力信息。当父母感到忧心或无助时，他们就会制订一项规则来控制某种情况。这些家庭规则最初对于儿童控制愤怒、无助、与害怕等感受是有帮助的，因为它们会使儿童在世上的探险变得安全一点（Satir， Bitter & Kreaensen，1988）。

儿童在成长过程中避不开这些规则。不幸的是，儿童刻板地接受这些规则，认为规则是绝对的，从而会发现这些规则在很多情况下不可用。比如，不能对父亲生气，脸上总是要保持笑容，不要太注意自己，永远也不要让别人看清你的弱点，不能顶撞父母，总是要取悦他们，不要对外人说起家里的事，小孩子只能旁观不能插嘴，所有事情都做完之后才能玩，不要显得跟别人不同。儿童在幼年时期就要对这些规则做抉择，亦即接受它们或反抗它们。

萨提亚不会力劝当事人放弃他们长年操持的规则，而是协助他们把这些极端的规则加以转化成有用的规则，例如，如果有位当事人认同“永远不可对人生气”的规则，萨提亚会协助当事人扩大选择的范围，认清“永远不可如何如何”等标准的不可能性。为了使选择的要素更醒目，萨提亚会要求当事人去想出他们不能不生气的各种情形。透过这个历程，功能不良的规则会被转化，而不是受到攻击（Satir & Baldwin，1983）。

在健康的家庭里，规则不多而且会应用得很好。这些规则符合人性，具有弹性，能适应不同的情境（Bitter，1987）。根据萨提亚的说法，最重要的家庭规则有两类：一类涉及个体化，一类涉及沟通。这些规则会影响一个家庭的开放程度，也会左右家庭成员适应改变的能力。萨提亚注意到，许多人适应压力的能力不良，原因是家庭规则缺乏应变的弹性。

4．应对姿态

想一想

你是否也可以从这四种应对姿态中找到自己的影子呢?

应对姿态是萨提亚总结出来的关于人们在压力下，对他人、环境、自己的应对方式。下面的图是四种求生存的应对姿态：指责型、讨好型、超理智型、打岔型（见图4-1）及在压力下所采取的四种功能不良的沟通立场（见表4-1）。

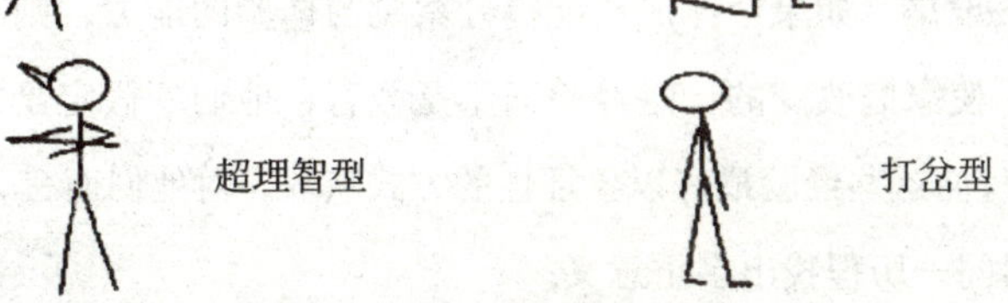

图4-1 四种沟通模式图

表4-1 在压力下所采取的四种功能不良沟通立场

种类	描述	典型的口语表达	身体姿势	内在情感
讨好者	服务	你想要的一切都准备得好好的，我的存在只是为了让你高兴的。	优雅的、谄媚的、乞求的、自我鞭打的	我就像个废物。 如果没有你我会死。 我是没有价值的。
指责者	权力	你没有一件事做对，你到底是怎么啦?	指责别人的、大声的、专横的、被激怒的	我好寂寞，我是失败的。
超理智者	理性	如果你小心地观察，你会发现别人的手法。	单调无变化的声音、生硬的、像机械的、像电脑的	我自觉很脆弱。
打岔者	自发性	和别人说的毫不相干，例如：在家人争执当中突然说："晚餐有什么可吃的。"	不变的行动、不变的话语、令人分心的	没有人关心我，没有我容身之处。

资料来源：根据Bandler，Grinder，& Satir，1976

三、治疗理念

（一）治疗目标

经验模型的治疗目标在于解除伪装，让家庭成员恢复其本来面目，并创造彼此间的新关系，促成个人的自我成长和自我实现。经验家庭治疗师与家庭成员进行即时的治疗沟通，帮助催化指向个体成员成长和潜力充分发挥的家庭自然驱力。通过家庭－治疗师的互动提供促进成长的经验。

由于经验治疗是一种针对多代际的家庭治疗，因此治疗目标偏重在帮助三代家庭（包括原生家庭的成员和当前家庭的成年人与儿童）的所有成员同时继续维持一种同在感及健康的分离感和自主性。可分为三个具体目标：①促进情感层面：自发性、创造力、自主性、玩耍的能力及疯狂的意愿；②让个体能自由自在地表达自己并使他们成为他自己；③促进个人的自主性以及对家庭的归属感。

本取向的假设是，如果个体成员能提升察觉与体验的能力，则在家庭里会产生更真诚的亲密关系。使家庭改变的，是经验而不是教育；他们的假定是，人类大部分的经验发生在潜意识里，而这些经验最好以象征性的方式获取。对他们而言，象征性（Symbolic）的方式是指针对同一历程找出多重意义。

威特克认为，经验治疗师要想治好某个家庭，首先要能够察觉自己对家庭的反应。

在功能方面，治疗师最好担任煽动家庭开放、真实与自发性的角色。该取向的治疗师重视自己的反应，视之为与当事人之间的互动是否健康的一项测量指标；并且，他们个人的经验也决定着他们的辅导成效。经验治疗法也是治疗师积极追求个人成长的一条途径。因此，治疗工作使治疗师与受辅导的家庭同时都能获益。

萨提亚是最早提出在人际关系及治疗关系中，“人人平等，人皆有价值”的想法的人。她所建立的心理治疗方法最大特点是着重提高个人的自尊、改善沟通及帮助人活得更“人性化”，而不只是消除“症状”，治疗的最终目标是个人达到自我成长和自我完善。

萨提亚指出，家庭就像所有的系统一样，倾向于停留在所谓的“现状”。各个家庭的现状都是熟悉与已知的，即使现状存在问题，家庭成员也会倾向维持现状，因为这比面对不熟悉与未知的改变，较不具威胁性。当“陌生要素”进入系统时，就会产生改变，家庭系统会陷入混乱，而家庭成员也随之必须加以适应。在治疗师协助下，家庭若越能确认新的未来情形并予以实现，则越能整合改变，使家庭生活呈现新的面貌。萨提亚的家庭治疗模式以个体与家庭的成长为核心，而不只是促使家庭稳定下来。目标在于使家庭成员彼此间变得更具敏感度，能分享彼此的经验，以及产生崭新与真诚的互动关系。治疗的任务在于转化防卫性与功能不良的规则，使人们易于接受新的未来，以及整合有益的家庭生活经验。

（二）治疗师的角色与功能

威特克认为治疗师的角色包含：①主动的促进者。治疗师的处理能加强成员们对于当前治疗的体验；②高权威的统治者。促进家庭体验焦虑，进而提问，进而尊重家庭的提议；③煽动者。扮演能煽动家庭更开放、真实及具有自发性的角色。

经验派的家庭治疗师应倾向于先制造家庭的混乱，然后再指导家庭成员贯穿并吸收当中的经验。其主要兴趣在于自身与来访家庭间的互动关系，在治疗过程中，治疗师必须能立即反应、充满活力、透明化，并且乐于在治疗过程中投入个人的反应。虽然经验治疗师乐于担任短暂的专家并向家庭发出指令，但为了增加成员们的焦虑，他们也可能会保持长时间的沉默。在治疗中，威特克喜欢将自己塑造成教练或祖父的角色，而这些角色的塑造需要组织、训诫、创造力与临场感（Keith & Whitaker, 1991）。在经验模型中，充满活力的治疗师与家庭之间的关系是成长与改变的催化剂。

在家庭治疗的三个阶段（订约、投入、与松绑）中，威特克认为，咨询师的角色会发生改变。最初阶段，治疗师扮演无所不能的角色，他们会增加家庭体验到的焦虑，并借此挑战成员去认清彼此间的互动模式，并迫使家庭调整互动模式。在适当的时刻，咨询师会转换其角色，由权威人物转为顾问和拥有资源能随时为家庭提供支援的人。最后阶段，治疗师则成为期望家庭成员为自己的生活与改变肩负起责任的人。当家庭变得更为独立时，经验取向的家庭治疗师通常会恢复自己本来的面目，卷入家庭系统的程度也随之减少。当治疗朝向中止时，治疗师则会成为一个尊重家庭所提建议的人。

在萨提亚的理论中，她认为治疗师需要扮演四种角色：主动的促进者，提供资源者，探索者，示范真诚的楷模。治疗师的功能在于引导家庭成员进入改变历程。此时，治疗师的为人远比特定的干预技术重要。治疗师最好被认定是治疗历程的推动者，而促使改变发生或治疗个体并不是他们的任务。治疗师对于家庭成员有能力成长与自我实现所具有的信心是本治疗取向的核心所在。

萨提亚视治疗师是个随时能够支援的人，是能够观察到家庭中各种情形的人。治疗师好比具有广角镜的摄影机，能够从每个家庭成员的立场去了解一个家庭。在这方面，萨提亚曾叙述过治疗师担任的角色与采用的技术，包括：

- 创造出一个场合，让人们能清楚而客观地观察并反思自己的行为。
- 协助家庭成员建立自尊。
- 协助当事人确认自己的优点。
- 整理出家族的历史与指出过去的成就。
- 设定界限以减少威胁及减少付诸防卫的需求。
- 指出痛苦与受到禁锢的心事是可以探索的。
- 使用某些技术去修护当事人应负起责任的感觉。
- 协助家庭成员了解过去的模式如何影响他们的期望与行为，以及致力于改变其期望。
- 记述家庭成员的角色与功能。
- 填补沟通的鸿沟与解析信息内容。
- 指出沟通中的重大矛盾处。
- 确认非语言沟通。

四、评价

虽然经验模型在20世纪80年代失去了声望，现在它又受到了人们的关注，特别是在聚焦情感的夫妻治疗这一富有创造性的工作中。

作为家庭治疗发展史上一个重要的流派，经验模型的优势在于：

（1）经验模型反对采用问题解决的方法，通过鼓励个体的自我表达，帮助家庭成员深入到他们的交往模式中，去探索影响他们的最深感受，从而加强家庭的力量。这种方法最大程度帮助他们消除防御，使家庭的每个成员都表现得更直接、更真实。

（2）经验模型在本质上是非理性和非历史的。经验家庭治疗师不重视理论，只关注此时此地的经验。因此对治疗师本人也提出了很高的要求：他个人对家庭的影响会刺激家庭发生变化。经验家庭治疗师必须高度活跃，运用他们生动的人格来调动并感染家庭中的每个成员。甚至治疗前他们没有既定的计划，要做什么只能视当时的情境而定。

当然，经验模型也受到了多方的质疑，表现在：

（1）此模型聚焦于家庭成员交往模式的缺陷上，因此过于集中在个体和他们的情感体验上。在20世纪70年代这种方法最为流行。当到了八九十年代，家庭治疗更多聚焦在组织、交往和叙事上时，经验模型就失去了人们的欢迎。

（2）此模型认为家庭治疗应该是非理论的，要求治疗师必须具有极富感染力的人格。对治疗师个人的素质要求过高，这就使家庭治疗过程完全在治疗师的人格感染下进行，没有系统的可操作的理论指导。

因其理论体系的开放性，经验模型正在不断地完善自己的理论体系，使其顺应社会的发展，即使今天依然有着强大的生命力。

知识拓展

卡尔·威特克

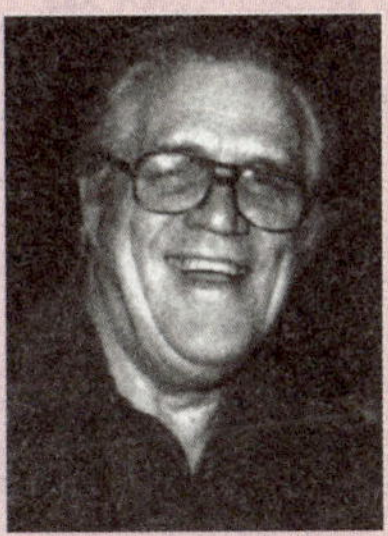

卡尔·威特克出生于纽约，在纽约北部相对偏僻的奶牛场长大，受传统习俗的束缚比大多数人要少。

卡尔·威特克是经验性家庭治疗的鼻祖。早在1946年，威特克任艾莫里（Emory）大学精神科系主任，集中治疗精神分裂症患者和他们的家庭。他还和一些同行一起组织了早期家庭治疗师之间的主要学术会议。1955年，威特克离开艾莫里大学，开始私人实习，1965年成为威斯康星（Wisconsin）大学的精神科专家，直到1982年退休。他于1995年逝世。威特克的非传统思维形成了家庭治疗中大胆和创造性方法的基础。他相信积极的个人参与是促进家庭变化和家庭成员灵活性的最好方法。他不依赖任何具体的技能，而是依赖他的人格和智慧来感染家庭，帮助家庭成员解除防御，使其更充分地成为他们自己。他在家庭治疗方面的理念和方法，备受专业人士的尊崇与重视。

知识拓展

弗吉尼亚·萨提亚

弗吉尼亚·萨提亚出生于美国威斯康星州的一个农户家庭。她于1951年开始进行家庭治疗，1955年为伊利诺伊州的精神分析机构的精神病患者建立了一个训练项目。1959—1966年，她在MRI任训练指导者，1966年她加入伊莎兰学院，这方面的研究使她进一步了解“个人内在自我”(inner self)与“家庭关系”(family relationship)间的互动作用，并使她所创立的治疗法更充实和完善，最终自成一家。她因为描述家庭角色而著名，如“拯救者”和“安抚者”，家庭角色的功能是约束家庭中的关系。

萨提亚真诚的温暖和关心明显表现出了她对治疗关系中一体感和共情的自然倾向。她一生致力于探索人与人之间以及人类本质上的各种问题。她在家庭治疗方面的理念和方法，备受业界人士的尊崇与重视。直到1989年去世之前，萨提亚女士一直热衷于将心理学中丰富而有效的观念深入浅出地介绍给大众。萨提亚是美国最具影响力的首席治疗大师，被美国著名的《人类行为杂志》誉为“每个人的家庭治疗大师”。

萨提亚所建立的家庭治疗方法，最大特点是着重提高个人的自尊、改善沟通及帮助人生活得更“人性化”，而非只求消除“症状”，治疗的最终目标是个人达到“身心整合，内外一致”。由于她的治疗法有很多地方与传统治疗方式迥异，所以被称为“萨提亚治疗模式”。

本章概要

本章详细介绍了家庭治疗的两个基本模型：结构模型和经验模型。我们着重从模型的理论基础、基本概念和治疗理念这三个方面进行了学习。至此，家庭治疗的四个基本模型我们就学习完了。希望读者通过第三章和第四章的学习能够对家庭治疗的主要流派有一个深入、细致的了解。但是由于本书篇幅有限，不可能将家庭治疗的所有流派都纳入其中，我们会在后续的章节中对家庭治疗中新兴起的流派做以简单介绍。

关键词

家庭结构	界限	权利	联盟	联合治疗
介入	自尊	沟通姿态	无理论立场	

复习题

1. 界限的品质分为哪几种？并描述一下每种的特点？
2. 用结构派理论分析一下第三章案例研讨中小明家的家庭结构存在什么问题？
3. 简要阐述结构派治疗的“介入”技术。
4. 什么样的界限是清晰的界限？它的特点有哪些？
5. 经验性模型的代表人物有哪些？他们的主要观点是什么？
6. 什么是沟通姿态？在家庭中你认为自己常用的沟通方式偏重于哪种类型？
7. 经验性模型的代表人物有哪些？他们的主要观点是什么？
8. 什么是应对姿态？在家庭中你认为自己属于哪种类型？

第五章

家庭治疗模型的比较

学习重点

1. 家庭治疗模型的各种理论基础及研究重点
2. 家庭治疗理论观点的比较
3. 家庭治疗各模型治疗技术和目标的比较

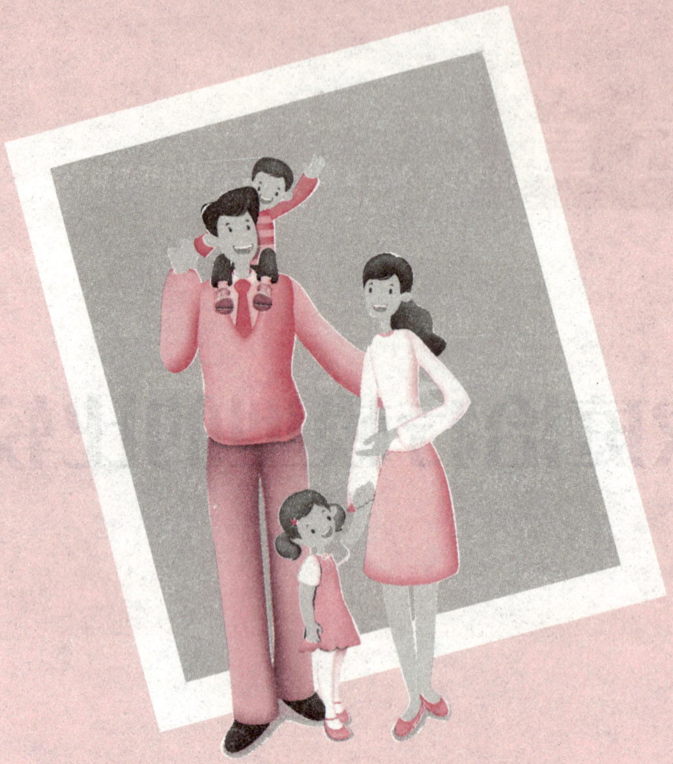

第一节　理论观点的比较

随着时代的发展，家庭治疗领域内充满了各种理论和治疗模式。第二章我们已经学习了经典的心理治疗理论在家庭治疗领域内的应用，第三章和第四章中则接触到了包括代际、策略、结构和经验模型在内的家庭治疗理论，另外还包括第四编将要学习到的叙事治疗、聚焦解决的治疗等新兴的家庭治疗模型，所有的这些理论使得家庭治疗领域呈现出丰富多样的变化，也反映出当今时代家庭治疗的生命力。

从学科发展的历史看，每种理论都为家庭治疗的发展做出了自己独特的贡献，都是打开家庭治疗奥秘的一扇窗户，通过不同的窗户我们可以看到不同的景色，这些景色中有一些是别的窗户中看不到的，而另外一些则是重叠的，但只有从不同的窗户来观察，才能领略到整个房间的全貌。在前面的学习中我们发现，每种治疗理论都说出了某些事实，事实之间存在着某些重合的地方，但同时也存在着一些明显的冲突和竞争，这种冲突和竞争使得我们迷茫困惑。另一方面，家庭治疗的理论流派太多也导致了概念和技术的繁杂，容易让初学者感到迷惑，也使得我们在面临实际问题时常常变得无所适从。

我们认为，只有在比较中进行学习，才能领略到各个流派的精髓；只有在比较中进行学习，才能了解到各个模型的相通之处与差异；只有在比较中进行学习，家庭治疗师才可以从多个层面、多个角度看待家庭及家庭中的问题，从而采取更有效的策略，而非拘泥于一种治疗理论。以下对于家庭治疗各个模型理论观点的比较中，将主要从理论基础、研究主题、时间框架三个方面来展开。

一、理论基础

自从人类学家、生物学家和哲学家格利高里将家庭类比为一个控制系统的思想被引入家庭治疗，系统论便从此成为家庭治疗的灵魂。系统论致力于研究构成整体的、相互关联的各部分的关系，并将其应用在对家庭系统的观察方面。因此，可以说系统论催生了家庭治疗的产生。有了系统论作指导，家庭治疗师才开始将病人看做是家庭的一个症状来探索；有了系统论，才有了治疗师将整个家庭系统看做是一个咨客系统的尝试。

想一想

有这样一种说法，没有系统论就没有家庭治疗，你认为对吗？为什么？

尽管后来产生的各个学派均是在某些特定的理论上建立起来的，如：心理动力模型与客体关系理论间存在极其密切的关系；经验模型则与符号—经验理论一脉相承；代际模型从家庭系统理论中萌生；结构模型则主要得益于家庭结构理论的观点；策略模型主要建立在沟通理论的基础上……但无论这些理论之间的差异有多大，它们都无一例外是在系统论的基础上发展起来的。

下面我们将通过具体分析来了解家庭治疗各个学派的理论观点与系统论之间的关系。

首先来看心理动力派的家庭治疗。在系统论框架下，心理动力家庭治疗突破了传统经典精神分析治疗只对个体的内部心理动力进行解释的局限，将家庭看做一个交互作用的人格系统，家庭内的每个成员都是家庭系统的一个重要子系统。为强调个体与家庭其他成员间的交互作用关系，心理动力家庭治疗从个体和家庭两个水平对症状进行分析。

在个体水平上，症状的形成被理解为个体内心的冲突，即个体通过一种无意识的防御来抵抗冲突所引起的焦虑，其后果是神经症的发生；而在家庭水平上，症状被看做是试图确保个体平衡再现的、可预言的交互作用模式的一部分。由于家庭角色关系的扭曲，损害了家庭内部的平衡，从而造成了个体的症状问题。亦即，在系统论框架下，心理动力框架下的家庭治疗师将个体的症状看做是一个由家庭共同的冲突、焦虑和防御背景内部所反映出来的人际行为单元。

与系统论强调的重点相同，认知－行为家庭治疗深入地关注家庭的交往模式(Epstein，Schlesingen， & Dryden， 1988; Leslie，1988)，认为家庭关系、认知、情感和行为共同对个体产生影响。家庭成员间存在相互影响和制约的密切关系，一个成员的行为会影响其他成员的行为、认知和情感；同时，所引发的认知、行为和情感又会对最初的成员产生影响。因此可以使用认知干预唤醒家庭成员的情绪和行为。认知－行为治疗师认为，家庭内部复杂的交互作用过程包括：家庭成员关于自己的认知、情感和行为；其他家庭成员对该个体的反应及其他家庭成员间的关系特征。三者间复杂的交互作用会导致家庭动力作用上升，最终造成家庭卷入冲突的漩涡中，并导致个体症状的出现。家庭系统内，随着所涉及家庭成员数目的增加，系统动力的复杂性也随之增加，并导致家庭动力过程的升级 (Dattilio，2000)。在治疗中，与传统的行为主义心理治疗不同，认知行为家庭治疗师主要通过使用认知干预技术对家庭认知进行调整，并由此改善家庭关系和缓解家庭问题。

经验模型认为家庭的问题来源于家庭成员之间的互动缺陷和沟通错误。经验模型认为当家庭成员掩饰自己的真实情感和愿望时，就会使用各种无用的代替方式，即症状。在经验治疗师的眼中，症状具有维持家庭平衡及保护家庭的作用，反映了个体的内心状况及其所处家庭的相互关系，并会随家庭的互动过程而持续存在。因此，经验模型的核心观点认为治疗师只有让家庭成员自我暴露，表达自己的真实情感和愿望，才能消除家庭的不良症状，从而达到治疗目标，即自我成长和自我实现。在此过程中，与强调关注历史的古典心理动力模型不同，经验模型强调此时此地经验的作用，不关注症状本身，而是把注意放在症状的特殊性上，在咨询师与家庭之间的不断互动中提高家庭功能。经验家庭治疗也关注个体，认为问题来源于家庭成员之间有缺陷的交互作用和交流错误，重心在于帮助个体表达情感（萨提亚），但是在家庭持续相互作用的背景中进行（情绪聚焦家庭治疗）。

代际模型将视野放在原生家庭中，关注跨代之间的互动模式，关注父母所在的原生家庭的相互交往方式对其子女未来家庭交往模式的影响。如鲍温发现，核心家庭情绪系统的发展历史来自父母甚至祖父母一代，个体与父母间未解决的情感问题会作为重要的未处理事件对其家庭生活产生重要的影响。代际模型认为，家庭目前所显现的问题，要等到家庭中的关系形态被了解并且受到挑战之后，才会产生显著的改变；而未解决的情绪问题在没得到有效处理之前，将会代代传递下去。改变的真正目的是帮助家庭成员从三角关系中脱离出来，达到自我分化，从而使个体保持认知和情感上的相对独立，客观地看待事物，抑制情绪的冲动。因此，在治疗的过程中，治疗师需要对家庭中的情感过程有一个全面的、系统的认识；通过提问的方式，使家庭成员意识到家庭所面对的焦虑。代际疗法的治疗重点在于围绕症状找出家庭规则中的问题系统，提高个体和家庭的自我分化程度。

策略派家庭治疗从整个家庭系统的沟通模式来探讨症状，认为家庭不仅是个人的简单相加，而且还是一定社会文化环境之下的产物，它可以随着内外环境的变化不断地调整自身以维持系统内部的平衡。如果要理解某个人的症状，就必须考虑整个家庭系统以及家庭成员间目前现存的不良互动模式对该症状的影响，以识别该症状背后的真正含义，据此制定明确的治疗目标，并设计出一整套有针对性的干预策略以消除症状。在治疗过程中，策略治疗师与来访者之间是互相影响的一个小系统，治疗师在该系统中扮演一种权威的操控者的角色，在明确指导来访者做出改变的同时也要保持中立，以达到控制症状或消除症状的治疗目标。与强调多代关系网络的代际模型不同，策略派家庭治疗的重点放在对症状的理解之上，因为在他们看来只要消除了症状，就能间接地改变家庭的不良互动模式。

结构派家庭治疗受系统论的影响将家庭看做是一个由多个人组成的非常复杂的稳定系统，它拥有多种分化的子系统，各子系统间彼此互动、相互影响，共同构成了家庭系统。其将家庭视为活的有机体，强调家庭结构功能的稳定与均衡。结构式家庭治疗认为，家庭问题深植于强有力而不可见的家庭结构中，个人的症状必须在家庭的互动模式中才能充分理解，要消除症状必须改变家庭的组织和结构。其中治疗师必须参与到家庭中去，在症状所在结构中扮演领导角色，重组家庭结构。

从以上对各个学派的分析可以看出，虽然每个学派关注的侧重点不同，但是它们都将家庭看做是组织结构化了的、有着一定的行为规范的自适应和自调节系统，其内部充满了良性和不良的循环和反馈；家庭通过建立一定的规则和结构，控制成员间的相互交往来达到稳定。它们都强调家庭成员间循环性的因果关系，而非只重视表现出症状的个体。此外，大多数的家庭治疗师还将家庭描述为一个开放的系统，在强调家庭成员间互动的重要作用的同时，也强调家庭成员与家庭外环境间的联系，即将注意的范围扩大，开始关注种族、性别、社会阶层以及性取向等因素对家庭的影响。在此基础上，现今的家庭治疗理论形成了共同的基本假设，认为家庭、社会和文化都是个体重要的生活背景，共同决定了个体的行为。所有的这些观点都将系统论的思想体现得淋漓尽致，同时这些观点也是整个家庭治疗的理论根基。因此，系统论是整个家庭治疗的理论的基础和灵魂。

目前后现代主义向系统理论提出了挑战，认为系统理论不过是一种现代主义的理论构架，过于僵化。同时，家庭治疗的重点也开始从强调行为转向强调意义，从考虑家庭结构转向考虑家庭中的每一个成员。在一般意义上，一个好的治疗师应该既关注个体又关注整个系统。这说起来很容易，但是实际操作过程中，决定何时关注个体或整体的相互作用模式是一系列非常艰难的选择。

二、研究主题

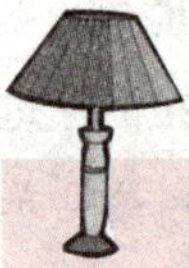

研究主题代表着一个理论不同于其他理论的地方，每个理论中的主要概念及其治疗理念也是在其研究主题上延伸出来的。所以对主题的把握有利于我们更深刻地理解各种流派的特点。

从理论基础的探讨中我们了解到家庭治疗的各个流派是在系统论的基础上发展起来的，在发展的过程中形成了各自的理论特点。尽管他们都关注整个家庭系统，但是每个流派关注的侧重点不同，研究的角度也不同。下面我们就来比较一下各种流派在研究主题上的差异。

大多数家庭治疗都强调家庭成员间相互作用的过程。心理动力模型关注个体内心及过去经验，但是在此基础上，他们也关注个体与客体的关系。他们不会忽略家庭成员的个体潜能和经验，仍然对个体内心冲突感兴趣，并且认为这种从过去到现在未解决的冲突附着于当前的客体和情境中，通过改善个体与其他家庭成员的关系，改善家庭功能。心理动力模型认为，应该将个体和他们深层的动力与社会关系联合起来，将个体经验和观点整合进完整理解家庭功能的过程中。

认知行为模型所关注的重点无疑还是行为，但是，认知行为治疗师开始强调行为和认知的结合，强调需要态度的改变以达到行为塑造的促进和维持。他们认为个人功能由交互行为和它控制的社会环境所决定。

经验模型的治疗师强调人性中感性的一面，即创造性、自发性和娱乐能力。治疗中，经验有自身的价值。经验治疗师采取一种人本主义的、平等的姿态，将功能正常的家庭视为天生的自我实现者。他们自由选择、自我决定，倾向于作为开放系统而运作。通过寻求新的经验，家庭鼓励和支持个体发展。

代际模型将关注点从核心家庭延伸到跨代之间的联系，家庭问题缘于跨代之间的情绪依恋。也即夫妻中至少有一方过多、过深地卷入到自己的父母中去，从而损坏了他们与自己配偶的关系，原生家庭没有解决的问题可能会体现在后代的症状行为模式中，因此治疗重点在于探索过去一代对于现在家庭功能的影响。

家庭结构是结构模型所关注的主题，结构派的治疗师认为个人症状根植于家庭的互动模式之中，认为症状病人的出现是由于家庭结构不能适应变化的环境和家庭成员内在发展的要求所致。因此，重构家庭是解决家庭问题的必由之路。结构派治疗师通过调整家庭的互动规则及建立更适当的边界来改变混乱的家庭结构，最终促使个人行为的改变和症状的减轻。

沟通是策略模型关注的焦点，策略派治疗师喜欢从冗赘的沟通模式中寻找家庭功能失调的线索。治疗师采用动态眼光去观察与症状有关的家庭互动，识别出家庭症状背后的隐喻，并根据来访者的实际情况确定治疗目标，设计出一整套特殊的有针对性的干预策略。

尽管各个家庭治疗学派对相互作用的过程的看法有其一致性，但是具体到治疗的内容时却往往会各有偏差。当心理动力学家把注意力集中在家庭成员个体身上并关注他们关于过去的记忆时，他们就忽视了成员之间的相互作用。而经验性家庭治疗师在面对家庭成员中的某个个体时，倾向于将注意力过度集中在帮助家庭成员克服他们的感情上的自我防御。这样做就使得治疗师容易忽略家庭成员之间的相互作用过程，而这种相互作用又会对家庭成员个体的表达产生影响。行为主义家庭治疗师在将来访者的行为和家庭成员间的相互作用模式剥离开来时，忽视了家庭的相互作用过程。他们通常直接给出指导来干预家庭成员间的相互作用。

相互作用的过程对鲍温的家庭治疗来说是非常关键的，因此他们特别重视家庭系统内相互作用对个体的影响。只有对鲍温理论没有真正理解的人才会认为可以在不考虑三方关系、缠结和分化的条件下，仅重新理顺家庭关系就可以解决家庭问题。同时，对于结构性家庭治疗和沟通学派的家庭治疗来说也是如此，在所有的家庭治疗理论中，关于相互作用过程的问题永远是最重要的。

三、时间框架

模型比较的另一个维度是关于模型的关注点是过去、现在还是将来。今天，关于着重于哪一种时间框架才能最有效地处理家庭的当前问题，各个流派的意见并不统一。

在前面学习过的家庭治疗模型中可以明显发现，有两个模型是关注过去的——心理动力模型与代际模型。就心理动力模型而言，不管治疗师面对的是个体还是整个家庭，他们都将家庭生活看做是从过去开始的已经内在化的关系的产物，认为早期内化的家庭冲突导致了当前的家庭内冲突，因此在治疗中通常更关心过去的心理问题而不是现在活生生的家庭成员。心理动力家庭治疗与古典精神分析治疗的区别之处在于，后者总是在寻找过去的创伤中耗费了大量时间和金钱，心理动力家庭治疗师的目的则更加简洁和明确，他们帮助来访家庭探寻过去的目的是为了更好解释现在的问题。

代际模型倾向于关注来自原生家庭的事件，认为是家庭成员融合于他们的原生家庭，或是与原生家庭间未偿还的“债务”及义务导致了当前的家庭问题。鲍温一直都在努力帮助家庭理解上一代给他们当前的状况带来的影响，如：价值观、典型行为模式、依恋、解决问题的方式等。鲍温还通过与来访家庭完成“家庭系谱图”来帮助来访家庭发现家庭当前行为的代际基础。但需要强调的是，心理动力模型和代际模型对过去的关注并不代表他们对当下的忽视。他们将触角伸向过去的目的都是为了能更好地理解当下的问题。

其他的家庭治疗流派都注重现在而不是过去，他们鼓励家庭处理当下的、此时此地的问题，对于解释问题出现的过去原因并不追究。经验、结构、策略、认知－行为家庭治疗模型的治疗师都是如此。具体表现为，经验模型对内部经验和关系的探索、结构模型对家庭结构的重构、策略模型对家庭沟通模式的改进，以及认知－行为模型对行为的直接干预都是指向当下的，强调现在和此时此地的感受。

最后，在新兴的一些治疗模型中，一些模型将其关注点投向了未来，从着眼于解决未来问题来处理当前的问题，如最后一章中将会学习到的叙事疗法、心理教育模型等。

知识拓展

一元、二元还是三元模型

所谓一元模型就是只关注个体本身，认为问题仅仅存在于个体内部的观点。二元模型的研究单元则关注两个人之间的关系；而三元模型的视野更广，关注三个或三个以上个体间的交互作用。

对于心理动力流派的治疗师而言，无论其面对的是个体还是整个家庭，认为家庭生活是从过去开始的已内化的关系的产物，倾向于把注意力集中在家庭成员个体身上并关注他们关于过去的记忆，因而忽视了成员之间的相互作用，其在治疗取向上是一元的。一些早期的家庭治疗先驱（如鲍温、杰克逊、B.纳吉等），大多属于古典精神分析学派，但他们摒弃了精神分析的一元观，认为如果从人际关系中系统地看待个体，就能更准确地理解他们，因此治疗师需要引入更宽泛的二元和三元视角审视家庭及其问题。目前大多数的心理动力家庭治疗师在治疗中也关注家庭中的双向关系。即使面对的是一个人口众多的大家庭，治疗关注的通常也是家庭成员两两之间的关系，因此也是双向的。经验性家庭治疗师，包括威特克和萨提亚，在面对家庭成员中的某个个体时倾向于将注意力过度集中在帮助家庭成员克服其感情上的自我防御，帮助其暴露和表达自己的感受，最终忽略了家庭成员之间的相互作用过程，也是一元的。经验模型后期发展出的聚焦于情感的夫妻治疗则将关注点放在了夫妻间的交互作用模式及关系的成长与完善上，一些研究者将其列入了二元论的范畴中。

然而，帮助两个人学会更好地相处并不意味着治疗师是从双向模型的角度考虑问题的。如认知－行为框架下的家庭治疗师帮助夫妻改善关系，但治疗中却将其看做独立的个体，通过将来访者的行为与家庭成员间的相互作用模式剥离开来，关注的是如何改变个体的认知和行为模式，因而忽视了家庭相互作用的过程，也被认为是一元的。真正的双向模型是两个人处于某种关系之中，他们不是相互独立的实体，而是互为定义的。如果用二元模型来解释，妻子的社交恐惧症会被理解为对丈夫行为的一种反应，同时也反过来影响丈夫。另一方面，丈夫将妻子送去做治疗也反映出丈夫不愿意接受目前自己在妻子生活中的角色。所有流派的家庭治疗师都会用到一些二元关系的概念：需要满足的潜意识、表达的/工具的、投射认同、共生、亲密、代偿物、双向束缚、均衡的/补充的、追求/逃避以及行为约定，等等。这些术语都是建立在双向关系的基础上的，尽管它们中有的包括不止两个人，如顺从者（指在治疗师眼中的家庭关系）和抵抗者，而有些术语只包括一个人，如反移情、统治的、超能力的，甚至还有些概念包括三个或三个以上的单元但通常被用做指双向关系，如：界限、联盟、缠结以及脱离等。

当今，家庭治疗的各个模型只关注个体内心或人际两个极端的较少，所有家庭治疗师都关注家庭功能中一元、二元或三元的因素；差别在于他们赋予上述三个因素的权重和聚焦点不同。

三向模型的优点是可以对个体的行为进行更为全面的理解。如在一个案例中，妈妈没有对孩子实行严格的教育，孩子有不良行为，如果母亲的行为表现是她与丈夫相互作用的结果，那么教母亲严厉起来是不会起到什么作用的。可能母亲允许孩子有不良行为表现，并以此作为削弱丈夫权威的方法。或者是夫妻俩之间已经形成了一种固定关系，妻子的不成功会让丈夫觉得自己是强大的。

第二节　治疗的比较

对治疗模型的进一步比较主要从五个方面来进行，分别是：治疗师对症状的看法、治疗师在治疗过程中扮演的角色、模型所使用的评估程序以及治疗的目标。

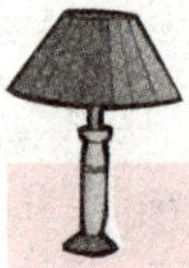

治疗师对症状的看法、治疗师在治疗过程扮演的角色、模型所使用的评估程序以及治疗的目标，这五个方面都是治疗中的关键维度。

一、对症状的看法

不同派别的家庭治疗师对家庭存在的问题或症状有着不同的看法。

心理动力模型认为症状来源于对过去的重演和对童年图像的歪曲记忆，家庭中的问题是在来访者家庭的潜意识冲突中产生的。治疗中，治疗师只关注那些不断出现的过去对现在的影响。如，阿克曼认为，由于不同家庭成员在家庭角色关系上的扭曲损害了家庭内部的平衡，因此症状被看做是试图确保个体平衡再现的、可预言的家庭交互作用模式的一部分。

认知－行为模型认为个人的症状的产生是整个家庭系统的认知－行为模式失调所致。如，在贝克的理论中，早期学习的消极图示被重新激活，会发生认知曲解，从而导致对现实的错误的认知，即导致了症状的出现。

经验模型认为症状的产生是由于家庭成员自我成长的潜能受到了阻碍，是来访者真实情绪的代替物；一旦来访者体验到自己的情绪已直接表露出来，就不需要各种症状来代替了。如，经验派的鼻祖威特克认为精神分裂的症状是个体在成长过程中“卡住”的表现。

代际模型认为家庭中任何症状都是家庭成员的分化程度与特定时期的焦虑相互作用的产物，症状是一类心理机制，一类保护性设施，起到了抵消情绪系统的焦虑的作用。症状可能出现、消失、再现，他们仅仅反映了焦虑的程度。只要症状有规律或吸收了家庭中过量的焦虑，家庭中其他人就可摆脱症状。但是，当一个症状变得严重时，家庭成员的焦虑程度就会明显增加。

结构派认为健康的家庭有足够的弹性适应环境的改变，适应性较弱的家庭结构的僵化程度较高（界限僵硬或模糊），症状正是来自于僵化的家庭结构不能适应变化的环境。结构问题的一个重要特征就是在一个家庭成员身上的症状反映的不仅仅是那个人的关系，也反映了整个家庭中的其他关系。

在策略派家庭治疗模型中，对于症状的形成有三个基本的解释。第一个解释是控制论的解释：通过错误的解决方式，症状被转化为慢性的问题，而用以消除症状的办法通常是无效的，会进一步维持甚至恶化症状，也可以说无效的解决办法维持了症状。第二个是结构主义的解释：问题或症状是家庭等级结构出现问题的结果。第三个是功能主义的解释：当人们试图去偷偷保护或是控制另一个人时便产生了症状，因此他们的症状是由家庭系统的功能引起的，这些症状保护了家庭系统。MRI 研究所的互动式家庭治疗将自己局限于第一种解释，而哈利和米兰团队则接受所有的三种解释。

尽管所有的模型对症状的解释不同，但是他们的目标都是一致的，通过各自的方法消除家庭成员的症状。对症状的不同看法决定了治疗师寻找问题、解决问题途径的差异。

二、治疗师的角色

想一想

如果你是家庭治疗师，你更喜欢扮演哪种风格的角色呢？

心理动力模型认为，治疗师应该保持中立，通过创造一种信任的、安全的、支持的气氛，在此氛围中探索家庭背后隐藏的造成问题的原因并逐步解决问题。在这种中立主义的立场下，治疗师在治疗过程中不应做出任何判决，不采取任何一方的立场，也不应告诉来访者应该怎么做。他们应该保持客观，管理来访者之间的沟通，并对家庭做出解释，而不能将个人的观点和价值观强加给来访者。具体实施中，心理动力治疗师要帮助成员确认投射机制，帮助家庭成员意识到其困难是如何从家庭的潜意识冲突中产生的。在此过程中，治疗师始终要保持中立的角色，并与家庭成员保持距离，但同时他们也是同感的，关注的，并且对探索问题保持着积极的兴趣。

与心理动力治疗师保持中立的做法相反，经验家庭治疗师是治疗的积极推动者，他们力求积极主动地、自发地、诚实地、公开地面对来访家庭。经验模型要求治疗师必须具有极富感染力的人格，在这些人格当中最为重要的便是真诚，治疗师的风格可以没有定式，但都必须真诚。在治疗过程中，治疗师与家庭成员的关系是平等的，通过治疗性的交流，为家庭提供新的经验。充满活力的治疗师与家庭之间的关系，是成长与改变的催化剂。经验模型对治疗师的人格和能力有较高的要求，这也是经验模型目前在家庭治疗领域中的应用并不十分广泛的原因之一。

代际模型认为治疗师在治疗中充当教练的角色，认为治疗是一个积极探索的过程，而治疗师的作用则是帮助来访家庭积极面对和探讨他们自己在家庭问题中扮演的角色。以鲍温为代表的代际治疗师不试图改变个体，也不着眼于解决问题，他们把治疗看做人们了解自我和相互之间关系的一个机会，在治疗过程中给予指导却从不面质，试着与家庭成员保持平静的情绪接触，关心家庭却避免卷入家庭三角关系中。

结构模型、策略模型及认知－行为模型的治疗师在治疗过程中都扮演着积极的干预性角色，但具体表现仍存在差异。结构模型强调家庭治疗师要以专家、领导者的身份介入家庭，将自己视为家庭的中心，通过自身的权威性身份影响和控制家庭，同时通过引导家庭系统的积极改变，最终引发成员行为的变化。如米纽钦认为，在治疗中，治疗师不能从外围做观察与探索，要想对家庭产生真正的影响，必须要“介入”家庭，以自我的涉入来影响家庭。策略派治疗师也是积极的、操纵的，他们对家庭发布命令，引导家庭成员对行为“重贴标签”，有时也通过使用悖论技术来帮助其改变症状。在治疗中，策略派的所有操作均采取指导的方式，治疗师对每个家庭成员下达特定的指令，明确来访者在治疗中和治疗外要做些什么，同时根据症状制定明确的治疗目标和治疗策略，并要求家庭成员坚持执行，其最终目的在于改变来访者与家庭成员及治疗师之间的行为互动方式。认知－行为治疗师也是积极的，主动的，但其在家庭中扮演的角色关系更加多样化，他们不仅仅局限于一个单一的角色，他们是治疗过程中的老师、教练或家庭成员学习的榜样。在认知－行为框架下，治疗师首先根据对家庭的直接观察制定明确的治疗方案，并在实施过程中主动干预家庭成员的行为，给家庭提出治疗建议，操纵所要改变的家庭，其治疗具有积极性、指导性、整体性和时间短等特点。

三、评估程序

对于评估的重要性，不同的治疗师看法不一。一些家庭治疗师认为一个正式的评估程序对其治疗计划至关重要，而另一些治疗师认为评估仅仅对治疗起参考作用。然而，不论他们持什么样的观点，所有家庭治疗师在面对一个家庭时，都不可避免地会将其与从前接手过的类似家庭作比较，并根据以往的经验收集家庭信息，从而对家庭的问题做出评估。治疗师在对家庭进行评估时大致遵循两种框架：纵向的评估和横向的评估。所谓纵向评估，就是治疗师从过去寻找影响当前家庭功能的运行模式，横向评估则是只关注此时此地，重视现在而不关注过去。

心理动力模型和代际模型采用的是纵向的评估方法。心理动力模型聚焦于过去未解决的冲突，认为是过去的冲突导致了现在的问题。代际模型治疗师则通过绘制家庭系谱图，与家庭成员一起寻找跨代传递的家庭互动模式，在代际间的恩恩怨怨中寻找影响当前家庭功能的动力。心理动力治疗师从来访者提供的少量信息中挖掘出大量的潜在含义，其优点是丰富了信息的潜在意义，但是这些潜在的意义带有强烈的主观色彩（如：治疗师只是从数据中看到他们想看到的东西），可能会歪曲来访者所提供信息的意义。经验家庭治疗既没有这些优点，也没有这些缺点，他们的评估只是用一些简单的问题，如：来访者的感受以及他们是如何缓解压抑情绪的等。他们不会去揭露隐藏的东西，同时他们也不会看到并不存在的东西。

结构、经验和策略模型的治疗师采用的是横向的评估方法。结构派治疗师也强调评估的作用，但其评估是建立在对家庭的观察的基础之上，如治疗师在介入家庭之后，就会对家庭结构、家庭子系统、界限的品质、家庭中的联盟和权力等进行系统评估。评估中，结构派惯用的方法是绘制家庭结构图。这种评估方法的好处是可以呈现包括了整个家庭在内的各个家庭成员之间的相互作用模式，而且评估由几个简单的术语构成，直接指向所希望看到的改变。但是这种评估方法存在着一个潜在的缺点：当治疗师关注个体在整个家庭中承担的角色时，往往会忽视了个体。虽然这种错误并不一定会发生，但是初学者常常会犯。代际模型派在评估过程中也关注了整个家庭，但与结构性家庭治疗不同的是，代际模型的信息是从家庭成员的诉说中得来，且他们在关注现在的同时也关注家庭的过去。

经验模型寻找家庭成员被压抑的情感和冲动，认为正是这些被压抑的情感和冲动阻碍了家庭成员的自我成长和自我实现。策略模型的治疗师关注家庭成员的沟通方式，认为正是由于那些失败的改变症状的策略维持了当前的问题，因而其评估的重点在于策略的有效性。

行为主义者将评估放在非常重要的地位并有专门的正式的评估过程。评估是治疗的第一步。行为主义家庭治疗强调评估的好处就是提供了清楚的基线数据，可以明确目标，并可对治疗是否成功提供可靠的数据支持。其缺点是当你使用标准化的面谈和问卷时，你所看到的就不是在自然状态下的家庭的反应。如果你只看到了家庭的一部分（母亲和孩子，或者是夫妇），你会丧失对整体环境的考虑；而如果只相信问卷，你就只能得到家庭所报告的信息。

两个新兴的治疗模式，叙事疗法和问题解决疗法，并不使用任何的评估手段。问题解决疗法的治疗师认为过于关注问题及家庭成员会削弱来访者积极的想法。他们还认为问题的解决并不一定要与问题的产生有关系。叙事疗法的治疗师认为对家庭进行评估会使治疗者有专家的姿态，而这恰恰是他们想要避免的。叙事疗法的治疗师对问题的起因避而不谈，他们只是将问题人性化并谈及它的影响。这样做的危险就是忽略问题的发生，并因此忽略了真正的冲突所在。而正如我们所已经看到的，冲突不会因为你对它的忽视而自行消失。

四、干预的主要方法

家庭治疗包括非常多的干预技术，一些来自治疗模式本身，另一些来自治疗师的经验和个性。即使我们仅仅把注意力放在某一种治疗模式的技术上，所列出的单子也会非常长而且令人迷惑。有一些技术是几乎所有的治疗师都会用到的——“提问、分析感受、澄清观点等”——随着家庭治疗模型的日趋整合，这张单子也会越来越长。但是每一种治疗流派都有一两种自己独特的干预方法。

心理动力模型通过分析个体语言表达和行为的无意识意义，以及他们对家庭功能的影响，使家庭获得对问题起源的领悟，治疗师相信获得领悟后家庭便会采取符合他们自己利益的行动。在心理分析流派中，有两种独特技术。其一是解释，解释是用来阐明潜在含义的技术。它不是观点的陈述，也不是一种建议或一种理论，同样也不是一种对抗。它是一种对潜在意义的描述。“你一直在抱怨你的孩子总是在跟你争吵。但是从你刚才所说的看来，你的部分怒气来源于你的丈夫，他让你生气你却不敢跟他说，所以你很容易跟孩子发生争吵。”心理分析学派的从业者保持一直倾听和理解的姿态，尽量避免提问题和给建议。心理分析治疗师将治疗看做是给来访者提供学习的机会，而干预就是对潜在意义的解释。家庭在这种氛围之下能否学会并改变他们的行为取决于他们自己。

知识拓展

解　释

解释（interpretation）包括：指出、说明以及教导当事人了解其行为显现在梦境、自由联想、抗拒、治疗关系中的意义，目的在于让对方的自我加以消化吸收这些素材，并加速其潜意识里的素材进一步泄露出来。

在解释前，治疗师须评鉴当事人的人格，以及哪些过去的因素造成了目前的困扰。依现代的定义解释包括：确认、澄清及转译当事人的素材。

在做适当解释时，治疗师必须感受到对方已做好思考告知内容的准备。治疗师根据对方的反应来做判断。解释的时机相当重要，否则会遭到抗拒。此时的通则是，当解释的现象接近意识知觉时，就是解释的时机。换言之，当当事人能够忍受与吸收，但自己尚未明了时，分析师就应该加以解释。另一通则是，解释时应由浅入深，使对方能够跟得上。第三项通则是，在解释潜伏的情绪或冲突前，最好先指出对方可能会有抗拒或防卫的现象。

心理分析的第二项技术就是沉默。治疗师的沉默使他 / 她能够发现来访者的想法并考查家庭的资源，也有助于最后的解释。当治疗师保持沉默时，家庭成员开始说话，他们根据自己的思路来描述问题，而不是对治疗师的问题做出反应。当他们发现治疗师不会打断他们时，他们开始互相给予反应和反馈。整个过程充满着有用的信息，这是在其他情况下不会发生的。如果当一个父亲刚说“问题是我抑郁”，治疗师马上就问“你抑郁多长时间了？”，这样治疗师就不会知道父亲对自己抑郁的看法以及妻子对他的抱怨的反应。

经验模型采用的干预方法有对质、角色扮演、家庭雕塑、家谱图、角色扮演等方法。其中对质是经验性家庭治疗的特殊技术。对质是用来激起来访者情绪反应的，治疗师有时会让来访者闭嘴或是嘲笑他们的不诚实。应用对质是为了唤起家庭成员的自我发现，但是这种方法对于脆弱的来访者来说显得有些生硬，在治疗的初期不利于咨询关系的建立。对质常常和自我暴露结合在一起，自我暴露也是经验性家庭治疗中应用的一项特殊技术，其特点在于治疗师通常把自己当作情感暴露的模型。除此以外，经验治疗师还应用角色扮演、心理剧、家庭雕塑以及家庭图画等技术，这些技术的基本原理是在治疗中激起来访者的情绪体验，从而寻找家庭成员被压抑的情感和冲动。他们的缺点是由于这些活动是人为设计的，所以得到的反应可能会偏离真实的体验，在训练中家庭成员可能会学会一些东西，但是他们可能不能将这些东西迁移到家庭中。

代际模型不主张通过干预来改变人们，也不对解决问题感兴趣，而是希望通过会谈来增加自我理解和相互理解。经典系统家庭治疗流派的治疗师们都认为了解系统家庭的运作比具体的治疗技术重要得多。他们通过提问使家庭成员的情感反应速度下降，进而减轻焦虑，开始思考；家庭成员不再去关注他人是怎样使自己不愉快，而是将关注点转向作为参与者的他们是怎样卷入这种人际模式的。代际治疗师教会人们为自己负责，而且通过这样做来改变整个家庭。对自己负责意味着对自己的想法和感受很清楚，并且在与别人打交道的过程中忠于自己的真实想法。你不需要为改变他人负责，也不要希望别人都和你一样。你保持自己的看法和价值观。这种力量是非常强大的。如果来访者接受了真实的自己并懂得别人和自己是不同的，这样他们就不会再寻找一种与他人的关系，在整个关系中人必须做出某种改变。这样他们在与其他人打交道的过程中就不再会过于焦虑和敏感。

想一想

在家庭治疗中，怎样才能做到对自己负责？

认知－行为模型采用的干预方法包括强化、惩罚、技能培训、行为契约及思维和行动的自我调节与矫正等。其中，最常用的是强化期望行为及忽略或处罚不期望的行为；技能培训指的是向夫妻和整个家庭传授解决问题的技能，行为契约则是以契约的形式让家庭成员相互奖励自己所期望的行为。无论采用什么方法，认知－行为模型的目的都是培养技能和重建认知。在治疗初期，行为主义家庭治疗师会观察来访者家庭，以期望发现问题行为的前因后果。当完成了对行为的功能分析之后，他们就变成了一个指导者和教师，教给家庭如何不再强化不适当行为的策略。作为教师的认知－行为治疗师，其最有用的课程就是对行为的积极控制，他们会教给父母如何给良好行为以奖励而非惩罚不当行为；他们还会帮助夫妇之间要对对方好些，而不是总是争吵。

行为的功能分析是家庭治疗中的一个难点，要细细揣摩哦！

结构模型和策略模型都认为行为的改变会引发相应的认知上的改变，因而在治疗实践中他们将干预的重点放在行动上而非家庭成员对关系的认知。但在具体治疗策略上，二者仍存在一些差异，如结构模型通过介入、顺应、重构等方法，帮助家庭创立有弹性的界限和整合的子系统。策略模型则通过悖论干预、治疗性的双重束缚、指令、假装技术和重贴标签等技术来改变家庭当前的症状，从而最终改变与症状有关的家庭交互作用序列。

知识拓展

结构性家庭治疗与策略性家庭治疗在治疗方法上的差别

1987年，有学者（Fish & Piercy）进行了一项名叫特尔斐（Delphi）的研究，邀请全美知名的家庭治疗专家和权威，分别确定结构性家庭治疗和策略性家庭治疗的核心概念和治疗方法与技术。下表列出了由这些家庭治疗专家和权威通过比较得出的部分结论。

结构性家庭治疗	策略性家庭治疗
介入（joining）	再定义（reframing）
设置界限（boundary marking/making）	确定问题（obtaining and identifiable problem）
结构重组（restructuring）	强化症状（prescribing the symptom）
追问（tracking）	使用患者家庭的语言和肢体语言（use of client language and position）
表演法（enactmnt）	确定交往顺序，并以某种方式打破它（determining the interactional sequence and interrupting it in some way）

上表说明，尽管结构性家庭治疗与策略性家庭治疗都将干预的重点放在行动上，但在治疗的方法和技术上仍存在非常明显的不同。结构性家庭治疗主要以改变家庭的结构为主，更多地使用设置界限、改变同盟关系，确立新的家庭规则等方法和技术，着眼于促使家庭发生长期的改变。策略性家庭治疗则更多地以问题为主，常常使用打破家庭现有交往模式的方法和技术。

20世纪80年代，家庭治疗对技术的强调达到一个高峰，期间产生了很多有用的干预技术。如问题解决技术，外在化技术——将问题人性化，以及叙事疗法中使用的持续有力的问题系列等。20世纪80年代之后，家庭治疗师们不再强调技术的堆砌与运用，开始从其他的治疗模式和方法中自由地借鉴与探索，同时也开始更关注治疗师和来访家庭之间的关系。

五、治疗的目标

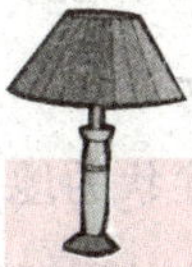

治疗目标是家庭治疗师的指向标，那么家庭治疗师是如何一步一步达到目标的，就需要大家从下面的内容中寻找答案了。

家庭治疗有着统一的总体目标，那便是消除家族成员的症状，减少家族内部的应激和困难。不同家庭治疗理论模型间的差异在于如何实现这个目标。其中一些模型认为领悟比行动更重要，如，心理动力模型；而另一些模型则鼓励成员开放性的沟通和情绪表达，如，经验模型；还有一些模型非常注重培养技能和认知重建，如行为－认知模型。下面我们来对比一下各个模型的治疗目标具体有何差异。

心理动力模型的治疗目标是通过领悟使个体内心发生变化，最终解决家庭的病理冲突。在此过程中个体要完成去三角化、投射转移和个体化等具体的目标。

认知－行为模型的治疗目标即在个体之间进行行为矫正和认知重建，从而减少适应不良行为或减轻目前症状。

经验模型的治疗目标在于解除伪装的面具，让家庭成员恢复其本来面目，并创造彼此间的新关系，促成个人的自我完善。经验性家庭治疗师要帮助家庭成员体验你我同在的同感；体会健康的分离和自主；体验真诚、学会表达个人的感受；建立自尊，克服个人成长的障碍，克服家庭消极的互动模式，从而减轻家庭的痛苦。

代际模型的基本目标有两个：降低家庭成员的焦虑，帮助家庭成员从三人系统中去三角化；帮助家庭成员提高他们基本的自我分化水平。代际模型认为系统的转换一定要发生在家庭最重要的三角关系中，治疗中治疗师需要创造新的三角关系。只有治疗师与遗留的情感三角中的伴侣保持接触，他才能开始打破三角关系，自我分化才能长久和深刻地改变整个家庭系统。

结构式家庭治疗的目标是重建家庭结构，亦即通过调整家庭的互动规则及建立更适当的边界来改变混乱的家庭结构，最终促使个人行为的改变和症状的减轻。对于纠缠的家庭，目标就是通过加强环绕他们的界限来使个体之间和系统之间分化开。对于脱离的家庭，目标就是通过使界限更加有渗透性而增加家庭成员之间的交互作用。结构治疗师不将家庭视作天生就有瑕疵，而是将他们的工作当作在激发家庭中潜在的适合的交流模式。

以哈利和曼登尼斯为代表的策略性家庭治疗干预措施的目标在于转变家庭组织，使目前的症状不再出现。因此其治疗的焦点在于治疗者通过下达指令、布置任务等方法改变家庭成员间的行为及彼此间的互动关系，从而进一步改变家庭不良的交往模式以消除症状。在治疗策略方面，治疗师有两种选择，治疗师要么指出表现出症状的地方，要么就简单地对表现症状的地方进行阻碍以使治疗发生改变。第一个策略的成功依赖于来访者的领悟力和改变意愿。第二个策略则是治疗者采用一些“把戏”去“打败”来访者家庭。

通过以上的比较可以发现，代际、结构和策略三种家庭治疗模型的治疗目标是一致的，他们都强调要解决表现出来的问题，使交流变得更加明确，促进问题解决，增强个体的独立性和在家庭内部的归属感。他们的目标是要取得家庭关系的二级变化。同时，三个学派都认为治疗者在家庭治疗中的更重要的作用体现在参与、引发和促进最初的改变上，同时他们都认为家庭自身有能力做出自我改变的决定。我们可以预期改变甚至可以在一次会谈中就会发生，因此整个治疗的疗程并不长。

然而，无论哪种模型，不管他们的目标差异有多大，最终大家都是为了建立一个功能完善、运行健康的家庭而努力。

本章概要

纵观各个家庭治疗模型的理论与技术，这当中有一些重叠，也有很大的差别，这就是当今整个家庭治疗模型的特征。尽管各传统流派理论构想的差异依然存在，并且对创造一套整合的家庭治疗超级理论的可能性依然存在着争议。但是，目前家庭治疗中的折衷主义和整合主义的发展趋势却势不可挡。多数治疗师都开始越过各派理论的界限，去借用其他流派的概念和技术。治疗的实践也证明，一个受过良好训练的家庭治疗师需要了解各式各样的理论以及哪种理论最适合哪一个来访者群体，这样在实践运用中才能少走弯路、有的放矢，在最短的时间内取得最大的效益。

为了方便大家理解和记忆各流派在理论和技术上的差异，我们通过两个图表的形式对不同的理论观点和治疗技术进行了总结与比较，详情请参见表 5-1 和表 5-2。

复习题

1. 家庭治疗各个流派共同的理论基础是什么？请简要分析原因。
2. 比较家庭治疗各个流派在研究主题上有何异同。
3. 总结一下有哪几个家庭治疗的流派只注重当下，而不注重过去。
4. 如果你是策略派治疗师，你将怎么看待家庭中的症状？症状对于家庭起着什么样的作用？
5. 简要陈述各个流派治疗师在治疗中扮演的角色有何不同？你更喜欢其中的哪种角色？谈谈理由。
6. 简要陈述各个治疗流派的治疗目标。
7. 还记得第三章中小明的故事吗？你知道不同派别的治疗师会怎么看待小明的症状吗？他们会采取怎样的治疗方法呢？

表5-1 家庭治疗理论观点的比较

模型	主题	时间框架	理论来源	代表人物	主要概念
心理动力模型	未解决的冲突从过去持续到现在，并附着于当前的客体和情景中	过去；早期内化的家庭冲突导致了当前家庭内的冲突	精神分析 客体关系理论	弗洛伊德 阿克曼 弗洛姆	分裂； 投射性认同； 移情与反移情； 支持性环境；
认知－行为模型	个人功能由交互的相互作用的行为和它控制的社会环境所决定	现在；个人适应不良的行为因当前来自他人的强化而维持	学习理论 社会学习理论	帕特森 斯图尔特	强化；塑造； 模仿；图示；
经验模型	自由选择；自我决定；自我成长；在获得自我实现的过程中通过克服僵局达到成熟	现在；来自即时的，持续互动的，此时此地的资料	符号－经验理论 存在－人本主义理论	卡尔·威特克 弗吉尼亚·萨提亚	联合治疗； 自尊； 无理论的立场
代际模型	需要解决对家庭起源的情绪依恋	过去和现在；家庭成员融合与他们的原生家庭，或是与原生家庭未偿还的“债务”及义务导致了当前的家庭问题	家庭系统理论 依恋理论	莫瑞·鲍温 纳吉	自我分化；三角关系；核心家庭情绪系统；情绪阻断；家庭投射过程；多代传递过程；
结构模型	个人症状植根于家庭的互动模式之中，重构家庭是解决家庭问题的必由之路	现在；适应不良的家庭结构维持正在进行的互动，通常不能应对家庭的生命周期	家庭结构理论	米纽钦	界限；子系统；僵化；模糊
策略模型	从冗赘的沟通模式中寻找家庭功能失调的线索；症状代表了对一种声称是自然而然发生的关系进行控制的策略	现在；关注当前症状背后的隐喻，并不追溯其产生的原因	沟通理论 策略家庭理论	哈利 曼登尼斯	症状；初级改变/次级改变；指令

表5-2 家庭治疗各模型治疗技术和目标的比较

模型	对症状的看法	治疗师的角色	评估程序	干预的主要方法	治疗目标
心理动力模型	症状来源于来访者自己家庭的潜意识冲突中	中立的，关注的，对探索问题保持着积极的兴趣	致力于揭示家庭成员内部和成员之间的隐蔽冲突	解释 沉默	使个体内心发生变化；最终解决家庭的病理冲突
认知－行为模型	个人的症状是整个家庭系统的认知－行为模式失调所致	教师；培训者；期望行为的榜样；契约的协商者	依赖正式的标准化测试和调查问卷，进行行为分析	强化；惩罚；技能培训；行为契约；思维和行动的自我调节与矫正	在个体之间进行行为矫正和认知重建，减少适应不良行为或减轻目前症状
经验模型	来访者真实情绪的代替物，一旦来访者体验到自己的情绪已直接表露出来，就不需要各种症状来代替了	主动的促进者，提供资源者，探索者，示范真诚的楷模	寻求阻碍自我成长和自我实现的、被压抑的情感冲动	对质、家庭雕塑、家谱图、询问家庭里发生的故事	解除伪装的面具，让家庭成员恢复其本来面目，并创造彼此间的新关系，促成个人的自我完善
代际模型	家庭成员的分化程度与特定时期的焦虑相互作用的产物	教练，要客观化和中立化，不偏向任何一方	与家庭成员组合进行会谈；建立"家庭系谱图"；关注代际间的情感纠葛	会谈法、家庭系谱图	减轻焦虑；减轻症状；提高个体和家庭的自我分化程度
结构模型	症状来自于僵化的家庭结构不能适应变化的环境	积极的；指导者；操纵家庭结构的改变以恢复其功能	对家庭结构、家庭子系统、界限的品质、家庭中的联盟和权力等进行系统评估	介入、顺应、重构等方法，帮助家庭创立有弹性的界限和整合的子系统	重建家庭结构；改变功能失调的互动模式；个人行为的改变和症状的减轻
策略模型	保护家庭、维持家庭现有的平衡	权威的指导者，要求家庭执行新的互动关系等一系列具体的治疗策略，从而有层次地改变家庭症状	1. 简单社交阶段 2. 问题阶段 3. 家庭交互作用阶段 4. 目标制定阶段	治疗性的双重束缚； 重贴标签； 历经苦难的任务； 假装技术	通过改变不良的沟通模式而转变家庭组织，使目前的症状不再出现

第三编　家庭治疗的应用

在第二编，我们详细学习了家庭治疗领域的基本理论，学完理论之后，你是不是跃跃欲试，想将学习过的理论应用于实践？或者是急切地想找到一个现实中的家庭问题，想切实地解决它来练练手？此时，作为新手的你也一定面临这样的困扰：如何去做？空有一肚子的理论却不知道该如何下手？不用担心，本编我们将详细介绍家庭治疗在实践应用中的具体事宜，替你解答“如何去做”的问题。

本编我们将用三章的内容来介绍家庭治疗在应用领域内的知识。其中，第六章将具体介绍家庭治疗的基本流程，包括会谈前的准备阶段、初次会谈、初始评估、治疗的早期阶段、治疗的中间阶段和结束阶段。第七章将主要介绍家庭治疗的一些基本技术，从治疗关系的建立，到如何让家庭改变的一些基本干预技术和不同理论模式的常用技术。第八章则以案例的形式来介绍家庭治疗在实践中的应用。三个案例分别关注有问题孩子的家庭治疗、夫妻问题的家庭治疗和有心理疾病患者的家庭治疗。

学完这一编，大家应该能对家庭治疗有一个更直观、更清晰的认识，并能将所学知识应用于实践中。

第六章

家庭治疗的基本流程

学习重点

1. 会谈前的准备工作
2. 初次会谈及注意事项
3. 初始评估的基本内容
4. 治疗进程及相关技巧

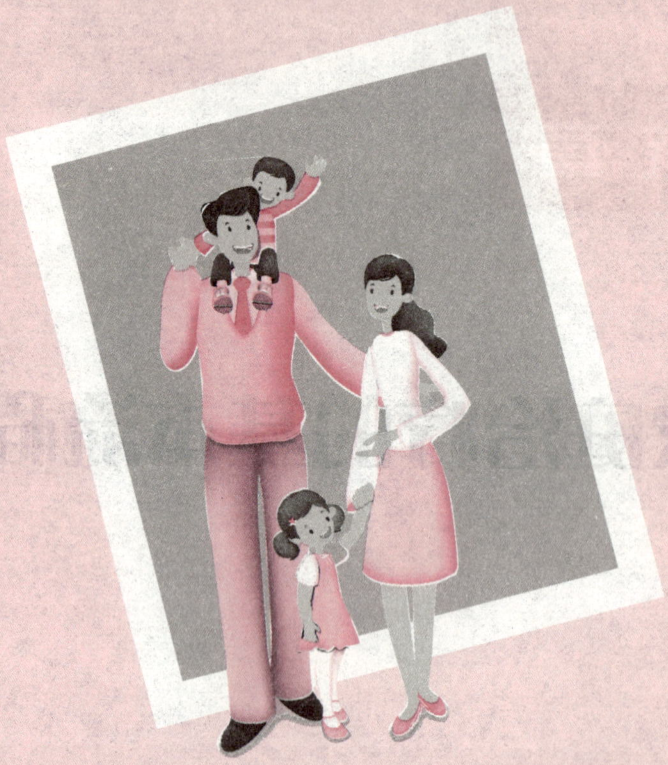

第一节　会谈前的准备

一、了解家庭对治疗的期望

对于潜在的来访者来说，治疗开始前的准备阶段是既敏感又脆弱的。潜在的来访者会认真考虑治疗是否值得冒险，并最终决定是否去接受治疗。如果来访者对治疗有过积极的经验，他们可能对治疗充满期望。但如果来访者从未接触过治疗，他们就可能产生焦虑和矛盾。在正式会谈开始之前，治疗师要首先了解家庭对治疗的期望。

一般情况下，家庭不到万不得已是不会来寻求治疗的。在真正开始心理治疗前，家庭成员多数已经感到筋疲力尽、厌烦和绝望。由于不同的家庭成员对治疗的态度、期望和动机可能显著不同，因此不同成员前来治疗的原因可能有公开和隐藏两个方面，而且很少有原因一致的情况。如果治疗师没有意识到这些问题，那么其不经意间作出的反应很可能会使来访者认为治疗是不值得冒风险的，或者使那些并不适合到此治疗的人留在这里。开始治疗前，治疗师可以通过以下这些问题来了解来访者寻求治疗的动机、期望和焦虑：

- “前来接受治疗的原因是什么？”
- “对治疗的期望是什么？”
- “对治疗有什么样的焦虑？”
- “是谁或者什么机构介绍其接受治疗的？”
- “为什么现在想来进行治疗？”

对家庭成员接受治疗的原因和动机进行评估也是很重要的。①不同的家庭成员很可能有不同程度的治疗动机。例如在夫妻治疗中，往往是其中一个人有很强的治疗动机，而另外一个人则可能拒绝接受治疗。②家庭成员接受治疗的原因也可能是多种多样的，如：他们可能是由家庭中的权力拥有者强迫、命令来接受治疗的，也可能是受到学校治疗师或其他人的推荐而来。如果治疗是由家庭认为的专业人士推荐的，那么家庭积极参与治疗的程度就会较高。③来访者先前的治疗经验也会影响其对治疗的期望，家庭可能对治疗抱有很高的期望，或者一点期望也没有。通过对家庭成员进入治疗之前阶段中的动机与期望的了解与评估，治疗师就可以对未来的治疗进程进行合理的计划与安排，以保证采取最适合的方式开展治疗。

想一想

如果在治疗时，你发现来访者急于解决问题，而其他家庭成员却略显焦虑，对治疗感到厌烦，这个时候，你该如何处理这种情况呢？

二、确定参与治疗的家庭成员

在初次的电话接触中，治疗师应强调全家都应该来参与治疗。尽管大多数治疗师都非常灵活，不一定坚持所有的家庭成员都必须参与每一次会谈，但治疗师应传递给家庭这样的观念即治疗是整个家庭的事情。这样可以让那些被认为与问题没有关系的家庭成员参与到治疗中来。如果问题本身明显地涉及到家庭成员之间的关系（例如亲子关系），那么与问题有关的家庭成员都应该参与治疗。

思考以下的问题可以帮助治疗师更好地做出决定：家庭想让哪些家庭成员参与治疗？为什么？哪些家庭成员与问题有关？当前的问题是否与家庭的交往模式有关？如果有关，那么进入到这个交往模式的所有家庭成员都应该参与治疗。此外，治疗师还应考虑代际界限的问题，即让不同年龄的家庭成员都来参与治疗是否合适？虽然问题主要在于某个家庭成员，但其他家庭成员的参与是否会促进治疗？或是否会阻碍甚至破坏治疗？对这些问题的思考均有助于治疗师最终确定参与治疗的家庭成员。

治疗师可以根据问题灵活确定每次前来参与治疗的家庭成员，但注意要与所有的家庭成员建立良好的关系。

三、形成初步假设

在与来访家庭的初次接触中，治疗师要通过多种途径搜集家庭尽可能多的基本信息，并根据这些信息进一步形成有关治疗的假设。因此在初次会谈前，治疗师需要设计一些问题以便在会谈中继续搜集信息，以进一步探讨、检验及修改这些假设。

在开始阶段，治疗假设的提出往往是治疗师根据自己以往类似案例的经验、及对个体或家庭发展的了解、临床预感或直觉进行推测而提出的。此阶段的主要任务不是找到答案，而是要发现问题，并提出假设。在初次会谈阶段提出的假设应与家庭现在发生的事情或者可能发生的事情相关联。

例如，一个 8 岁的小女孩突然不想去上学了，而且变得忧郁和孤僻。在这个案例中，治疗师为了提出假设，最有效的方法就是记录和总结关键性的问题，即小女孩突然不想去上学。当询问小女孩原因时，她只会哭泣并且有退缩行为。问题简述中的关键词是“突然”，说明小女孩态度和行为的改变具有突发性。治疗师由此可以推断，肯定发生了什么事情，使小女孩感到不愉快或受到伤害。当询问小女孩自己的行为时，小女孩感到很困惑不知道如何回答，这时治疗师可以进一步推测，一定发生了什么事情使小女孩要逃避。上述这些都是治疗师可以进一步探讨的假设，可能还有其他的假设：如小女孩在学校里受到其他人的威胁、小女孩的家里突然发生了某种变化使得她希望留在家里；小女孩正在形成学校恐惧症；小女孩十分抑郁、不想上学只是抑郁表现出的症状，等等。

治疗师在最初阶段形成的这些假设可能没有包含全部的可能性，但通过适当地提出假设可以缩小关注的范围以排除其他的可能性，为后来的探讨指出方向。一旦提出了假设，治疗师就可以考虑什么信息可能是有用的。此时，治疗师的督导及同事也可以提供一些可以探讨的及可能的问题方向。

根据初始信息，治疗师在形成初步假设的基础上也可以评估来访者是否需要转介到其他地方或者借助其他资源的帮助。

四、注意事项

潜在的来访者有各种各样的期望、焦虑和疑问，因此治疗师需要在第一次电话会谈中去获取相关信息，为以后的治疗做好准备。

（一）治疗师的态度与评估

1. 保持积极的态度

积极的态度首先体现在治疗师应积极倾听来访家庭的陈述，并及时给予反馈。治疗师使用有效的倾听策略可以使来访者对治疗师建立信任，而简单地反馈来访者所说的话可以使其感到治疗师已经理解了他说的内容并对接下来的治疗过程充满信心。此外，治疗师应尽可能快地做出反应，尽早安排初次会谈并完成初级评估。这些行为表明治疗师很认真地对待来访者，并有能力对他们的需求做出反应，最终赢得来访者的信任，并使其相信治疗师的能力。

2. 对家庭状况进行评估

首先，治疗师应评估家庭是否处于危机状态。在电话访谈中，注意评估来访者或来访者的家庭成员是否需要立即进行危机干预、住院治疗，或者将家庭成员从家中带走，或需要其他机构（如儿童保护机构等）的介入。其次，治疗师应考虑问题涉及的范围，然后判断自己是否具有诊断和处理当前问题的知识和经验。如果当前的问题主要是生物医学方面的、有自杀危险或涉及很严重的物质滥用问题，这些都不是家庭治疗师的范围。遇到这些问题，治疗师应向来访者解释自己的长处和不足的地方并对其进行转介。在具体实施中，治疗师可以通过以下的问题评估家庭及介入家庭：存在的问题是什么？来访者是如何表达问题的？这个问题危险吗？严重吗？问题是新出现的还是历时已久的？家庭对这个问题的反应是什么？家庭是如何处理这个问题的？家庭先前是否有过治疗的经历？是什么原因促使家庭现在前来接受治疗？这个问题是否受其他因素的影响？这些信息可以帮助治疗师进一步明确治疗的方向。

（二）治疗师需要注意的问题

1. 不要着急进行干预

首次接触的电话访谈并不适合立即对来访者进行干预，提出劝告或建议等，第一次接触主要在于了解基本的相关信息和问题。治疗师应主导电话会谈，因为潜在的来访者可能会滔滔不绝地讲述问题或者希望获得更多关于你的信息。另外治疗师应该在谈话过程中占据主导地位，将这些问题放到第一次见面时再谈。

2. 明确而清晰地强调管理性事项

治疗师应迅速而有效地强调治疗中的一些管理性事项，但是不要转移对来访者需求的注意。治疗师可以清晰、明确地向来访者说明治疗的费用和支付方式，进行预约的方式，以及遵守预约和中断预约的有关规定，同时还可以在电话里就告诉家庭成员有关知情同意书和保密原则等方面的问题。

3. 处理好与家庭成员的关系

治疗师要思考某个家庭成员主动预约的原因，同时与其他家庭成员保持和谐的关系，注意在关注预约者的同时不要忽视或冷落了其他的家庭成员。

想一想

为什么要在注意来访者的同时还要注意其他家庭成员？并且，处理好治疗师与家庭成员之间的关系对治疗有什么作用？

第二节　初次会谈与评估

一、初次会谈

（一）初次会谈的流程

由于治疗的进程依赖于具体的来访者、具体的问题以及治疗师自身的治疗风格，所以目前并没有关于初次会谈的现成进程与程序，但治疗师可以通过了解和掌握一些关于会谈的经验及注意事项以便更好地把握首次会谈。在整合相关文献和经验基础上，我们将初次会谈的流程分为以下几个主要部分并就此展开论述。

1. 信息预览

在初次会谈开始之前治疗师需要预览获得的信息，并形成最初的治疗假设。这种信息一般都很有限而且经常是一些指责，但是这些对于做好会谈前的准备和形成初步的治疗假设很有帮助。

例如，当看到登记表上写着：男孩子们总是打架，小明最近因闯入了别人家而被抓住，父母们很自责等。即使只有上述信息，治疗师也可以勾画出治疗时需要了解的领域：

父母的教养方式、父母在家庭中表达愤怒的方式以及其他任何有关因素。

根据这些信息，治疗师就能够决定在首次会谈中要先见到谁。虽然有些家庭治疗理论强调要引入家庭的每一个成员，但是不必因此而拘泥于理论。治疗师可以根据来访者的实际情况、焦虑程度以及自己搜集的信息来引入有关人员。这类似于治疗中的“热身”阶段，一旦“热身”起来了，就会有该如何继续的良好想法，这时就可以邀请家里的其他被遗漏的或重要的人参与治疗。

2．开场

当了解到注意事项和制定好治疗计划后，治疗师就可以接见家庭了。在家庭成员就坐后，治疗师可以根据自己的治疗风格做一个简短的自我介绍，但要考虑这种风格与来访家庭的文化相匹配。治疗师要清楚不管自己说些什么、怎么说都要使家庭习惯治疗师的声音，使他们安静下来，在他们不得不开口说话之前给他们一个方向。

接下来，治疗师可以开始和家庭做一些简单的交流，如“张先生，你在哪里工作呢”，“小丽，学校里的作业多吗”。交流时，治疗师可以对每个人都提一个问题，或者和每个人都简单地聊聊，以便与家庭中的每个成员都建立起联结，这是建立和谐咨访关系的一个部分，也是治疗师全面地评估每个家庭成员的焦虑程度、说话能力与主动交谈能力及他们对治疗师态度的良好时机。在此过程中，治疗师需要把握好一个平衡：一方面要注意建立和谐关系，让每个人都平静下来；另一方面治疗的进程要慢一点以避免自身的焦虑（但注意不要让家庭觉得你是在浪费时间）。当每个人看起来都安静下来了，治疗师就可以继续接下来的治疗步骤。

3．澄清问题

在简单的交流之后，治疗师可以开始询问家庭成员来进行治疗的原因，他们也许会给出一致的答案，说是某个问题导致他们前来接受治疗，但更普遍的情况是，家庭成员七嘴八舌，每个人都有不同的看法。此时，治疗师需要做的就是概括当前存在的问题，总结家庭主要的问题。

在概括家庭当前存在的问题时，治疗师需要澄清问题并了解每个家庭成员参与治疗的动机。此时可以运用多种策略，如询问“你们为什么来这里呢？”并注意看是谁先说，家庭成员之间的观点是一致的还是相互矛盾的。如果他们在家里讨论过了，那么问是否有人能概括一下他们的讨论结果。

在澄清家庭存在的主要问题时，治疗师需要注意不要只听一个家庭成员的讲话，要弄清每个人对下一步的想法。如“你对妈妈刚才说的话有什么想法”，“你和你的妻子一样担心吗”。如果他们用含糊的、概括化的方式讨论（“她有问题”“孩子们不听话”），那么让他们讲得更具体化一些（“她有什么样的问题”“孩子们怎么不听话了”“能不能举一个具体的例子或者场景”）。具体化不仅可以给你和他人一个更好的行为描述，而且有助于暴露隐藏在晦涩语言里的情绪。此外，治疗师还可以了解家庭成员曾经针对问题所进行的尝试和解决方案，因为这表达出了家庭成员对于问题的理解。通过对以往问题解决方案的了解并寻找其中的一致性，发现什么问题是最主要的，谁在激发和强化行为等，从而形成有效的治疗策略。必要时，治疗师还可以通过提问来追踪以往的解决办法在哪里行不通，以对家庭的习惯性问题解决范式及其原因有一个清晰的认识，从而加深对家庭的了解。接着，治疗师就可以转向了解家庭的“理论”了。“你们认为孩子们为什么总是打架呢？”再次注意听父母之间是否一致，听孩子们怎么说，看看他们是怎样用他们的“理论”处理问题的。比如，“小明是个爱生气的孩子，总是打架和惹麻烦”（替罪羊理论），或者“当我们之间的关系紧张时，孩子们就开始捣乱了”。

这一过程的目标就是让每个人都能比较开放地谈论问题。但是不要形成一种封闭式问题的范式：治疗师提问，大家给出“是”或“否”的答案。要鼓励家庭成员互相交流，只要交流不是破坏性的。治疗师可能需要不时地激励一下沉默的成员或婉转控制一下那些占主导的成员。这样做可以让每个人感觉到治疗师是负责的，是有能力控制状况的，所以可以放心地开口说话。

4. 探究

当治疗师对问题基本了解清楚后，就可以进行进一步探究了。如果说问题是一块大石头或者一堵墙，那么在此阶段治疗师要做的就是围着它打转，探究所有周边的区域，也就是说搜集需要的信息，然后根据各种理论建立或者确定假设。在整个治疗过程中，建立适当的假设对如何进行下一步都是具有指导意义的。例如，可以请父母谈谈他们平时是如何做决定的，或者谈谈他们自己的童年以及成长经历。治疗师在倾听时应该关注家庭描述的内容及描述过程本身，比如说家庭的交流能力，夫妻之间付出和得到的能力，孩子们何时站在谁的一边，哪些情绪更容易流露或者被描述，等等。

在探究的过程中，治疗师所要寻找的是最有准备的行动能量和动机。要找到“情绪的口袋”，也就是埋藏着家庭秘密及其宝藏的地方：探究家庭能在多大程度上跟随你，或他们坚持停留在自己习惯的老路上拒绝你的程度。治疗师要继续和他们建立和谐的关系，继续朝着他们的焦虑前进。

5. 创设体验

在开始几次的会谈中，治疗师要尽可能地通过探究为家庭创设一个机会，让他们可以用一种不同的方式来体验过程。如果可以避免让问题和过程不断重复，就要学会阻断或者破坏那些范式。

创设体验的最简单的方式就是敲打出新的情绪。基本的做法是，可以提一些问题，让隐藏在表层以下的情绪发出声音，让某个成员的另一面呈现出来，并追踪这些情绪直到被揭露出来。如可以问小明是否想念他的祖父，请他谈谈对祖父记忆最深刻的事情，询问他们最后一次见面都说了些什么。重要的不是内容本身，而是这能激发出与内容相连的情绪。如果这种探测是成功的，那么就创设了非常有影响力的体验，因为它会让每个人都感到惊奇，将那些很少在家里表达的情绪带出来。也可以通过行为化来创设体验，鼓励家庭成员尝试冒险，体验一下不同于以往的情绪和行为。比如说，请男孩子们设想一下如何一起游戏。他们的反应不仅可以告诉治疗师他们尝试新鲜事物的能力，而且随着行为的突破，那些原本附着在行为中的情绪也得以释放了。最后，可以通过阐明和内省创设体验：比如，让父亲谈谈他自己的童年，建立起联结，让父亲明白他对小明行为的反应恰恰是自己对父亲不满的地方。内省之所以显现洞察力，不是因为其内容的精确性，而是因为其能够给听者以情绪上的影响。

在会谈过程中，治疗师可以通过创设体验增进家庭成员间的亲密与和谐感，提高创造性家庭解决问题的能力，并能帮助家庭成员了解到对他们而言什么可能是最有效的。

6. 返回问题

当然，在治疗中治疗师不能在激发来访者的情绪后就让他们离开。对有些来访者来说，这样做只能让他们害怕治疗过程和治疗师。重要的是，体验后应该给予解释。必须在体验的基础上，将体验与解释结合起来，并把它们带回到来访者最初关心的问题上。或者说，既然已经对问题的相关背景有了足够的了解，那么应该重新回到问题本身了。

此时，治疗师应该向家庭呈现假设："我知道你们两个人都认为小明闯入别人家和与小明玩耍的同伴行为不良有关，所以小明才会闯入别人家被抓住。但是小明看起来好像仍在为祖父的事而伤心呢。我觉得我们应该考虑这种伤心是否与小明最近的行为有关。"这样做的目的是给家庭一个新的理论以代替其原有的理论，让他们了解是什么阻碍了他们不能解决当前的问题。这将给予家庭一个新的视角，并让他们有一种新的力量和新的处理问题的方式——小明并不是个坏孩子，他只是不会表达自己的悲伤。

此时治疗师还必须注意应反省一个问题：自己的思想是否脱离了主题，是否和家庭里那些最权威的人一起脱离了真正的问题。治疗师要注意在会谈过程中的那些沉默的人，但不要表现得过于热情。在此过程，治疗师与家庭成员间取得一致认可是重要的。除非父母和小明都看到悲伤与行为之间的联系，否则就没有建立治疗契约的基础。重点是，要注意给每个人说出自己感受的机会。

7．制定下一目标

如果确实有问题，治疗师该如何处理它呢？这时应告诉他们，如果小明和他的父母不介意的话，希望下一次与小明单独会谈。要注意，治疗师并不是必须在50分钟里解决所有的问题。当对有些信息仍然不清楚，或者需要花更多的时间来更好地了解家庭中的某一成员时，可以直接地告诉来访家庭。说出你所知道的，也说出你想要知道的："我想知道这与你祖父的去世有多大的关系，下周我们能更多地谈谈这点吗？"

如果治疗师能具体弄清楚需要什么和想要怎样去得到，就会减轻家庭的焦虑，并给予他们改变的感觉与方向。

8．家庭作业与结束

会谈结束后，治疗师一定要记得布置家庭作业。家庭作业具有特殊的价值，它不仅会让家庭知道治疗不仅仅是在一个房间里花几个小时谈谈而已，治疗同时也是通过作业来对家庭成员的日常行为进行改变的。此外，家庭作业也有助于来访者继续保持动力。更重要的是，对治疗师而言，家庭作业会让你看到家庭如果听从你的指导，在家里做些改变，会有怎样的结果；它也会告诉你什么是有效和无效，并且告诉你具体的方法在哪儿行不通，所有这一切都将成为下一次会谈话题的一部分。

在具体实施的过程中，家庭作业不必很精细，它可以是简单地只让父母去一下学校、复印一份成绩单等。所有的家庭作业都必须有助于家庭将会谈过程与他们的真实生活联系起来，将初次会谈与下次会谈联系起来。

（二）初次会谈的任务

1．介入

介入是治疗师开展治疗工作的基础，治疗师在初次会谈期间的关键任务就是成功地介入来访者。如果不能成功地介入来访者，那么治疗师从评估到治疗过程中付出的所有努力都会受到影响。如果治疗师与来访者没有建立安全和牢靠的关系，来访者就不愿向治疗师吐露一些敏感的信息，甚至会强烈拒绝或抵制治疗建议，最终导致治疗提前中断。

介入是一个过程，贯穿初次会谈的整个过程。从来访者进入治疗室的那一刻起，介入就已经开始了。大多数的来访者在前来接受治疗时或多或少都会感到焦虑，所以治疗师应该试图让来访者放松。在深入讨论问题之前，治疗师可以尝试和来访者谈论一些社会性的话题以打破治疗师与来访者之间的坚冰。这种方式不仅可以让来访者感到谈话很轻松，而且也反映了作为治疗师对他们的关注。治疗师可以告诉来访者一些有关自己的信息，找出其与来访者的共同点从而增进治疗关系。此外，治疗师还要表现得谦恭，努力记住每个人的名字，尊重来访家庭的文化，给每个人发言的机会并通过眼神交流来表示倾听和理解。

尽管治疗师可以学习很多介入的技巧，但在治疗过程中治疗师与来访者之间的友好关系并不是单单靠一个治疗计划或使用一系列的技巧就能实现的。在治疗过程中，治疗师的最大资源是他们自己，他们的个性、态度、经历和个人风格等既是友好关系的一个方面，同时也有助于治疗师与来访者之间创建友好关系。

2. 建立信任

新手治疗师很怕来访者问他们“你做治疗师多久了？”同样，尚未结婚的或者没有孩子的治疗师也非常头疼来访者问他们一些关于个人婚姻状况或亲子关系的问题，因为所有这些问题都涉及到治疗师在初始治疗中经常遇到的一个至关重要的问题——信任。如果治疗师拒绝回答，这可能会影响来访者对治疗和治疗师的信任以至于中断治疗。因此，治疗师应尽早评估所有需要强调的信任事项，如来访者是否认为治疗是解决问题的有效方式？来访者是否信任治疗师等。

想一想

思考一下，如果遇到质疑，你会如何做呢？

当来访者怀疑治疗师的某些方面能力时，他们通常都比较关注治疗师是否缺少某些关键的职业或者生活经验，如太过年轻、没有孩子等。这时治疗师要采取有针对性的方法解决这些问题，告诉来访者什么样的经验才是有帮助的。如果家长怀疑没有孩子的治疗师的能力，治疗师可以通过介绍自己与孩子接触的相关经验来建立信任（如照顾过姐姐家的孩子，或者曾经当过家教等），或通过对多例家庭的治疗和实践来掌握关于父母在养育子女方面的经验。

如果来访者仍然怀疑治疗师的能力，那么治疗师可以和他们约定会谈的次数（如三次），这样就可以为展示自己的治疗能力提供了时间。告诉来访者，在完成约定好的几次会谈后，如果他们仍然怀疑治疗能力，治疗师将很愉快地将他们转介到其他地方。此时，有助于获得来访者信任的很重要的一点是如果治疗师的能力遭到质疑，不要对此产生防御心理，并应继续以一种无防御和尊重的方式面对来访者关心的问题，才能获得他们的信任。

3. 确定来访者对治疗的期望

在初次会谈中，治疗师要了解来访者对治疗和治疗方式的期望，从而确保来访者的需求与治疗师所能提供或者愿意提供的帮助相吻合。当某些治疗师并不适合为来访者做治疗师时，此时就需要将其进行转介。

治疗师可以询问来访者希望通过治疗达到什么效果来确定其治疗期望。咨询问题可如“我应该如何帮助你？”或者“你希望我为你做些什么？”等。当来访者可能有好几个希望解决的问题时，治疗师应和来访者一起讨论这些问题的重要程度，从而确定首先需要解决的问题。如果来访者对问题和治疗目标没有清晰的认识，治疗师就应该和来访者商定用几次会谈来探讨确定他们的问题以及治疗目标。如果来访者对治疗的期望或者目标很高而且很不现实，这时候治疗师应该先修改来访者的目标，然后重新确定来访者的目标，使治疗目标更实际。如果家庭成员之间对治疗目标的看法不一致，治疗师应该将他们的目标融合起来形成新的目标。例如，父母可能希望青春期的子女更成熟、更有责任感，而孩子则希望自己能有更多的自由空间。这时治疗师可以通过同父母和子女讨论他们的一个共同心愿而将他们的目标联系起来，他们都希望子女或者自己能够顺利成为一个成人，享受一个成人的权利并且承担相应的责任。那么治疗的目标就可以是帮助青少年获得更多的自由和权利，并且培养他们承担更多责任的能力。

当治疗师清楚了解了来访者对治疗的要求和期望时，就可以判断自己是否适合这个案例。要确认这个案例涉及的问题是否在家庭治疗的职业范围内，家庭治疗师是否可以提供来访者希望获得的帮助。例如，如果来访者希望得到法律或医疗上的建议，就不属于家庭治疗师的职业范围。另外，还要评价自己胜任案例的能力，是否具备必要的治疗技巧、训练或者经验。如果没有，就应该把来访者转介给有一定技巧和资格的治疗师。

4. 诱发动机

并不是每一位来访者都是自愿前来接受治疗或者寻求改变的，有的来访者是受其配偶的影响才参与治疗的，而有的来访者可能是受父母强迫而前来接受治疗的。从逻辑上讲，治疗师评估来访者动机是在治疗目标确定之后，有动机的来访者会描述他们认为重要的问题或者成长领域。如果来访者是由于他人的要求才前来接受治疗的，那么他们的动机可能存在问题。

一般来说，家庭中第一个提议接受治疗或者打电话预约的人的治疗动机很强。在初次会谈中治疗师可以询问来访者为什么会选择现在这个时候前来进行治疗？来访者对这个问题的回答可以为我们提供有关来访者动机的线索和重要的评估信息。有的来访者并不期望从治疗中获益，并且认为治疗师没什么用处，或者对现状已经非常绝望。对于这些来访者，治疗师应该努力引发他们的希望从而帮助他们产生参与治疗的动机。有时，注意问题之外的事情会慢慢引发他们对治疗的希望。如果来访者否认问题的存在或者认为问题不是很严重时，来访者参与治疗的动机就会很低，这时候治疗师需要谨慎地评估问题是否确实存在。如果问题确实存在，治疗师就要进一步探讨来访者为什么拒绝承认问题的存在。探究原因之后治疗师需要帮助来访者认识问题，并且告诉他们不重视问题可能带来的消极后果，例如，可以警告来访者，如果不留意配偶的抱怨将最终导致他们关系的破裂。

在评估来访者动机时，治疗师可以把它看做是从高到底的连续体上的一点。来访者动机的总体水平和多种因素有关，因此对各个因素进行评估可以帮助治疗师选择合适的干预手段以提高来访者的动机水平。

（三）初次会谈核查表

通过前面的介绍，我们已经对于初次会谈的流程与基本任务有了初步的了解，这时可以通过初次会谈稽查表来检查一下本阶段的任务是否完成。初次会谈稽查表的基本内容包括：家庭当前的问题是什么？其中谁有问题？谁最关心这个问题？家庭关于这个问题的想法是什么？为了解决这个问题，家庭已经做了什么尝试？家庭对治疗的期望是什么？问题的主要背景和来源是什么？这个问题还可能与谁有关？哪些问题看上去是不断重复出现的？家庭成员彼此之间是怎么交流的？家庭成员对治疗师有什么样的反应？不同家庭成员的焦虑程度如何？阻抗如何？不同家庭成员的情绪范围是什么？每个人最舒服表达的情绪是什么？还缺少了什么？

在与每个家庭成员接触的过程中，治疗师应该清楚了解家庭成员对问题的看法以及参加治疗的感受。通过控制会谈的结构和节奏，治疗师必须在会谈过程中逐步建立起自己的领导地位，同时通过自身的工作热情与职业素养与来访家庭建立工作联盟。具体的方式包括：积极表扬家庭成员的积极行为与力量，保持对每个成员的同情并尊重家庭的做事方式，聚焦特殊问题并尝试各种解决办法。另外，治疗师还应该推测出哪些行为对当前问题是没有帮助的，并要不断探求这些行为一直存在的原因。治疗师要与家庭协商治疗契约、明确家庭的治疗目标、详细讲解治疗师对治疗的结构化设计并询问家庭是否还存在任何疑问，不能忽视可能卷入的家庭成员、朋友或那些没到场但可能有帮助的人。

二、初始评估

本节将评估细分为若干方面，并按照一定的逻辑顺序加以阐述。这里只是介绍了一些在治疗前需要对家庭进行评估的主要方面，并不意味着每个治疗师都要严格地完全地执行。

（一）当前的问题

我们要关注的首要问题是家庭当前所表现出的各种问题症状，要了解问题的实质和内容。现在的问题是什么？会存在多久？谁受问题的影响最大？问题是不是只在特定场合或特定时间才会出现？家庭成员认定谁出了问题？如果一个孩子有行为障碍，他究竟有哪些表现？频率如何？在什么环境下容易出现？仅仅在学校或者家庭中出现还是都会出现？

探究家庭的问题可以从倾听家庭成员的诉说开始，用家庭成员自己的表达方式。家庭中每个成员都应该有机会表达自己的观点，了解他们对事件的描述及感受。当某一个家庭成员被认定是唯一存在问题的人时，这个人就被称为“被确诊的患者”。

最后，询问来访者对问题原因的看法。家庭成员对这个问题的见解可以帮助你提出治疗的假设。

（二）以往的尝试

在了解了家庭当前问题之后，治疗师下一步就可以探讨家庭成员是否尝试解决这个问题。家庭已经做过什么尝试？其中哪些是有效的？哪些是无效的？这样治疗师就可以避免使用来访者曾经尝试但无效的方法，从而增加他们对治疗的信任。还要了解哪些方法是来访者曾经考虑过但一直没有使用的，其他人曾经建议来访者使用的解决办法等，以及他们为什么没有使用这些方法，这样治疗师就可以发现一些影响问题发生转变的潜在障碍或消极结果。如果家庭尝试过解决问题的办法，还要注意解决问题的方式是由谁决定的？谁来执行这一决定？当有人不同意时发生了什么？一个合理的想法为什么行不通？追踪了这些过程问题，治疗师就会知道在解决当前问题之前应先解决什么问题。

此外，治疗师还要了解来访者以前是否接受过治疗。如果来访者曾接受过治疗，则要进一步了解在过去的治疗中发生过什么事。以前治疗产生阻抗的原因是什么？家庭中现在是否还有成员正在接受治疗？有时，陷入僵局的治疗也比两个不同的治疗师向相反的方向努力要好。

（三）推荐程序

治疗师了解谁推荐来访者前来治疗及其原因对治疗过程很重要。通过这一过程治疗师可以了解到来访者的期望以及他们与家庭进行沟通过的内容。在大多数情况下，来访者的推荐过程都是按常规进行的，并没有需要特别说明的，但是还是要特别注意以下几个方面的问题：家庭是自愿来的还是被迫来的？全部家庭成员都意识到还是只有某些人意识到了参加治疗的重要性？其他机构是否仍然以某种方式继续参与治疗？

（四）家庭结构

无论治疗师采用哪种方法，了解家庭结构都是一个明智的选择。家庭结构包括来访家庭存在哪些实际功能的亚系统？这些亚系统的界限是什么？夫妻关系或整个家庭的界限在哪里？是否存在第三方？家庭各成员分别扮演什么角色？家庭是否有界限保证每个个体与亚系统不受干扰？

治疗师使用家庭结构评估可以了解三代人之间的关系，其中家庭系谱图就是一种很有用的方式，可以帮助治疗师很直观地了解来访者的家庭结构。对来访者来说家庭结构会影响所有的家庭成员，每个家庭成员都是生命中很重要的人。家庭结构应该包括来访者的亲生父母，任何一方的缺失都可能是一个问题，即使来访者与他们的接触很少或者根本没有接触过。治疗师需要注意的是家庭结构并不仅仅局限于与来访者有血亲关系的亲属，还包括对来访者生活有重要影响的其他成员，例如养父母，同父异母的兄弟姐妹等。

（五）生命周期

多数前来治疗的家庭并不是一直都有问题，而是在进入家庭生命周期的转折阶段时才出现了问题。有时候这个转折是明显的，例如孩子进入青春期是家庭生命周期的一个阶段，这时候容易出现一些问题。因此，治疗师应该考虑有关生命周期的问题，家庭是否正处于某个特殊的转折时期，如第一个孩子诞生或者孩子离家独自生活。面对这些转变，父母是否遇到了困难？父母和青少年之间的冲突往往是由于青少年对独立的渴望引发的。

（六）夫妻关系

在夫妻和婚姻治疗中，治疗师对夫妻关系的评估非常重要。在治疗中即使问题表现在孩子身上，治疗师也需要评估一下夫妻关系，因为夫妻冲突或婚姻矛盾对孩子有很大的影响。例如，当夫妻关系不和，丈夫或妻子不能满足自己的精神需求时，父母可能会从孩子身上寻求情感上的安慰和需求。治疗师可以使用婚姻质量测试评估和了解夫妻关系的各个方面，例如：婚姻顺应性测试（Locke Wallace，1959）、双向顺应性量表（Spanier，1976）、婚姻满意度评估（Synder，1979）和 ENRICH 量表（Fournier，Olson & Druckman，1983）。

治疗师还要注意与义务相关的问题。如果前来咨询的两人还没结婚，是否是因为其中一人或这两人对未来的关系模式很不确定？如果已经结婚，是否有人在考虑离婚？配偶中的一方或双方是否深度卷入到与其他人的关系中？是否有一些影响夫妻关系的行为？是否存在外遇情况？治疗师可以运用婚姻不稳定指标（Marital Instability Index；Edwards，Johnson & Booth，1987）来测量离婚的可能性。

通过了解夫妻做决定的过程，治疗师可以评估配偶间的角色控制和相互责任，如他们是通过协商做决定还是由某一方做决定？是否有一方通过身体暴力或者威胁获得控制权？配偶双方是否认同自己在维系关系中扮演的角色和承担的义务？是否有一方占主导地位？

配偶之间的交往模式可以透露出配偶的关联状态。因此治疗师可以通过分析配偶的交往模式来确定配偶之间的关系状态。配偶是否独立生活？是否一起参加活动？一起参加的活动有哪些？配偶之间的亲密程度如何？他们对性关系是否满意？如果不满意，原因是什么？必要的时候治疗师可以了解他们恋爱时期的事情，如一方最初是被另一方的那一点吸引？让配偶共同讨论或者关注一个事物，这样便可观察配偶的交流模式。配偶的一方是否会倾听另一方的谈话？配偶之间是否会相互表达自己的想法和情感？他们是否能够适当地表达自己的情感？他们交流的时候是否经常使用指责的语气？此外治疗师可能还需要评估配偶是如何解决冲突的，如他们是否回避冲突？在争执的时候是否有暴力行为？

如果家庭中有孩子，治疗师还要评估孩子对夫妻关系的影响，如夫妻双方在养育孩子的方式上是否一致？双方能否互相支持？如果双方已经离婚了，仍然要考虑孩子对夫妻关系的影响。例如，父母是否在争夺孩子的抚养权？如果配偶确实没有孩子，那他们是否有要孩子的计划？他们现在还没孩子的原因是什么？

（七）家庭评估

对家庭的评估一般主要包括对家庭义务、控制、责任、关系界限、交流模式和冲突解决技巧的评估。

对家庭义务进行评估时，需要评估父母对孩子履行的义务是什么？在完整的家庭里，父母双方对抚养孩子投入的精力是否均衡？在离异或者分居的家庭里，父母双方是否都参与对孩子的抚养？如果不是，原因是什么？孩子对这件事情的看法是什么？父母是否有偏爱的孩子？孩子是否是家庭问题的替罪羊？父母是否存在影响子女抚养的问题？父母是否因为过度关心自己新的婚姻生活而忽略了子女的需求？父母是否因为工作而忽视了孩子？父母是否存在某些精神疾病？

治疗师还应该关注家庭中的控制力和责任。父母怎样管制孩子的行为举止？家庭纪律是如何被实施的？孩子因错误行为而遭受的惩罚是否适当？父母对孩子的错误行为的态度是怎么样的？家庭中是否存在身体虐待的情况？年幼的孩子是否得到父母的偏爱？

家庭成员之间的相互关联也是评估的重要方面。亲子之间有极端的冲突吗？父母是否会花一定的时间和孩子相处？父母是否会帮助孩子完成家庭作业？父母是否经常表扬孩子？父母是否经常表达亲密情感？父母对自己的孩子是否有过多的情感依赖？是否可能存在性虐待？兄弟姐妹之间的关系如何？

另外，要注意观察家庭成员之间的交往模式和解决冲突的方式。家庭成员在说话时是否会被他人打断？有没有家庭成员代表他人说话？孩子是否和父母分享自己的想法？家庭是否存在难以启齿或者难以谈论的话题？家庭是否反对某些情绪的表达，比如愤怒或悲伤？家庭成员交谈时是否会口出恶言？家庭冲突是否会升级？家庭冲突是否有固定的模式？

（八）危机状况

在初始评估中，治疗师应评估来访者处于何种危机程度，是否存在某一具体事件导致他们前来治疗，来访者有哪些资源来应对这些压力源。如果来访者处于危机之中，治疗师就要对其自杀倾向进行评估。研究表明大多数自杀者在自杀之前都会告诉其他人他们的自杀计划，因此治疗师必须对来访者表现出的任何自杀迹象保持高度警惕。

在评估自杀倾向时，可以从问来访者是否想过自杀这样的问题开始。治疗师应对以下几个方面进行评估：自杀计划的细节（是否提及了自杀的方式、时间和地点，是否已经写好了自杀计划）、致命性和可逆性（枪杀自己或是割腕）、自杀意图（是否留有被救的可能性）、接近性（来访者的支持者是否了解他们的自杀计划，是否住在来访者的附近）等。治疗师还应对来访者以前曾经尝试的自杀行为进行评估。

评估中应检查有什么可以阻止来访者的自杀行为，治疗师应倾听并强化来访者自身认为的可以不实施自杀行为的理由。

（九）家庭暴力与虐待

据估计，大约 15% ~ 20% 的家庭会发生不同形式的家庭暴力行为。殴打是导致妇女受伤的最主要的原因（Walker，1979）。暴力行为有很多形式，在不同的家庭成员之间都会发生。治疗师看到的最多的暴力形式是夫妻之间的虐待和对孩子的身体虐待，而且对老人的暴力行为也越来越常见。如果发现任何家庭暴力或性虐待的迹象，治疗师应密切关注。提问的时机可以选择全家人都在场的情况，如果有明确的怀疑者，可以单独会见家庭成员。

在发生暴力行为的家庭成员之间，主要的问题是权力和控制，还有就是拒绝被抛弃和害怕被抛弃。妻子和孩子继续生活在受虐待的家庭中的两个主要原因是情感上的依赖和缺乏经济来源。基于这种情况，治疗师应注意帮助受虐待者寻找庇护所和经济来源。

（十）物质滥用

虽然不需要询问每个家庭成员是否存在吸毒或酗酒等物质滥用行为，但是一旦发现可疑迹象，就应该直接询问，提出直接且有针对性的问题。如果家庭治疗或者夫妻治疗的来访者中有人存在物质滥用行为，治疗者要三思，不要武断地认为谈话治疗能解决他们的全部问题。

想一想

在家庭治疗过程中，哪几个评估比较重要并且能在不同的治疗过程中用到？

第三节 治疗进程

一、治疗的早期阶段

在成功介入家庭，并完成了对家庭状况的评估后，接下来该怎么做呢？这一阶段我们要记录从评估中获得的信息，依据理论分析案例来规划自己的治疗行为，从而确定治疗的目标、选择治疗的形式和干预手段，并制定出治疗计划。

（一）列出问题清单

每个家庭成员对问题的描述可能并不一致，治疗师需要概括当前的问题，并且向家庭反馈主要的问题。例如，母亲抱怨儿子总让她情绪失控，但儿子却觉得母亲太唠叨，这时治疗师就可以认为，来访者家庭系统中的主要问题是：当出现矛盾分歧时，家庭成员之间不知道该如何沟通。

有些时候家庭想要解决的问题可能不止一个，这时候就需要治疗师和家庭成员共同探讨商定问题解决的顺序，列出“家庭优先解决顺序清单”，确定哪些问题是应该优先解决的，哪些问题是下一步要解决的，这样可以帮助治疗师和家庭保持治疗的针对性。如果家庭想要改变治疗问题，治疗师可以回顾问题清单并和家庭讨论。此外，问题清单还有助于判断何时结束家庭治疗。

（二）考察问题的相关历史

回顾来访者先前的治疗经历对治疗是很有帮助的。治疗师应确定来访者的问题是新出现的还是存在已久的，是急性的还是慢性的。同时还要关注来访者当前或过去的治疗资源，通过联系来访者先前的治疗师（在你持有了来访者的书面许可后）也能获得很多重要的信息。

（三）分析案例

不同的理论对同一问题可能有不同角度的理解，主要有四种家庭治疗理论构架：历史理论构架、结构理论构架、过程理论构架和经验理论构架。这四种理论构架对问题或症状有不同的系统解释。

历史理论构架主要是通过历史事件理解当前的问题。代际模型和其他的跨代理论以及客体关系治疗都是符合历史理论构架的。它们利用从过去的历史事件和家庭出身中得到的线索去理解对待当前的问题。历史理论构架的主要评估工具是家庭系谱图，主要的干预手段有自我分化训练、解除三角关系、解释、维系环境和写信等。

结构理论构架要求我们充分了解当前存在的问题。判断是否是因为家庭结构缺陷（如被卷入或不受约束的界限的划分）引起的，还是因为不恰当的等级关系（如担当父母角色的孩子）引起的。主要的评估方法是表演和家庭结构图，主要的干预手段有介入、模块化、关系重构、去平衡和设置界限等。

过程理论框架包含了很多方面的家庭治疗理论，包括策略性理论、问题解决为中心的理论、心理教育理论、沟通理论、认知行为理论和行为理论。该理论框架强调家庭当前的问题主要缘于家庭经常使用无效交往模式。他们认为家长会因为孩子走开而对其发怒，但这会导致孩子更频繁地走开，从而引发家长更多的愤怒。过程理论构架的主要评估工具是循环提问和假设，主要的干预手段有指导、反其道而行之、排除、强化改变、缔约、技巧训练和复述故事等。

经验理论架构则认为缺乏情感表达是导致家庭出现问题的原因。主要的理论有经验主义理论、符号表达理论和叙事理论；主要的评估工具有塑造、讲故事和复述故事等；主要的干预手段有重构、自我暴露、确认、幽默、隐喻和心理剧等。

实例观察

一个表现出抑郁症状的42岁的女性的案例

案例资料：来访者有22年的婚龄了，有两个孩子，一个21岁，一个17岁，她抱怨自己总是感到很疲劳、缺乏动机、好哭泣，对未来的婚姻生活感到绝望，与母亲的关系很亲密但又很冲突，最近由于被解聘而感到很忧伤。来访者的丈夫兼职从事建筑工作，工作不稳定，经常过度饮酒。他们在金钱问题和家务问题上的纷争越来越严重。治疗师和来访者商量后，确定从来访者表现出的抑郁症状入手开始治疗。

具体分析：代际理论构架从历史的角度看问题，认为当前出现的问题是过去的某些环节的循环再现。抑郁症缘于某些未澄清的原生家庭事件，尤其是来访者和自己母亲成为未分化的团体。

评估的工具：三代家庭系谱图

主要的干预手段：完善并解释家庭系谱图；给母亲写信；询问来访者她应该继承原生家庭里的哪些模式，应该摆脱什么模式，训练来访者将自己和他人分化。

讨论：

1. **结构理论构架**。认为家庭当前的问题缘于不恰当的家庭结构、家庭等级或界限划分缺陷。抑郁症是因为不恰当的家庭等级结构造成的，在这个家庭里，妻子是唯一的家长。丈夫的酗酒行为以及不稳定的工作模式严重影响了他在家中的权威。妻子的失业使得这种家庭结构缺陷表现得更加突出。结构理论构架的主要评估工具有：介入，设定家务和财务分配规则，设定来访者和其母亲相互指责的规则以及家庭结构图等。主要的干预手段有：重新划分家庭分工界限；让家庭中的青少年和父亲承担更多的家庭责任；这样母亲就能抽出时间休息和找工作；减少来访者和其母亲之间的电话联系以控制他们之间扩散的界限；布置夫妻约会，构造清晰的丈夫与妻子之间的子界限。
2. **代际理论构架**。认为抑郁症来源于来访者和丈夫之间交往行为的顺序，尤其涉及理财和家务工作。抑郁症是“内在的”认知和情感之间对话的凝固停滞。治疗师应通过循环提问了解夫妻之间交往行为的顺序，记录来访者在压力环境中的“无意识思维”和行为。主要的干预手段是：研究夫妻共同合作时的交往顺序；用理性思维代替无意识的“非理性的”思维。
3. **经验理论构架**。认为抑郁症是由于来访者在家庭中无法宣泄自己的愤怒和恐惧。来访者独自承受自己的感觉，她觉得很难向其他家庭成员表达这些感觉；丈夫以酗酒代替其情感的直接表露。主要的评估工具有塑造和家庭制图，询问家庭发生的故事。治疗师应听取来访者家庭塑造和制图的报告；向家庭成员直接说明并表达自己的情感，确认每一个人的感受；要求家庭成员他们的家庭故事展开新的篇章。

根据在开始几次会谈中搜集到的信息，分析家庭呈现的问题，并把问题对应到某一种家庭理论构架，分析家庭出现问题的原因。

（四）有效理论构架的选择

治疗师应选择最有效的理论构架和具体的理论方法解决当前的问题。这个选择受治疗师的理论取向和经验、专业研究成果、治疗受到的财务约束、治疗持续的时间以及家庭成员参与治疗的意愿和可能性的影响。现在，大多数家庭治疗师在训练中会学到许多不同的家庭治疗理论。有一些治疗者可能认为某一种理论比另一些理论更有效，会偏好于某一种家庭治疗理论，倾向于用某些特定的方式分析和处理来访者的问题。治疗师应认清自己所偏好的家庭治疗操作的优点和缺点。

从不同的理论构架角度分析问题，有助于分辨最有效的理论构架和干预手段。如果一个理论看起来很适合某个案例，而且治疗师也掌握了必要的技巧，那么就可以着手去做。如果只知道某一理论是如何解释问题，但是不知道如何运用这个理论相关的干预手段，那需要我们去咨询有经验的人士以及自学有关的干预技巧。如果能用两种以上的理论观点解释来访者的问题，可以和来访者商量使用哪一种理论框架。考虑各个方面的影响，选择最适合、最有效的干预手段。

现在，越来越多的精神障碍病症治疗实施大纲都是缘于基础的专业研究，治疗师应了解并使用这些信息，帮助自己更好地进行治疗。

二、治疗的中间阶段

一旦安全通过了开始阶段，就来到了开阔平坦的中间地带。这一阶段是大规模进行治疗的时候。但是人们可能会发现这块土地并不像最初看起来那么平坦，仍然有很多的沟壑。前进两步又后退一步，这可能是治疗中间阶段的最普遍行为范式。有时候，一个家庭在最初的时候有了进步，但是又倒退了，甚至回到原点。

人们对于改变总是有一种矛盾的心态，由此产生的内心挣扎在任何情况下都是不可避免的，在治疗中也是这样。结束旧的方式，开始新的方式，这一挑战是所有治疗过程的中心。改变所包含的不仅仅是学习新的技巧和角色，而且经常要让家庭成员放弃那些长期以来被认为是“生活”的东西。例如，一位母亲，在她的记忆里，她不仅关注孩子，而且总是把孩子放在第一位，但现在，她必须更多地为自己着想，并更多地考虑与丈夫的关系。这不仅要求她去发展更高水平的亲密感和自我认知，也要她放弃一些她所认为的为母之道。这是一种改变，即使只是很短的一段时间，它也会在这位母亲的价值认同及自我认同上凿出一个洞，而且是一个在她能填满之前（建立新的价值认同及自我认同前）会带来悲伤的洞。这种悲伤可能导致中间阶段的停滞不前甚至到退。

（一）打破僵局的方法

那么，在这种倒退或者停滞不前的情况下，治疗师应该做些什么呢？打破僵局非常重要。下面是一些可供参考的办法：

1. 碾磨法

碾磨法是在治疗过程中常用的办法。虽然这样做可能会惹恼甚至激怒来访者，但为了让治疗继续走下去，治疗师需要在同一块地面上反复地慢慢碾磨。这样的方式对家庭是很有用的，特别是对那些危机导向的家庭来说。因为这些家庭从来没有培养出坚持不懈与彻底解决问题的技能，他们总是很快就放弃或者分心。治疗师的持之以恒将最终渗透进他们的思想，目的是让每个人都不要放弃或者离开，帮助他们看到倒退来源于对改变的焦虑，让他们看到每个人都可以用不同的方式来应对改变带来的压力。

2. 混合法

在已经建立和谐关系的基础上，可以通过改变形式、引进体验式作业来强化技巧和观念。

具体的方法有：引进新的成员如祖父母；会见所有的兄弟姐妹或单独会见他们；用一些有指导性的比喻；让家庭成员做生活的雕塑；或者让他们绘出自己看到的家庭生活形态等。这样做可以帮助避免治疗中间阶段的停滞，让家庭保持兴趣和参与的热情，而且有助于发现阻碍进步的症结。

3. 正常化

让家庭成员事先知道治疗中会产生危机、出现倒退，或者“替罪羊”的转换、焦虑感、矛盾等状况。这样做，一方面可以给家庭一种控制感，另一方面可以让他们明白在改变的过程中自己必须要承受什么，从而帮助治疗师和家庭保持勇气。

4. 处理失落感

当家庭成员出现失落时，一种简单的处理方式就是直接谈论失落。治疗师可以通过询问家庭成员感到正在失去什么或者害怕失去什么，帮助其明白前进是需要放弃一些东西的。同时，使他们认识到即使生活艰辛，我们也可以看到希望。

这种讨论可以避免家庭不必因为突然的停滞而灰心，而且它还可以让治疗通往体验家庭里的一个重要的情绪——悲伤。那些过去的、未被表达的、尘封已久的失落情绪可能会被突然刺激。但当这些情绪表现出来并得以表达时，失落感就会开始消散。

5．勇敢

勇气是应对所有停滞与后退的最基本的办法，在一定程度上治疗师是来访者的榜样。在咨询遇到困难时，治疗师的勇敢和坚持对取得良好咨询效果有非常重要的意义。即使咨询中出现了分心的事情或者家庭成员的行为回归到原来的模式，治疗师都要勇敢面对家庭和自己的焦虑，这样才能追踪家庭的情绪脉络。当矛盾和悲伤开始显露时，要诚实地挑战作为治疗师的自己和家庭，抵制住回到原点的诱惑。

6．督导

督导是最重要的帮助手段之一。治疗师必须学会和督导分享具有挑战性的问题和个案，学会向督导寻求帮助而不仅仅只展示自己成功的案例。治疗师必须给予督导反馈，确定需要获得哪些方面的指导，或是告诉督导你目前遇到的棘手问题。在有些案例中，还需要告诉督导他的建议不适合这个家庭。然后和他们一起探讨新的更有效的方法。

7．自我指导

除了从他人那里获得帮助外，治疗师还必须学会自我反思。一个简单的方法是看自己的治疗录像，这样可以以一种更加客观的视角看待治疗。

当治疗进入僵局时，治疗师可以从以下这些方面进行自我反思：

- 作为一名治疗师，我是不是比来访者做的更多？
- 如果改变现状，来访者将会受到什么消极影响？
- 当前的问题有没有积极的意义？
- 我清楚地了解到来访者的意图了吗？
- 我充分进入到治疗中了吗？
- 来访者充分相信我吗？
- 我是否将自己的问题和来访者的问题混淆在了一起？
- 我在治疗中的反应是否与整个治疗系统保持一致？
- 我是否偏向了某一个人？
- 我是否确定了治疗的重点？

8. 检索文献

阅读家庭治疗方面的大量文献同样可以帮助我们解决棘手的案例。当面对一个特殊的案例、遇到比较罕见的问题或者来访者时，阅读文献可以获得更多的信息。例如，当面对一对患有不育症的夫妇时，可以通过阅读这方面的书籍或者文献，了解不育症夫妇可能遇到的问题。治疗师不可能全知全能，因此，不断的了解和学习有助于治疗顺利进行。

（二）可能遇到的问题

1. 阻抗

阻抗是指在家庭治疗过程中所有阻止治疗系统达到最终目标的行为的总称。治疗系统包括所有的家庭成员、治疗师以及治疗进行的环境。当治疗系统的三个要素同时发生阻抗并产生相互作用时，阻抗往往导致家庭治疗的失败或终止。

阻抗是治疗过程中必然会遇到的情况，由治疗的干预而产生，而并非一种失败。来访者害怕改变系统，因为未来难以预测。对有些来访者来说，改变旧的应对方式是可怕的。当出现阻抗时，治疗师应该给予来访者情感支持，帮助他们认识到矛盾的存在。承认改变是艰难的、令人不安的和不舒服的，但治疗师还可以运用反其道而行之的方法告诉来访者“你改变得太快了”“你的速度太快了”或者“可能以前的方式也挺好的”等等，将阻抗还给来访者，让来访者重新评价自己的成长需求。

2. 治疗师卷入到系统中

初为治疗师，个体很可能陷入到家庭过程中，具体表现为：治疗师根本没有在引领过程，而是手忙脚乱地跟在后面，或者被卷入到家庭相互作用的漩涡里。如果治疗师缺乏技巧和勇气，家庭会发现他们在治疗室做着和家里一样的事情，就会感到无能为力、压抑、筋疲力尽、困惑。

当治疗师卷入家庭系统中时，他可能会发现自己成了孩子们的一员，或者成了那个刚去世的祖父的替身。虽然表面上看这样可以又快又容易地减少周围的焦虑，但实际并非如此。虽然家庭知道他们在治疗，但所有发生的事都让他们觉得很熟悉。治疗师不再能带动家庭走出原有的范式，家庭也不再可能感受到那些会让他们感到不舒服的问题。

3. 反移情

反移情是指治疗师将其人际关系带入到治疗关系中的过程。它既可能是积极的，也可能是消极的。比如，治疗师可能没有缘由地关心、注意来访者，或者来访者并没有任何不当之处但治疗师却对他感到反感、厌烦等。反移情对于治疗师来说，既有有利的一面也有不利的一面。当治疗师认识到自己的反移情倾向时，会学会更好地认识自己；但是，一旦治疗师将自己的情绪带人治疗过程，他就可能会失去判断力，失去必要的反应形式和帮助对方方式的客观性，而受到一定程度的主观影响。

不管一个治疗师的经验有多么丰富，自身寻求治疗或向同事咨询也是其职业发展的一部分。如果来访家庭的问题与治疗师本身的家庭问题有类似的地方，那么就会给治疗增加负荷。要预防这种情况的发生，一个主要的防线是寻求好的督导。因为督导离家庭系统更远，他能看到治疗师可能看不到的范式并能帮助治疗师充分地认识到在其案例处理过程中出现的歪曲反应。这种自我督导要求治疗师充分地了解家庭，了解自身及自身内在的弱点。

总之，治疗师在心理咨询的过程中要不断的反省自己，通过与同事之间的互相监督提高认识，并能够在问题出现后即时以有效的手段加以纠正。

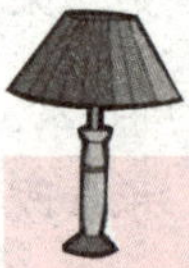

在咨询过程中，以上这三个问题可能会以不同的形式的出现。所以，在学习的过程中，咨询师要注意这三个问题，并且学会处理办法。这可是难点哦！要认真学习。

（二）治疗中间阶段核查表

作为一个家庭治疗师，请思考一下正在进行的案例或者过去的案例，以下问题将有助于自己的思考：你会在什么时候停下案例？当你想坚持下去的时候会怎么做？什么时候的停顿是阻抗？什么时候的停顿是思考？你是否对家庭的改变承担了过多的责任？当治疗进行到一定程度时，治疗师需注意以下问题：

（1）以整体观面对治疗过程，即使会见亚系统的成员，头脑中也要有整个家庭结构图，不要忽视任何一个人或者关系尤其是那些总想回避的人。

（2）在治疗中尊重和理解来访家庭，努力培养每个家庭成员的责任感，促进彼此间的相互理解与接纳。避免全方位指导或控制家庭，这样会造成家庭成员无法将其内化为自己的方式，也无法改变家庭成员之间的关系。

（3）必要时可以使用紧张气氛去挑战家庭成员，克服阻抗，或者使用移情技术转化家庭成员中存在的防御机制。

（4）反复检查治疗是否进入高原效应，是否停滞不前。治疗师在选择谈话内容方面是否过于积极主动？治疗师是否过于注意与家庭建立良好的关系而忽视了关注家庭的冲突？治疗师本人是否进入家庭而扮演了一个角色？是否在弥补家庭角色的缺失？当治疗师发现自己在扮演家庭所需要的角色时，应该考虑这个角色应由哪个家庭成员来承担，鼓励并且督促这个成员承担这个角色。

(5) 使用以下问题进行治疗反思，以最终促进治疗技术的提高。如：哪些来访者是最难对付？你是如何反应的？你通常会扮演什么角色？这一角色是否限制了你的治疗灵活性？和督导或者其他治疗师讨论你的反应是否有帮助？你觉得哪一类问题最困难？你的情绪底线是什么？你自己倾向于运用什么合理化的方式？你如何处理自己或他人的失落感？这些是否暗示了你过去没有解决但是应该注意的问题？

三、治疗的结束阶段

治疗的结束阶段不应该是突然地，即治疗的结束既不应该让治疗师惊讶，也不应让家庭惊讶。在好的治疗中，对治疗持续时间的预期应该是公开的。每个会谈都是有期限的，治疗师有必要在首次会谈时就告诉家庭，因为时间限制会推动他们努力合作而且有助于他们选择和集中于最急迫的问题。如果治疗期限是随过程而定的，并随问题和家庭的性质而变化，也应该直接告诉来访者让家庭清楚地知道。

好的结束，就像好的开始和过程一样，需要特有的临床敏感性。

（一）结束时刻

治疗一般是在成功达到治疗目标之后结束的。尽管有时来访者会提起结束治疗的话题，但是一般是由治疗师发起讨论结束治疗的时间（Fischet et al，1985）。如果治疗师能够清晰地确定治疗目标并且对其操作化，那么就很容易确定结束的时间。如果治疗目标不易确定或者无法操作化，治疗师可以依靠一些其他的指标来确定结束的时间。当如果来访者不知道再和治疗师说些什么时，这通常是治疗需要结束的一个信号；如果来访者和治疗师在咨询时间内花很多时间进行非治疗性的谈话或闲聊时，治疗也应该结束了。

结束家庭治疗时可能遇到的一个问题是，并非所有的家庭成员都准备好了结束治疗。最有效的方法是等所有的家庭成员都对结束治疗充满信心时再结束治疗。还有一种情况是家庭成员有不同的治疗目标。来访者对治疗抱有不同的期望，治疗师需要帮助家庭成员相互妥协，达到一致的治疗目标。

（二）结束治疗的方法

应该把结束治疗看做是一个过程而不是一个事件，结束治疗并不仅仅局限于最后一次治疗而是从更早就开始的一个过程。如果来访者的社会支持系统不够强大，那么治疗师就要预料到来访者可能会和治疗师发展强烈的依赖关系，来访者可能在结束治疗时更加敏感并且产生失落感，治疗师要在治疗期间就有意识地帮助来访者建立更强大的支持系统。如果治疗师将结束治疗看做一个过程，结束治疗就会更加成功。

有两种结束治疗的基本方式。可以给家庭一个选择，治疗师只需要坚持执行就可以了。

1．预设离别法

坚持以相同的频率会面，但是设定一个日期，可以是几周后或者几个月后，作为结束的时刻。一般那个日期是治疗师和家庭一起商定的，可能是某个方便的日子，比如说暑假或者新学年的开学。“预设离别”的方法能起到心中有数的效果，对于家庭来说更清晰、更确定，但也可能增加焦虑。

2．逐步消退法

开始延长两次治疗单元间隔的时间，用较长的一段时间来调整会谈的节奏，每周一次然后是每月一次，两个月一次再后来是三个月一次，如果需要的话最后六个月一次。“逐步消退法”可以给来访者一些时间来巩固在治疗中取得的进步，让家庭有机会看到他们自己确实能处理自己的问题了，因而会减小焦虑。但是“逐步消退法”也可能让人觉得目标不那么明确，或者因为拖拖拉拉可能会突然冒出来其他的一些发展性的生活事件，引发继续下去的需要或者使治疗急转而下。

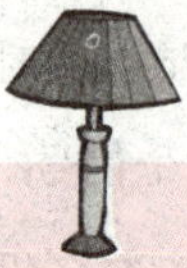

学会这两个结束治疗的方法，能够让咨询过程更加顺利哦！

（三）结束治疗时的任务

在结束治疗时，治疗师需要注意三点：

- 帮助来访者巩固在治疗中的进步。结束治疗前应该强化来访者在治疗中学习到的新技能、行为和思维方式。

- 鼓励来访者，让他们对自己的能力充满信心，去应对他们将来的问题。使来访者和治疗师之间的力量得到平衡，减小来访者对治疗师的依赖，增强来访者的自信。
- 处理因治疗结束而产生的失落感。许多来访者与治疗师建立了亲密的关系，结束治疗时，他们会感到失落。这种情况最常见于个体咨询中，但在家庭治疗时也会出现这样的情况。那些社会支持网络不够强大的来访者常常会产生失落，治疗师需要了解并且应对这种失落情绪。

（四）结束治疗时的特殊问题

治疗结束时出现的特殊问题有：

1. 治疗师是否接受来访者的礼物

一些治疗师认为，在任何情况下他们都不应该接受来访者的礼物。也有一些治疗师认为，如果来访者的礼物不是很贵重，可以接受。不接受任何礼物的好处在于不用判断礼物是否太贵重而不接受。拒绝接受来访者的礼物的不利之处在于这样会伤害来访者的感情，特别是当来访者的礼物具有象征意义的时候。治疗师必须依照原则做出自己的选择。

2. 来访者想与治疗师保持治疗之外的关系

一般的建议是应该避免这样的情况发生。如果治疗师和来访者在治疗结束后还保持关系，来访者需要继续接受治疗的话，治疗师可能会受到与来访者的双重关系的影响。因此，避免结束治疗后与来访者保持关系的主要原因在于，当来访者需要的时候可以继续接受治疗。

3. 来访者不想结束治疗，他们希望以较低的频率继续接受治疗

一些治疗师把这种要求看做是来访者过分依赖治疗师的信号。有些治疗师则认为这样的安排是合理的，对一些来访者是必要的。一些治疗师也提倡延续治疗来巩固治疗效果。当来访者要求继续治疗时，需要仔细评价这一要求背后的动机。这一要求可能确实是一种依赖的表达，特别是有些来访者提出要更频繁的见面时。治疗师需要帮助来访者发展他们的支持系统来减少他们的依赖。当然，要求继续治疗并不一定都是依赖的表现。一些来访者希望能定期地见治疗师来帮助他们维持健康的家庭关系。对于这样的来访者，他们的确想要继续成长。治疗更多的是教授指导而非起到解决问题和危机的作用，可以帮助来访者继续更好地成长。

（五）结束阶段核查表

在治疗结束阶段，我们需思考以下问题：

- 家庭是否又有所改进？
- 家庭是否满足于他们从这里学到的内容？他们是否还想进一步了解自己并且促进他们的关系？
- 家庭是否已经知道他们所做的哪些事情是无用的以及如何避免将来发生类似问题？
- 问题的小反复是反映出某些重要问题没有解决还是家庭只是需要在没有治疗师的情况下重新调整功能？
- 家庭成员是否真正促进了相互关系，并能够更好地解决家庭内外问题？

本章概要

本章介绍了家庭治疗的基本流程，包括会谈前的准备阶段、初次会谈、初始评估、治疗的早期阶段、治疗的中间阶段和结束阶段。

在初次的电话接触中，要注意来访者对治疗的期望和焦虑，有效地倾听并给予反馈，确定谁来参与治疗，形成初步的治疗假设。

在初次会谈时，经过预览，开场，界定问题，探究，创设体验，返回问题，制定目标和家庭作业，治疗师应介入来访家庭，与来访家庭建立信任，确定来访者的期望，诱发来访者的治疗动机。评估时应注意关注当前的问题，以往的尝试，推荐程序，家庭结构，生命周期，夫妻关系，家庭评估，自杀，物质滥用，家庭暴力和虐待等方面。

在治疗的早期阶段，应制定治疗计划，根据理论分析案例，并且选用最有效的理论构架和方式进行干预。在治疗的中间阶段，则应注意打破僵局，使治疗继续前行。最后，完善地结束治疗。

关键词

初次会谈　　初始评估　　治疗计划　　理论构架　　打破僵局

复习题

1. 在初次的电话接触应注意些什么问题?
2. 初次会谈的流程是什么?
3. 初次会谈的任务是什么?
4. 怎样进行家庭评估?
5. 怎样制定治疗计划?
6. 如何打破治疗僵局?
7. 如何结束治疗?

第七章

家庭治疗的基本技术

学习重点

1. 掌握会谈技术的基本方法
2. 了解家庭治疗的基本技术
3. 掌握并会应用家庭治疗的常用技术

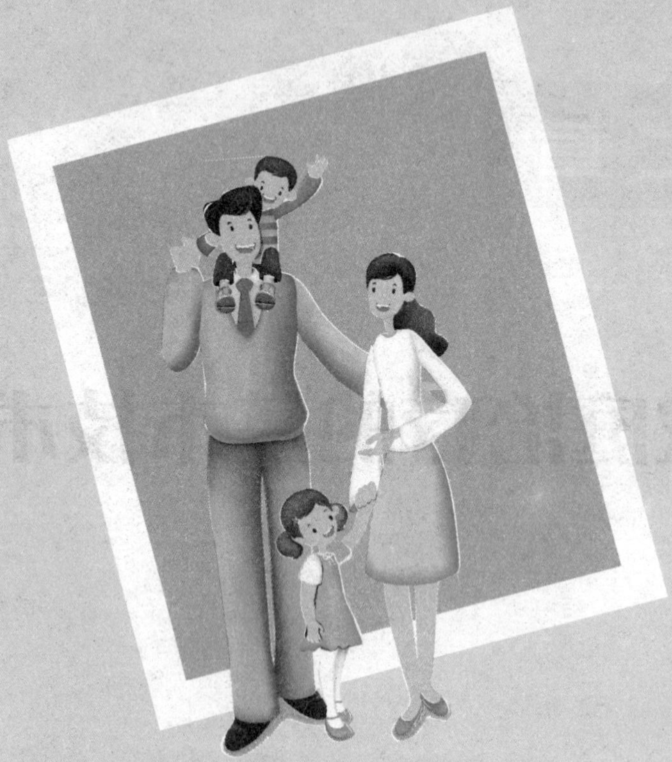

案例研究

学习动力不足的小华

小华，男，19岁，某重点大学二年级学生。第一次咨询时，小华是由爸爸妈妈、叔叔婶婶带来的。来访的原因是小华父母希望他能像堂哥（叔叔婶婶的儿子）一样毕业后出国留学，但他却学习动力不足，尤其对英语不感兴趣，父母十分担心他现在的学习状况，所以希望治疗师能帮助他重建学习兴趣。

首次会谈中，治疗师首先向家庭成员介绍了自己，然后询问每个成员的名字（及其希望在会谈过程中如何称呼自己），最后询问每个来访成员的目的。会谈中，首先说话的是小华的叔叔婶婶，这让治疗师很吃惊。叔叔婶婶的儿子——小华的堂哥目前在美国留学，小华和堂哥学的是一个专业，他们希望小华也能像堂哥一样，现在学好英语，以后好出国留学。询问父母的意见，父母也希望这样。而当询问小华时，小华说自己没什么意见，父母叫过来就来了。

在后来的会谈过程中，治疗师了解到，从小到大，小华的很多重大决定都是父母做的，包括考什么学校，学什么专业。

治疗师分析，这很有可能是影响小华学习动力的最大因素。父母可以帮助小华做决定，但是不能代替小华做决定。所以治疗的目标和方向在于让小华学会为自己的行为负责。

针对这样一个典型案例，家庭治疗师该怎么做？

第一节 治疗关系的建立——会谈技术

众所周知，治疗关系对于一个治疗能否起到效果至关重要，家庭治疗尤为如此。治疗师只有在与来访家庭建立起良好的咨询关系后，才能与家庭一起协作，帮助他们做出更好的改变。在个体咨询中，治疗师一般会采用同感、倾听、接纳等方式与来访者建立关系。在家庭治疗的过程中，治疗师除了可以应用个体咨询的一些基本技术，还可以使用一些特殊的会谈技术和技巧。那么，初学者在此过程中，通常需要掌握哪些技巧？又会碰到哪些问题？怎样解决这些问题？本节将着重探讨这些问题。

一、常用的建立治疗关系的会谈技术

这里将主要介绍一些建立治疗关系的技术。初学者应该记住，这些技术并不是一成不变的，每个人都有自己的资源，每个治疗师也都有自己的方法去建立关系，你可以参考以下方法，但是最重要的是运用自己的方法。

（一）与每个家庭成员接触

家庭治疗中，来访成员往往是一个核心家庭或者是扩展家庭的成员，治疗师同时面对的往往是好几个人，因此与每一个人的接触是建立良好治疗关系的第一步。治疗师与家庭成员接触的方式有很多，比如依次询问他们的名字，向他们介绍自己，询问他们的来访目的等等，还有其他一些方法，如真诚地赞美别人的外表等，都是我们平时在生活中常用到的。治疗师在使用时应该谨记，千万不要强行要求自己去迎合家庭。

以引言的案例为例，治疗师可以依次询问来访成员的名字，以及和孩子的关系，为什么来寻求家庭治疗帮助，等等，以实现与家庭中每一个人的接触。

在与家庭成员接触的过程中，治疗师要注意千万不要忽视儿童，不要以为他们不懂事，就不和他们打招呼，在治疗室中，同样要和孩子建立良好的关系，在后面我们会专门谈到如何与比较小的孩子建立关系。此外，对那些被强行带入咨询室的人，治疗师也要给予高度的关注与重视，比如因学习问题或者行为问题被父母强行带到治疗室的孩子，或是因为夫妻感情问题而被妻子强行带来的丈夫等，我们将在下文具体介绍与之建立良好关系的方法。

（二）真诚地表现出对来访家庭的兴趣和关心

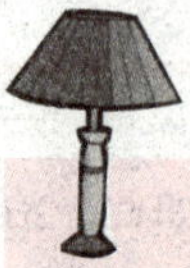

真诚地表现出对来访家庭的兴趣和关心，这是获得来访家庭信任，让来访家庭感到被关注的关键。

研究者指出，治疗师对家庭的兴趣和关心本身就具有治疗作用。试想一下，如果治疗师对来访家庭的问题表现得不关心或没兴趣，很可能会造成来访家庭的退缩。特别是对于有绝望感的家庭，咨询师的忽视会造成家庭的脱离或以后咨询过程的困难。

在家庭治疗的过程中，治疗师表现出对家庭的兴趣和关心的方法主要有追问、积极倾听和同感等。例如在家庭谈到一个问题时，治疗师可以追问："那接下来发生了什么事情？"或者"这件事情对你们产生了怎样的影响"。需要注意的是，治疗师表现出的关心必须是真诚的而非虚假的，这样才能获得来访家庭的信任和接纳。

（三）对每个家庭成员进行共情

家庭治疗与个体咨询最大的不同在于咨询人数的不同，家庭治疗中的来访者人数一般都在两个或两个以上，这就很容易造成治疗师在共情时的困难。一般情况下，个体治疗师只需要对一个来访者做出共情就可以了；家庭治疗师则需要对家庭的每一个成员进行共情，因为这些成员之间的情感往往都会有矛盾和冲突的地方，自然会造成家庭治疗师共情的困难。

怎样能够使这种共情变得容易一些呢？治疗师只要能够保持中立，避免情感卷入，就能比较容易地做到对每一个成员的共情。此时最重要的是要记住，治疗师的共情是中立的，并不是站到谁的一边。

例如在前面的案例中，父母和叔叔婶婶的立场是希望孩子能够像堂哥一样学好英语出国留学，小华的立场则不一定与父母一致（如果一致，他就会好好学习英语了），因此小华的行为明显有阻抗。此时，治疗师需要去共情的这两个部分就是矛盾的，因此需要对双方都进行共情。

对冲突更加鲜明和激烈的来访者家庭而言，共情就更难了。比如一对冲突的夫妻，两个人都有很强的控制愿望，都不愿意改变。妻子希望丈夫能够对自己多一些关心，能够帮助自己做一些家务事，因为妻子在家中又要照顾三岁的孩子，又要做很多家务。丈夫则希望妻子能够理解自己，因为自己工作很忙，要挣钱养家。丈夫还不希望回家就看到妻子冷漠的表情，但是妻子因为每天的劳累就是热情不起来。这个时候夫妻二人的情感冲突比小华的案例更为激烈。这里需要注意的是，治疗师需要保持中立，对家庭成员进行共情，而不是做谁对谁错的法官。

很多时候家庭成员会向治疗师求证——你说他这样做是不是很过分？你看我是不是有道理？你说这个孩子是不是太不好管教了？等等，治疗师要做的只是对他们共情、支持而非判断。

（四）接纳来访家庭，获得信任

获得信任非常重要，是咨询进一步展开的有力保障。

对来访家庭成员的接纳，是治疗师获得信任的重要元素。然而，接纳的难点在于接纳与治疗师价值观相悖的东西。在中国的家庭治疗中，很多行为是不被社会所认可的。如偷东西的孩子，不去上学的孩子，婚姻中的第三者，家庭中的施暴者等。在治疗会谈过程中，接纳来访家庭是最基本的。某些来访者在谈到一些敏感话题的时候，往往会观察治疗师的反应，因此新手治疗师不仅要觉察自己的语言反应，还要觉察自己的身体反应。如当来访者谈到自己小时候受到性骚扰时，治疗师可能语言上在进行同感，但身体却突然往后倾，脸上透着厌恶的表情，这样势必会影响来访者对其信任。因此，这里所说的接纳是治疗师全然接纳的一种状态，并不只是语言的接纳。

除了对来访者行为的接纳，还有对来访者情绪感受的接纳。千万不要对某个来访者说："你有这样的感受是不对的""你不应该悲伤，你要振作！"这样也会影响来访者与你的关系。不管来访者拥有什么样的情绪感受，治疗师都要表示接纳。

（五）创设安全的治疗环境

治疗环境能否让来访家庭觉得安全，也是影响到治疗关系建立和治疗效果的一个重要因素。这一点与个体咨询一样，二者都需要有一个相对安静和封闭的环境。特别需要注意的是治疗室的隔音效果，要避免噪音影响到治疗。由于在家庭治疗中来访的成员比较多，所以家庭治疗室要比个体治疗室大。另外房间里要准备足够多的座椅，这种准备会让来访者感到被接纳，同时会向来访者提示：大家都是需要参加治疗的，治疗并不是某一个人的事情，而是全家的责任。

（六）运用好奇心

很多时候，好奇心在建立治疗关系中也会起到很好的作用，正是因为人的好奇心，才会使我们去探索问题发生发展的原因，以及解决问题的方法。

但是在治疗的过程中，也要慎用好奇心。需要注意的是，治疗师在治疗会谈中的好奇心是以来访者为中心的，以帮助来访者解决问题为导向的，并不是为满足治疗师的私欲，比如窥视欲这样的欲望的。所以，初学者在运用好奇心时要能够进行区分。

（七）相信来访家庭可以解决他们的问题

在治疗过程中，信任是相互的，治疗师除了要给来访者信任感之外，还要信任你的来访者。要持有这样的信念：大部分情况下，来访家庭可以解决他们的问题。当然，这需要治疗师引导来访者，并以确立一个合理的改变目标为前提，这一点在后面的小节中会讲到。治疗师对家庭的信任是可以传递给家庭的，同时信任也具有一定的治疗作用，让家庭对自己更有信心，为自己的问题负责，为改变负责，而不是简单地依赖治疗师。

（八）良好示范

良好示范也是建立咨询关系的一部分。如，有一个来访家庭因为亲子冲突而来寻求家庭治疗帮助。在刚开始的过程中，治疗师致力于和父母及孩子建立关系，尊重和同感、理解每一个家庭成员。父母会惊奇地发现，为什么女儿在家里和父母一句话都不说，在治疗室却说了这么多？女儿的想法父母都不知道？此时治疗师的良好示范起了很大作用，不仅能够让治疗师与家庭建立起良好信任关系，同时也具有治疗作用。接下来，治疗师可以让父母和女儿一起来分析，为什么在治疗会谈中女儿愿意表达自己的看法而在家里却不愿意；后来父母可能会发现问题在于他们平时总是以命令和指责、否定的口吻同女儿说话；最后，治疗师可以让父母学习使用尊重、同感和理解的方式和女儿沟通。这种行为示范比言语的力量要强很多。

（九）强调改变

在建立关系的初期，治疗师也要强调改变，强调家庭所面临的问题是可以改变的，这样做可以带给家庭改变的信心。同时，强调改变的另一个作用是让家庭做出改变的承诺，因为现实生活中的大部分人都不愿意改变已经习惯的方式，做出改变承诺可以在一定程度上推动来访者解决问题。

二、初学者常碰到的问题和解决方法

想一想

作为初学者的你会碰到哪些问题呢？下面的问题是你经常碰到的吗？结合自己的体验谈谈感受。

家庭治疗与个体咨询有很大的不同，因此初学者将面临很多的挑战。在家庭治疗中，治疗师需要面对的是好几个人。在处理每个个体的同时，还需要处理家庭系统中的复杂互动，因此情况要比个体咨询复杂很多。概而言之，初学者需要注意以下几个方面的问题：

（一）聚焦于关系建立，而非聚焦于问题

治疗初期，初学者经常碰到的问题就是，他们往往习惯于将问题聚焦在来访家庭的问题上，总希望自己能做点什么来帮助他们，却忽略了对家庭的理解与支持。比如，一

对夫妻希望解决他们的财政分配问题，妻子希望能够将钱更多地花在改善居住条件上，而丈夫却认为应该将钱用于投资。初学者往往会关注到他们争论的事情本身，并会帮助他们分析花在改善居住条件上的好处，用于投资的好处等。但此时治疗师往往会发现，夫妻二人并没有冷静下来接受他的分析，反而因为孰是孰非进行了非常激烈的争吵。

这个案例中的治疗师就忽略了对来访者的理解和支持——在这个来访者家庭表面的问题之后潜藏的是，妻子觉得很委屈，而丈夫觉得妻子不够理解他。如果治疗师在建立好关系之后再去帮助来访者进行分析，就能让来访者更加信任他，同时也愿意与治疗师一起去分析、挖掘家庭中的问题。而治疗师在不适宜的时候进行分析，无疑会引起这对夫妻的冲突——双方都必然想通过治疗师去说服对方。

> 让来访者感到自己被理解和支持是建立良好关系的关键，所以治疗的第一步不是聚焦于问题，而是聚焦于关系的建立。

（二）如何与儿童建立关系

对于来访家庭中的儿童，治疗师也要尊重他们，要试着去询问他们的意见，与他们对话和交流，而不是像他们的父母一样只是把他们当作不懂事的小孩子。在家庭中，小孩子往往是最能够反映家庭真实情况的。但，对于太小的还不能进行沟通的小孩，一般情况下不建议加入咨询。很多时候，治疗师对儿童的尊重本身就起到了治疗作用，这样做还可以为父母树立一个良好的榜样。因为在一般的家庭里，父母常常会因为孩子不懂事而忽略了他们的很多想法和感受，但实际上孩子是非常了解真实情况的。

对于夫妻闹离婚的家庭，夫妻一直避讳在孩子面前谈论离婚，以为回避孩子就不会对孩子造成影响，但其实孩子心里很清楚父母间的关系是什么样的。在这样的情况下，孩子往往都会去猜测父母之间到底发生了什么事情，并且他们往往会朝比较坏的方向去考虑，所以与其让孩子瞎担心，还不如告诉孩子实际的情况是什么。

在治疗中，父母可以从治疗师身上学会如何与孩子对话，如何去了解孩子的想法。很多时候，做父母的会有这样的感受——孩子突然说出来的一些话非常令人吃惊，大家都不知道他从哪里得到的信息，也不知道孩子居然懂得这些道理。比如在一个丈夫有第三者的家庭中，孩子可能会无意中说："爸爸不再爱我和妈妈了。"即使是三岁的小孩，也可能会说出这样的话。

为了与孩子建立良好的关系，治疗师可以在治疗室中摆放一些玩具供他们玩耍，也可以和他们聊他们感兴趣的事物，如变形金刚、动画片、芭比娃娃等。如果儿童没有办法用语言来描述自己的内心感受和想法，也可以尝试让他们用玩具来表达，或者通过画画的方式来表达，这样会有效得多。

（三）如何与青春期青少年建立关系

处于青春期的青少年最主要的特点是身体发育与心理发展间的矛盾和不平衡。一方面青少年期个体的身体已经发展得基本成熟，达到了成人的水平，因此他们追求独立和平等，希望自己能够像大人那样独立，也希望别人能像对待成人一样对待自己，不希望父母像对小孩子那样对待自己。另一方面，他们的心理发展水平却远远跟不上身体发育的节奏，身体发育虽然成熟了，但心理发展却很稚嫩，远未成熟，表现出更多的矛盾性，其思维发展也呈现出简单、片面和偏激的特点。

大多数的父母还习惯于把青春期的子女继续当小孩看待，认为他们不懂事，这是造成青春期孩子与父母间强烈冲突的主要原因。因此，治疗师如果对青春期孩子的追求独立进行同感、肯定和接纳，像尊重成人一样对待他们，就很容易与他们建立和谐的治疗关系了。重要的是，治疗师要保持中立，不要和谁站到一条战线上。一定要记住，首先要肯定孩子的独立意识，同感、理解其独立，接下来才是对这种独立的对质与挑战。可以用的方法有：

（1）询问青少年对于参与治疗的看法。这样做可以让青少年感到被尊重，然后告诉青少年他们可以自己决定是否参与治疗，如果青少年拒绝，可以考虑第二种方法。

（2）将问题表现者和问题症结所在分开。在这个过程中，治疗师要传递给青少年另外的信息——虽然父母是因为你来咨询的，但是问题并不一定在你身上，也有可能是父母的问题，但是改变父母也许需要你的帮助。这样的话，青少年一般都很愿意留在治疗室中。

（3）治疗师的自我表露。在某些情况下，治疗师可以告诉青少年自己在年少的时候也有过同样的行为，这样可以很快拉近治疗师和青少年间的关系。

想一想

你有什么和青春期少年相处的窍门和技巧吗？拿出来和大家分享一下吧！

（四）如何与被强行带入治疗室的人建立关系

在家庭治疗中，往往有的成员是被强行带入治疗室的，他们自身不愿意来参加治疗，其原因主要有以下三个：

- 认为问题跟自己没有关系；
- 即使来咨询也解决不了问题；
- 对于问题能否解决持无所谓的态度。

他们的改变动机很弱，往往很多都有很强的阻抗。那么，如何对待这样的来访成员呢？

首先要尊重他们的选择，治疗师切忌强行要求他们加入会谈，如果他们不愿意谈自己的观点，也尊重他们的意愿。对于第一种情况，可以在会谈的过程中，让他看到问题与自己的关系；对于第二种情况，治疗师可能需要有更多耐心，等待几次咨询之后，当他发现自己的家庭在发生变化的时候，自然就会愿意加入进来；对于第三种情况，需要用未来更好的情况去引导来访者，如果这里的情况是来访者已经完全放弃自己在家庭中的作用，治疗师也要尊重来访者的选择，转而去寻找其他可利用的资源。

（五）对于家庭成员希望单独会谈的挑战

很多时候家庭成员不希望进行直接沟通，而希望能够单独与治疗师沟通，有的会数落对方的种种“过错”，让治疗师当法官，有的会告诉治疗师自己的想法，然后让治疗师“传话”，在咨询中这样的情况很多。治疗师要避免这样的单独会谈。

前面讲到过治疗师在对于多个人的共情方面会有一些困难，因为这些情感可能是发生冲突的，虽然单独会见家庭成员会减少这种共情的困难，但是同时会给治疗师背上来访家庭的负担，家庭就将自己的问题轻而易举“转嫁”到治疗师身上了，家庭成员不用为自己的家庭负责，而让治疗师来进行改变，所以治疗师会感到非常的疲惫。当这种情况出现的时候，治疗师需要做的是鼓励家庭成员相互之间的表达和直接沟通，鼓励他们当面说出自己的想法和感受，而不是用自己当作“桥梁”。但是很多初学者又担心如果拒绝来访者，就会使他们脱落。这个时候，治疗师需要有委婉的坚持，比如：“我认为还是大家都在这里直接沟通比较好，大家有话不妨在这里说说看，我们一起来解决。”或者是询问来访者直接表达的担心，然后对症下药。

家庭的一些问题往往也是因为对问题不进行直接沟通而造成的，因此，治疗师促进家庭成员的直接沟通，也是具有治疗作用的。

当然，并不是说所有的问题都要全家人一起来解决，比如夫妻关系问题，这个时候就需要回避孩子，但是需要告诉孩子，并不是在谈论他，而是在谈论父母之间的话题。还有一种情况就是与家庭无关的个人问题，如生涯规划等，当治疗师做出评估后，有的问题可以转介至个体咨询。

（六）放松自己，消除紧张

想一想

你有什么对付紧张的秘诀吗？分享一下吧！

初学者在刚开始治疗实践的时候，往往都很紧张。紧张主要是因为担心自己不能帮助到来访家庭，关注点主要是能否帮助他们，自己的方法是不是有效。这样一来，就很容易忽视来访者的情绪和感受，缺少对来访者的理解。因此在最初阶段，治疗师最需要做的是尽量让自己放松，尽量去了解和理解来访者，而不是帮助他们做什么事情。

还有很多情况是，往往我们在学习家庭治疗的时候会学习到很多经典案例，在这些案例中，治疗师好像都有神一般的魔力，让来访家庭发生戏剧性的转变。对于初学者首先要清楚的是，这种情况并不是经常都会发生，所以如果来访者在刚开始咨询时没有发生戏剧性的转变也不要灰心，千万不要认为咨询没有用。大部分情况下，改变是逐步发生的。

第二节 家庭治疗的基本技术

上一节介绍了家庭治疗初期建立关系的一些技术，当初学者经过几次咨询之后，了解到家庭很多信息，并且已经和家庭建立起良好关系后，往往会问：接下来我应该怎么做？

治疗的重点在于什么？我要怎么做？本节将介绍家庭治疗过程的一些基本技术来帮助大家回答这个问题。

一、制定计划

在家庭治疗的过程中，需要制定最初的治疗计划，治疗计划概括了治疗师的治疗重点。一般来说计划的步骤包括：①确定问题；②了解问题存在的历史和以前 / 接受的治疗情况；③分析案例，用相应工具进行评估和诊断；④确定治疗的长期目标；⑤选择使用的治疗形式、具体目标和干预手段；⑥确定治疗的持续时间和频率；⑦是否需要转介。

接下来，我们就一步步来看每个步骤具体需要做些什么，有什么注意事项。

（一）确定问题

通常来访家庭都会在会谈中诉说很多问题。所谓人多嘴杂，每个成员所认为的问题可能还会不一样。治疗师要能够从众多问题中概括出来当前家庭的问题，并将问题反馈给家庭。

在确定问题的过程中，首先要将问题表现者和被治疗师所识别出来的真正病人进行区分，也就是治疗师要有一双慧眼能够使其透过现象看到本质。就像本章开头的案例，来访家庭求助的问题是小华的学习动力问题，但实际问题是家庭对于小华的过分控制，家庭成员之间关系纠结，导致小华自身的动力不足。所以治疗师需要和家庭协商究竟要解决哪些问题。

另外，可能一个家庭会给治疗师讲很多问题，这个时候需要给问题列个顺序，治疗师需要和家庭协商先解决哪些问题，再解决哪些问题，给问题排序。比如父母抱怨儿子的一系列行为问题——吸烟、酗酒、彻夜不归等，同时，母亲又抱怨父亲对原生家庭付出太多，总是在为公公婆婆做事情，这个时候就需要家庭决定问题的优先顺序。

（二）了解问题存在的历史和以前/接受的治疗情况

了解问题存在的历史对于家庭治疗来说也是必要的。通常需要了解的内容有：

- 这个问题什么时候开始出现？
- 问题对家庭的影响是什么？
- 家庭成员做了什么？
- 效果如何？

有一个家庭因为儿子的行为问题来访，儿子上初三，经常夜不归宿，在社会上结交很多狐朋狗友，不去上学，留长发，吸烟。治疗师了解到儿子与父亲的关系很不好，父亲基本上放弃了儿子，母亲和儿子的关系也一般，不是很亲密。治疗师还了解到儿子从小到大不是在爷爷奶奶身边就是在幼儿园全托，与父母接触的时间比较少。了解到这些信息后，治疗师可能就会清楚为什么这个孩子与家庭有些脱离了。

了解家庭以前接受治疗的情况也会有助于治疗师帮助他们。他们为什么会求助于你而不是以前的机构？以前的治疗对他们的影响是什么？有哪些收获？特别要注意的是来访者是否去过医疗机构？被诊断为什么？是否需要服药或者正在服药等信息。

（三）分析案例，用相应的工具进行评估和诊断

评估和诊断是家庭治疗过程中不可缺少的一部分，不同的理论流派有自己不同的理论架构，也有不同的评估方式。这里我们主要介绍代际模型、结构模型、策略模型和经验模型四种理论模式的评估方式。

1. 代际模型

代际模型主要关注的是过去关系中循环出现的问题。问题往往是来源于某些未被澄清的原生家庭事件，尤其是来访者与父母没有分化的情况。治疗的目的在于能让来访者摆脱那些不好的影响，训练来访者与别人分化。评估的工具是家庭系谱图，一般是三代的家庭系谱图。

如一个成人来寻求咨询帮助，现在他陷入失恋中不能走出来，治疗师会根据他的家谱图来看看是家庭中的哪些因素在影响他。有可能会发现他的父亲是个非常苛刻和严厉的人，不允许自己失败，也不允许他失败，他把失恋看成是自己的失败，他继承了父亲这种不允许失败的模式，因此一直没有办法从中走出来。治疗的重点就在于能将他与父亲分化开来，尝试新的选择。

2. 结构模型

结构派的家庭治疗认为家庭的问题是由家庭的结构或界限划分不当造成的。例如，在本章开头的案例中，父母过度卷入到孩子的学习中去，帮助孩子做决定，导致孩子表现出“无能”、无目标或者依赖父母。此时治疗的重点在于在父母和孩子之间划清界限，让孩子为自己的学习负责。

某青少年最近表现很叛逆，而且有很多问题行为——网络成瘾、打架、吸烟等，父母为此来寻求咨询帮助，最后发现，由于父母间的夫妻关系不好，父亲经常不回家，而

一旦孩子表现出行为上的问题后，父亲就会关注家庭，在家里的时间增多。所以，孩子的目的是希望家庭关系不那么疏离。

因此结构派治疗的重点在于加强家庭关系的纽带。评估的重点则在于家庭子系统之间的界限是否恰当，如果过于疏离，则需要加强；如果过于缠结，则需要削弱这个界限。

3. 策略模型

策略派家庭治疗关注的是家庭问题发生发展的过程，尤其是互动的过程。策略派治疗师评估的重点在于了解家庭成员间交往行为的顺序和过程。这些交往过程对于来访者来说往往是无意识的，因此治疗的重点在于发现家庭成员间的交往模式，并且让来访者意识到这些模式，再通过积极的沟通交流打破消极的交往模式。如：

丈夫开车，妻子在旁边唠叨孩子的学习问题——丈夫置之不理——妻子声音升级，指责丈夫不关心孩子——丈夫回家不理妻子，独自上网

在这个案例中，策略派的治疗师会让妻子和丈夫商定讨论孩子学习问题合适的时间和地点，在讨论的过程中避免采用指责的方式，建议其用更加合作的方式解决问题，这样就可以打破这个消极的行为链。通过策略派的评估和矫治，夫妻之间的交往会由消极恶性循环变为积极良性的循环。

在一个家庭中，家庭成员之间非常缠结，治疗师在问一个人问题的时候，别人往往会代他回答。当治疗师发现这种模式之后，就会想办法阻断这种模式，比如让每个人自己代替自己说话，而不是别人。

由此可知，策略派家庭治疗评估的重点在于通过循环提问来了解家庭成员之间的互动模式。

4. 经验模型

经验家庭治疗的重点在于来访者会用各种症状来代替自己真实情绪的表露，一旦来访者体验到直接表露的情绪，就不需要各种症状了，问题就得以解决。

一个女性厌食症的患者，治疗师试图去了解她背后的情绪。治疗师发现，她这次考试成绩很差，她知道父母对她的期望很高，一直希望她能够出人头地，但是由于接连几次考试都不理想，于是她非常努力去学习，不允许自己有半点懈怠，但是她又没有办法学好。

治疗师的假设是由于学习成绩不理想，她很焦虑，但是她又不允许自己有这种焦虑情绪存在（因为焦虑会影响到学习），于是就通过不停进食来代替其焦虑情绪的直接表露。治疗师了解清楚这个过程后，就会让来访者试图去接纳自己的焦虑情绪，重新体验这个

被压抑的情绪，在这个过程中，来访者的进食症状就会消失。

经验家庭治疗师采用的评估的方法主要有家庭雕塑、家谱图、询问家庭里发生的故事等。评估的重点在于了解来访家庭症状的含义，以及症状背后的情绪。

（四）确定治疗的长期目标

当确定好当前的问题之后，治疗师需要和家庭成员一起去制定治疗的目标。众所周知，在家庭治疗中，带症状的病人并不一定是问题的根源所在，比如本章开头中的案例，虽然家庭是因为小华的学习问题来求助，但实际上治疗师诊断出来的问题是父母对小华的过度控制，家庭关系的纠结，所以治疗的长期目标不是聚焦于小华的学习问题，而是聚焦于父母要学会放手让小华为自己的事情做决定。

这里需要注意的是：①治疗目标必须是积极导向的。即我们的目标是“要达到什么状态”，而不是“不要达到什么状态”。②目标必须是切实可行的。不要为来访家庭设定不切实际的目标。③目标是具体的和可以评估和量化的。④目标是一步一步实现的。不是要来访者一口吞掉一个大象。⑤和来访家庭一同协商制定目标，而不是完全按照治疗师的意愿去设定。

此外，还需要注意的是，所有参与治疗的人对治疗都有责任，带症状的病人不一定是问题的根源所在。就像前面的案例，家庭的每个人都有责任和义务，并不是要小华一个人去改变，父母也要改变，如尽量让小华自己做决定，鼓励和支持他，而不是代替他做决定。

在设定目标时有一个难点是，来访家庭眼中的问题和治疗师认为的问题不一样。如有的家庭因为孩子的行为问题来寻求帮助，通过会谈治疗师发现孩子的行为问题是为了保护父母的婚姻，但有的父母会固执地认为孩子的问题就是孩子的问题，与父母无关。在这种情况下就需要治疗师与父母协商解决方法。此时比较有效的方式是治疗师让来访者看夫妻关系和孩子问题之间的关系。

（五）选择使用的治疗形式、具体目标和干预手段

设定完目标之后就是要决定使用什么样的治疗形式、具体目标和干预的方法了，这取决于：治疗师的理论取向；来访者的意愿；治疗师的经验，等等。

比如，结构派家庭治疗师会想办法去改变来访者的家庭结构，比如增加家庭成员之间的距离，或者减少家庭成员间的距离。策略派家庭治疗师可能会在现场干预来访成员

之间的沟通模式，并给他们布置家庭作业，这个作业可能是一个表演作业，也可能是一个仪式作业。在后面都会详细介绍每种理论模型的常用技术。

（六）确定治疗的持续时间和频率

家庭治疗的持续时间根据治疗师和来访者的意愿确定。目前的家庭治疗趋向于短期的、以问题解决为中心的治疗方法。

对于治疗的频率，通常情况下是一个星期一次。也可以根据不同的情况做不同的调整。如果家庭存在危机，可以增加治疗的频率。对于家庭已经有改变但仍处于巩固阶段的家庭，则可以减少见面的频率，比如隔周一次，然后逐渐改为一个月一次。

知识拓展

决定治疗长度的指标

危机干预指标

- 来访者或家庭正常功能产生严重的混乱。
- 来访者对事件的反应有极度的压迫感和极高的压力。
- 某一外部事件突然发生，引起心理或情绪上极度的不稳定。
- 家庭或者来访者因某一外部事件或发展中的变化而受到精神伤害。
- 来访者处于危险境地或自我伤害，或伤害他人。
- 来访者的症状加强，达到使其丧失某种功能的水平。

短期治疗的指标

- 有关机构的政策要求限制会谈的次数。
- 来访者的治疗目标是只想解决症状。
- 来访者或者家庭乐于接受治疗并且愿意发生转变。
- 来访者或者家庭有额外资源用于支持和整合治疗。
- 来访者行为的变化可以被观察到。
- 来访者或者家庭的历史并不是最主要的因素。

长期治疗的指标

- 来访者或者家庭在历史上长期存在现在出现的问题。

- 来访者或者家庭可以参与时间较长的治疗过程。
- 来访者的关注范围超过了行为问题，他们还关心行为潜在的动机和原因。
- 来访者的治疗目标包括在治疗过程中确认和保持已经发生的转变。
- 来访者有极度的焦虑和关心，这些可以保证进行长期的治疗。

（七）是否需要转介

治疗师在制定计划时最后要考虑的一个问题就是：是否需要外部的资源来共同帮助来访者，如一些自助的团体，医疗机构等。当治疗没有什么进展而让治疗师焦头烂额时，可以考虑转介，可以考虑通过测评等方式决定是否需要转介到医院。特别是对于某些有精神疾病的患者，可能需要去医院做排查，如果被诊断为某种精神疾病，则需要结合药物进行治疗。此时，治疗师可以根据医院的诊断结果调整治疗计划。

转介可以是转介外部资源一起来对来访者进行支持和帮助，也可以是完全将来访者转介给其他机构或者其他的治疗师。后者则要看具体情况，如果治疗师认为来访者的求助问题不属于自己的治疗范畴，或者是因为治疗师的问题而使治疗被卡住，经过督导之后需要转介的，则可以完全转介给别人。这种情况的转介需要治疗师给转介的治疗师做详细的介绍，也要尊重来访者的意见。

二、巧用问题

在咨询过程中，常用的建立关系的方法通常是支持性的，如积极倾听、同感、接纳等。但是，随着治疗关系的建立，治疗需要不断深入，这个时候需要治疗师能够更多、更深入地去了解来访者，引导来访者看到并解决问题。因此，在这个阶段，需要治疗师巧妙地运用问题来了解和引导来访者。对于治疗师来说，问题不是随便问的，每一个问题都是有目的、有意图的。

这些问题主要分为两类，一类是为了帮助治疗师理解来访者的问题，另一类是为了能够使来访者受到影响而做出改变的问题。第一类理解来访者的问题包括直线式问题和循环式问题；第二类影响来访者的问题包括策略式问题和反思式问题。治疗师要能够灵活巧妙运用各种问题，这样才能更好地帮助来访者。下面将分别介绍这四种问题。

（一）直线式问题

直线式问题是推理式的、探索内容的问题，通常情况下治疗师使用这些问题来对问题做出解释。例如，可以用直线式的问题询问厌学的孩子为什么不去上学，孩子可能回答：“某次上课，被某个老师当着同学的面批评了，同学们都嘲笑自己。”也可以问妻子，丈夫为什么不回家等。

（二）循环式问题

循环式问题是探索式的，缘于治疗师对来访者的好奇心。循环式问题背后的假设是：事情之间是相互联系在一起的。比如前面案例中的治疗师可能会问：“当你的孩子很专心学习的时候，你的家庭会有什么不一样的事情发生？”再比如对于有行为问题孩子的家庭：“当你们的孩子彻夜不归在外面与狐朋狗友在一起的时候，你的家庭会发生什么事情？”循环式问题有助于揭露关系中的互动模式。有人将循环式提问分为以下四种类型：

（1）让一名家庭成员评价另外两名家庭成员之间的关系或者互动。比如：“当你爸爸在家独自玩电脑游戏的时候，你妈妈会做什么？”或者直接问母亲，“你儿子与父亲的关系如何？”

（2）让个体对家庭成员针对某种实际或者假想的情境做出的反应进行排序。例如：“对于孩子不去上学这件事情，谁最担心？其次又是谁？”“当这个问题解决之后，谁会最轻松？其次又是谁？”

（3）考察某一事件随时间而发生的变化。问题可以是发生过的，也可以是假想的情况。例如：“父亲去世之后，孩子的行为发生了哪些变化？”“当孩子沉迷于网络游戏的时候，你们的家庭发生了哪些变化？”

（4）引导来访者对于不愿意回答的问题提供信息。比如治疗师可能会问孩子：“如果你爸爸在这里，对于你现在的行为问题，他会说什么？”“如果你的父母离婚，你会变成什么样？”

（三）策略式问题

策略式问题，是可以影响来访者的问题，具有一定挑战性。策略式提问往往会在某一方向上提出新的可能性，引发家庭成员去思考新的可能性，看到不同选择的后果，打破原来的不良互动模式。例如，在前面的案例中治疗师可能会问小华：“如果父母不帮助你做决定，你会变成什么样？”或者问厌学的父母：“如果你们在未来的几个星期内忽视孩子厌学的情绪，会有什么事情发生？”对于有冲突的妻子，可以问：“如果在丈夫有空的时候再和他讨论孩子的学习问题，会有什么事情发生？”策略式问题的目的就是改变家庭对当前问题的应对方式。

（四）反思式问题

反思式问题可以促进家庭做出改变，但跟策略式问题不同的是，它并没有给出家庭改变的具体方向，而是促进家庭去思考问题。运用反思式问题的治疗师往往假设来访者拥有解决问题的内部资源。比如，对于前面中的例子，治疗师可能会问父亲：“你怎么样才能够做到即使自己有些担心，但还是放手让儿子自己做决定？”治疗师也可以问小华：“什么能够让你学习有动力？”对于想了解女儿想法的父亲，可以提问：“如果你的女儿有一些事情没有办法与你分享，你怎样让她知道你很想听到她的想法？”反思式问题可以促进改变，但不引导改变的方向，是让来访者自己选择方向。

在家庭治疗实践中，每个治疗师都可以根据自己的目的利用各种问题来帮助来访者解决他们的问题。

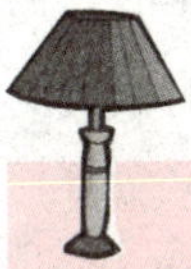

> 反思式问题可以促进家庭做出改变，但是这样的提问不能在一次会谈中使用次数过多，否则会起到相反的结果。

三、正常化和认知重构

（一）正常化

往往来访家庭来到治疗室的时候都是充满担忧和焦虑的，因为他们不知道自己的问题究竟有多严重，问题是不是很难解决。一般情况下，来访家庭刚开始最想知道的问题就是：“我们家孩子是不是不正常？他一碰到问题就胆小，是不是有心理障碍？”或者是：“他的问题很严重吗？需要多少次咨询才能解决问题？”

治疗师首先要做的就是安抚来访者的情绪，告诉来访者出现哪些问题是正常的，这就是所谓的正常化。不过首先治疗师要能够区分正常和异常，切忌不可将严重的问题简单化，或者是将异常的问题正常化。

一个有青春期男孩的家庭，妈妈担心地说：“我们的孩子是不是有什么心理问题了？是不是自闭？他每天都把自己关在自己的房间里，开始我们推门进去，他还冲我们发火，说我们没有敲门，后来干脆直接把门锁上了。跟以前简直变化太大了。而且最近我担心他是不是恋爱了，每天出门前都会在镜子面前照很久，梳理头发也要很长时间，明显比以前爱打扮了。太不正常了。”当治疗师了解到孩子是处于青春期，且家庭中没有其他重大事件发生时，可以告诉家庭青春期的孩子有这些表现再正常不过。这样可以消除来访者过分焦虑的情绪。

另外，很多家庭都认为自己所碰到的问题是独一无二的，或者自己是最不幸的。对于真正有问题的来访家庭，也要对其问题正常化，让家庭知道“家家都有本难念的经”。比如，可以告诉不去上学的孩子的父母：“来我们这里做心理治疗的也有很多是孩子不去上学的问题”或者是“孩子出现学习动力不足的情况很常见”。这样，就可以消除来访者的过分担心。另外治疗师也可以问问父母，如对于孩子学习动力不足的问题：“你们小的时候有没有碰到过这种情况呢？之后的情况又是怎么样的呢？”这种问题可以让父母看到，其实自己在学生时代也碰到过类似的问题，自己同样也走过来了，并没有什么大不了的。

治疗师也可以利用自己做一些真实的自我表露，让来访者了解到——原来治疗师也会有这样的问题，这样不仅能尽快地建立关系，同时也能消除来访者不必要的担心。例如对于离婚的女性，如果治疗师也离过婚可以对来访者说：“我也离过婚，那个时候我的生活也糟糕透了，我真不知道日子是怎么过的，真是糟透了的日子。”

（二）认知重构——再定义

很多时候来访者的问题一直得不到有效的解决，往往是因为他们陷入某种思维模式之中，很难从一种固有的模式里面走出来，当然也很难看到新的可能性。所以需要对来访者的认知做一些改变，帮助他们看到更多的可能性。这需要对他们的问题再定义。再定义分为两种——积极再定义和消极再定义。下面我们就来看看这两种方法的适用条件，以及如何使用。

1. 积极再定义

积极再定义，顾名思义就是将来访者对一个问题的消极观点转变为积极的观点。可以说是从积极的角度去看待问题。积极再定义往往适用于来访者存在这样的认知偏差时——只看到问题的消极面，并且有扩大消极影响的倾向。

对于撒谎的孩子，父母往往认为这类孩子品德有问题，会严厉斥责孩子，也会很排斥这种行为。比如某中学生会经常对父母撒谎说补课，实际上是与女朋友约会去了，父母知道孩子撒谎后非常生气，认为孩子品德有问题，治疗师可以引导父母做积极再定义——孩子对父母撒谎，至少可以说明两个问题：第一，孩子很清楚父母对自己的期待是什么；第二，孩子不愿意让父母失望。面对撒谎的孩子，父母可能更多地要考虑的是自己对孩子的期待是不是和孩子对其自己的期待一致。而不是简单认为这是孩子的品德问题。

策略派的家庭治疗师很喜欢使用积极再定义，他们认为症状对于家庭来说是有保护功能的，这点在后面的家庭治疗常用技术中会详细介绍。这里先举一个例子：一个抑郁症的孩子，可能是因为希望通过症状来维系家庭的完整，因为他的父母经常吵架、闹离婚，孩子的症状出现会让夫妻停止争吵，转而关注孩子的问题。治疗师也需要让家庭看到症状积极的一面。

在对问题积极再定义的时候，不仅仅是针对一些关键性问题，这可以渗透在治疗的过程中，哪怕是一个小问题，治疗师也可以在治疗会谈中对此进行积极再定义，以改变家庭的消极思维模式。不过治疗师要知道，大部分情况下，积极再定义是具有引导治疗深入的目的的，并不是简单地从积极的角度看待问题。

2. 消极再定义

在进行家庭治疗的过程中，治疗师往往会引导来访者去看到问题的积极方面，但是对有的问题也需要做消极再定义。特别是对那些影响达到目标的行为。

所谓消极再定义，就是将来访者对一个问题的积极观点转变为消极观点。消极再定义适用于来访者认为自己所做的某个行为很好，但实际上带来了消极的影响的情况。

某家庭，孩子患有严重的抑郁症，丈夫和妻子虽然在同一个屋檐下生活，但是二人之间感情已经全无，丈夫已经不把他们的家当成家，在外面也有自己的情人，丈夫因为孩子的病而没有坚持要与妻子离婚。妻子坚持不离婚，认为只要丈夫回到这个家里就是爱她的，她还要继续对丈夫表示关心——给他做饭，照顾他的生活。这个时候就需要对妻子的行为做消极再定义：这种行为并不利于孩子的抑郁症康复，孩子正是想通过抑郁症来挽救这个家。如果妻子能够意识到这个家只剩一个躯壳，能够去发展自己的个人空间，孩子则没有必要用症状来保护这个所谓的家了。

某家庭，丈夫对妻子提出了离婚，妻子答应了，然后丈夫阻断了与妻子的所有联系，妻子认为丈夫只是一时头脑发晕，或者是因为其他原因而做了错误的决定，并不是丈夫不爱自己了，自己要坚持，要做得更好，等待丈夫回心转意，而且妻子认为自己这样是很专一、很死心塌地的表现。这个时候治疗师也要对妻子的这种“专一”和“死心塌地”做消极再定义。

同样，消极再定义的目的也是引导治疗深入，引导来访者去探索解决问题的方法。

四、支持与对质

想一想

为什么在治疗中既有支持也有对质？为什么两种截然不同的方法会同时出现？

接下来我们要讲的两个基本技术是支持和对质。有人可能会问，为什么在治疗中既有支持也有对质？这是两种截然不同的方法。确实是这样的，在有的情况下，我们需要全身心支持来访者，有的时候，我们不得不对他们进行挑战，否则治疗就有可能原地打转，或者是治疗师被来访者牵着鼻子走。

（一）支持

往往在治疗初期的时候，我们要对来访者提供大量的支持。我们都知道治疗师和来访者的关系是助人自助的关系，治疗师很多时候充当的是一个陪伴者或来访者成长见证者的角色，但是如果一个来访者在治疗室中根本没有办法站起来的时候，他们是没有办法前进的，所以这个时候治疗师要做的就是支持他们，先让他们站起来。

通常支持来访者的方法就是专注，以及积极倾听。所谓积极倾听是指治疗师不仅要听来访者说什么，还要对来访者说的话进行反馈，表示听到和理解，同时也表现出对来访者的兴趣。

但是需要注意的是，提供支持往往有助于减轻来访者当时的痛苦，但通常不能解决来访者的根本问题。所以仅仅提供支持是不够的，在来访者能够站起来之后，就要对其进行更多的引导。

初学者往往出现的问题是，给来访者提供很多的支持，但是来访者会说：“我感觉好多了，但是问题还在那儿没有得到解决。”咨询的目的不仅仅是支持，更多的是改变。而在促进来访者改变的时候，往往会对来访者进行对质。

（二）对质

想一想

为什么说对质是一把双刃剑?

很多时候人们会停留在自己习惯的领域，不愿意做出改变，在治疗中也会经常发生这样的情况——来访者口口声声说希望改变，但是行动上却总是做不到。所以在这种矛盾的时候，治疗师需要对质。有的时候可以直接询问，但有的时候却不能直接询问。

那么什么时候是进行对质的良好时机呢?对质是一把双刃剑，对质的前提是已经建立了良好的治疗关系，这个时候对质可能会成为促进改变的巨大推动力。否则，可能会遭到来访者的防御或者阻抗。所以对质的良好时机是在与来访者建立很好的关系之后，且已经澄清了来访者的目标，以目标为导向，对来访者进行对质。在对质的时候，也要讲究一些策略，最好用温和委婉的方式来对质，切忌使用强硬的方式。

对质是改变的关键，在治疗中治疗师必须要有自己的立场，在必要的时候，不能为了迎合来访者，而忘记对质的需要。

初学者可能会有这样的疑问——担心对质会引起不好的后果，比如家庭不再来咨询。其实在很多时候，人都有保持原有习惯的惰性，毕竟那是他们熟悉的方式，所以治疗师需要在恰当的时候去推动家庭改变。如果一个治疗师太顺从于家庭，反而可能会导致家庭停止不前。对于初学者来说，往往会因为担心失败而不敢去挑战家庭，并顺从于家庭的决定。

这里有一个对质的案例，这个家庭是因为孩子不去上学而来求助的，但是实际上这个家庭的问题是夫妻有强烈的冲突，而且将孩子卷入到夫妻的战场上，孩子不去上学的时候，夫妻冲突明显缓解。妻子对治疗师说丈夫不关心自己，不关心整个家庭，对孩子不去上学也不紧张，治疗师要对质妻子："丈夫真的对你和对这个家庭一点都不关心吗?刚才孩子还说爸爸挺关心你的啊，现在天气冷，每天早上他都会陪你走到公交车站。而且他还经常在家陪孩子一起学习。你这样说对他不公平吗？"

不管治疗师侧重于什么模式的家庭治疗，这些基本的技术都会使用到。接下来我们来介绍一下不同模式的家庭治疗的常用技术。

第三节　家庭治疗的常用技术

不同的理论模式发展出不同的治疗技术，具体技术的选用取决于治疗者关注综合理论中的哪个方面。本节就主要从强调结构的治疗技术、强调互动模式的治疗技术和强调改变家庭观念的技术三个方面来介绍家庭治疗的常用技术。

一、强调家庭结构的治疗技术

结构派家庭治疗主要有四个步骤：①与家庭建立关系；②发现家庭的互动模式；③画家庭结构图；④进行干预来转换这个结构。其重点在于改变家庭的不良结构，在这个过程中，治疗师常用的治疗技术有：

- 表演技术——探寻家庭的互动模式
- 画家庭结构图
- 处理家庭互动
- 设定界限
- 打破平衡
- 挑战家庭无效的假设

其中前面两个技术主要用于探索家庭的问题所在，也就是将问题定位，后面三种技术是主要的干预技术。接下来我们详细介绍一下这六种技术。

（一）表演技术——探寻家庭的互动模式

表演技术顾名思义就是要家庭在治疗室中把在家里的情况真实表现出来，同时在这个过程中治疗师也要去修正不合理的互动模式。其核心在于治疗师要想办法引导家庭在现场互动，这种互动比家庭成员的描述要真实。

表演技术在治疗中的作用主要是看到家庭成员的真实互动，了解家庭的结构。通常情况下，家庭在治疗室里面都有“伪装”，家庭成员都习惯于一对一地与治疗师进行对话，希望治疗师能够给家庭“灵丹妙药”，帮助他们解决问题。彼此间较少在治疗室中相互进行对话。在这种一对一的模式中，家庭成员往往都习惯于伪装自己，治疗师很难看到家庭真实的互动画面。

比如一个母亲可能会对治疗师说：“在家里面，我们都非常民主，孩子想要做什么，跟我们协商后就可以去做。我们也很理解他，但就是不知道为什么他不愿意和我们沟通？”你可能会纳闷——如果情况真像父母说的那样好，为什么他们的孩子拒绝与他们交流呢？这是因为大部分情况下，家庭在治疗室里面的表述都是他们认为自己应该是什么样子的情况，而不是实际的情况。

有经验的治疗师也知道，如果直接问家庭一个问题，比如“在家里，你们听谁的？”通常情况下都得不到真实的答案。所以为了要了解到真实的家庭结构，我们必须在治疗室里看到真实的互动情况。表演技术就能很好地达到这个目的。

那么如何使用表演技术呢？有以下一些方法可以供参考：

(1) 让来访者说一些关于家庭的事情，在这个过程中往往会涉及到家庭的其他成员，这个时候治疗师可以引导家庭互动。比如妻子抱怨：“家里的家务活都是我做，每天我这么辛苦，他都没有一句安慰的话，回到家就立即进房间玩电脑去了，一点都不关心我。”说完之后治疗师就可以问丈夫：“你的妻子这样说，你对她的话有什么回应呢？”丈夫可能会说：“我也想关心她，可是每次回家听到她说话的声音，我就想躲到房间里去了。”治疗师可以接着澄清：“那是什么样的声音啊？”然后治疗师再让妻子回应丈夫，引导家庭成员之间相互对话，而不是治疗师与之一一对话。这样就可以了解到家庭更真实的互动模式。

(2) 直接让来访家庭将场景再现出来。比如丈夫抱怨妻子不关心自己，治疗师让他们在治疗室中直接表现出一个丈夫认为妻子不关心自己的场景。

在使用表演技术的过程中需要注意的是：

(1) 治疗师要善于观察和发现。是不是妻子在要求丈夫做事情的时候，丈夫总是回避？或者虽没有冲突但很冷漠地对待？孩子尝试过几次自杀，但是父母却完全不知，这可能表示家庭界限过于疏离。在夫妻讨论问题的时候会把孩子带到其中吗？当孩子哭闹的时候父母是不是会过分关注？父母是不是当着孩子的面相互辱骂？家庭成员是不是相互替对方说话，替别人做一些他们可以自己做的事情，或者总是争论不休，这些都表明了家庭的纠结。

(2) 如果家庭互动进行不下去的时候怎么办？这个时候治疗师有两个选择——既可以告之看看家庭出了什么问题，又可以推动他们继续前进。例如，当治疗师建议丈夫与妻子去谈她的感受的时候，丈夫与妻子的谈话变成了对妻子的指责，治疗师可以对妻子说：“你胜利了！他败了。”这个时候传达给妻子的信息是你们在争论究竟是谁正确。或者治疗师也可以仅仅是推动这个互动：“继续谈话，但是你要帮助她谈她的感受，她很难表达自己的感受，她需要你的帮助。”

（3）引导表演的过程中，治疗师不要忘记修正不良的互动模式。在治疗会谈中经常会出现的一种情况就是除了孩子的爸爸，一家人总是七嘴八舌，这家人正是因为妈妈认为爸爸很内向，有“心理问题”来寻求治疗帮助。治疗师问爸爸一个问题，妈妈会抢着说话，替爸爸表达观点。这个时候治疗师就会了解到这个家庭的纠结，同时也要修正这种不良的互动模式——在别人插话的时候，先让讲话人把话讲完，或者是在妈妈替爸爸说话的时候，阻止妈妈，鼓励爸爸去表达自己的观点。

（二）画家庭结构图

在了解到家庭真实的互动模式之后，治疗师就可以据此绘制家庭结构图了。在前面的结构模型一章已经介绍了结构家庭治疗的基本概念和理论，这里就只详细介绍家庭结构图的画法。结构派家庭治疗师会用一些特定的符号来说明家庭的机构，下面就是结构家庭治疗中常用的一些符号以及其含义。

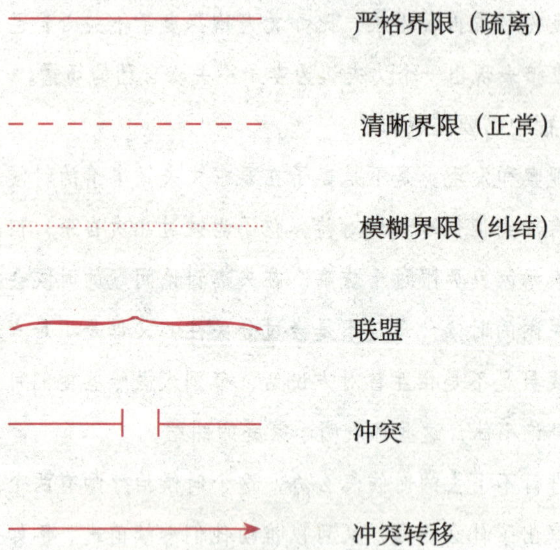

下面用几个样例来说明家庭结构图的画法。

（1）小华的家庭——父母与孩子纠结：

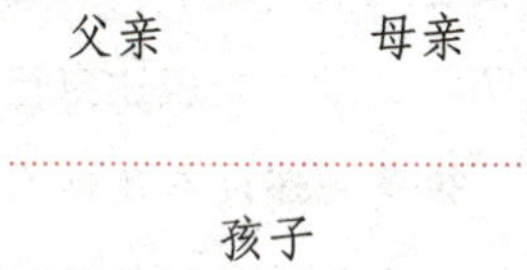

（2）有学校恐怖症的孩子——孩子与父母纠结，与学校疏离：

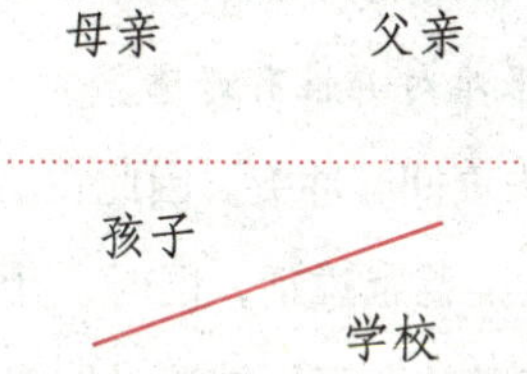

（3）母亲与儿子纠结，而与父亲疏离：

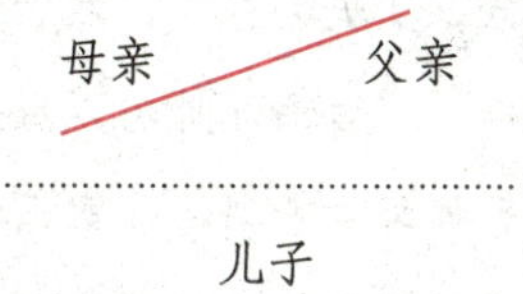

（4）夫妻冲突，然后母亲与孩子结盟：

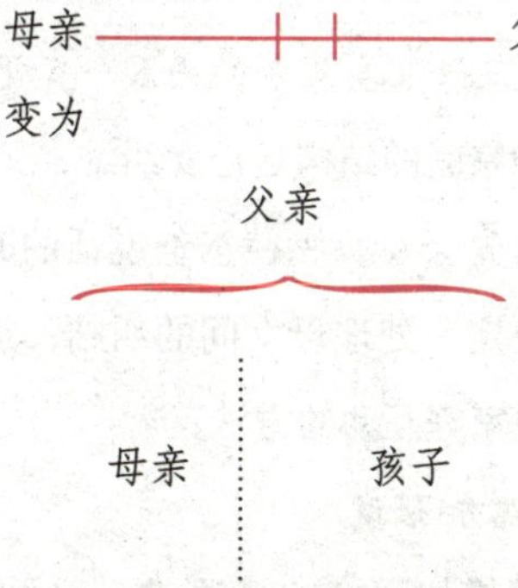

要注意的是，画家庭结构图要考虑到家庭的每一个成员，即使在家庭的描述中，可能跟某个人没有任何关系，也不能忽略他。

家庭结构图是治疗师对家庭的假设的描绘。治疗师可以较早做出假设——比如通过预约的情况做出假设，然后在会谈过程中去验证和修正这些假设。例如，一个家庭来求助，主要问题是女儿不去上学，父亲认为在家里学就挺好，但是妈妈认为女儿一定要去上学，治疗师可能会做出一些假设，比如是否父女结盟，将妈妈隔离在外？在治疗过程中，治疗师可能会发现爸爸很宠爱女儿，可以接受女儿在家学习，觉得这样并没有什么不好，妈妈坚持认为去学校很重要，两年前夫妻俩曾闹过离婚，现在夫妻关系缓和一些了，女儿描述自己一直生活在吵闹的家庭之中，父母经常吵架。这个时候治疗师又可能会有这样假设：夫妻是否将女儿卷入到夫妻冲突中？女儿是不是夫妻冲突的替罪羊？然后治疗师可以在接下来的治疗会谈中去验证这些假设。

（三）处理家庭互动

表演技术可以让治疗师了解到家庭真实的互动情况，但是治疗师不仅要理解家庭成员间真实的互动模式，更重要的是还要修正不良的互动模式。

比如对于这样一个个案——抱怨丈夫有沟通问题的妻子，治疗师发现当妻子唠叨丈夫的时候，丈夫会退缩，然后妻子就更加唠叨，丈夫就越退缩。这个时候要让家庭看到这个过程，或者治疗师可以直接干预，让妻子停止唠叨，鼓励丈夫表达自己的观点。

敏敏被父母带到治疗室，原因是敏敏已经32岁了，但是她还没有谈过恋爱，一直待在家里，父母很担心她有些心理问题。在治疗会谈中，治疗师发现敏敏的妈妈是一个非常健谈的人，但是爸爸说话却不多，而且大部分治疗师询问父亲的时候，妈妈都会替爸爸说话。妈妈抱怨爸爸性格内向，说话不多，不会与人沟通，不表达自己的观点。治疗师也了解到，他们夫妻关系不好，曾经有段时间夫妻俩闹过离婚，妈妈曾经让敏敏回避父亲，因此女儿与父亲的关系一直就不太好，同时也很难对异性有好感。

这个家庭的结构是母女纠结，父女的关系疏离，夫妻间有冲突。因此在治疗过程中，治疗师首先会在妈妈替爸爸说话的时候打断妈妈，鼓励爸爸说话，同时，让女儿自己给自己做决定，处理母女间的纠结，加强父女间的情感联结。下面就通过这个案例来讲解一下处理家庭互动的方法：

1. 增加强度

所谓增加强度就是通过使用强烈的影响、反复的干预或是施压来改变不良的交互作用。母亲可能会抱怨她的丈夫："都是他的错，他太无能了！连女儿都教育不好，这么大了，还不敢谈恋爱！"治疗师可以强有力地告诉她："这不是他的错，这是你的错！"母亲将女儿卷入到夫妻冲突中，而且阻断女儿与父亲的情感联结。要打破这种互动模式，治疗师就必须要让来访者能够正视他们的问题，意识到问题所在，才可以阻碍这种不良的互动模式。

2. 能力塑造

所谓能力塑造就是鼓励家庭成员，强化他们的积极行为，逐渐塑造出某种能力。比如，在一个混乱的家庭中，父母不能有效控制孩子的行为。刚进治疗室，他们的两个小孩就开始打闹，治疗根本没有办法进行下去。治疗师可能会对父母说："这里太吵闹，我们没有办法进行下去，你能让孩子们安静下来吗？”母亲对孩子们说：“安静了，快把手里的东西放下，坐好。”可是她的孩子们压根就没有理睬她，就当作没听见一样。母亲说：“他们就是这样，比较闹腾。”十分无奈，治疗师继续鼓励母亲：“你可以让他们安静下来的。”这个时候母亲不得不又一次去尝试，这次母亲提高了音调：“安静！”然后就不说话了，过了一小会儿，两个孩子就安静下来了。治疗师称赞母亲：“你很爱她们，但是你又有严格的态度。”实际上这样的一系列行为可以让母亲体验到自己是有能力让孩子安静的，是可以变严格的。

（四）设定界限

结构派家庭治疗认为家庭之所以存在问题是因为家庭子系统之间或者子系统内部的结构出了问题，所以治疗的重点在于改变家庭的结构，而设定界限就是改变家庭结构的一种主要方式。界限是用来规定哪些家庭成员可以参与到哪些家庭交往领域中去的规则。所谓设定界限就是建立这些规则。比如在一个纠结的家庭中，家庭成员在发表自己意见的时候，总会有人替他说，于是这个时候治疗师就开始设定某种“规则”——每个人要代表自己说话，不要代替别人说话。

我们都知道结构派家庭治疗师会认为家庭子系统之间的界限有三种：①清楚的界限。清楚的界限“使每个成员都能保有独特性，但也不会牺牲属于家庭的感受”。每个家庭成员都清楚自己该参加家庭交往活动中的活动和领域，不会超出范围而活动。如果恋人之间的界限清晰，则二人既不会觉得疏离，又不会觉得过分的纠缠，两个人相互保持着独立性和那一份恋人所拥有的情感联结，这是最好的一种状态。②混乱的界限。没有界限和很少有界限，家庭像一张纠缠不清的网，成员是网上的点。过于紧密的家庭使家庭凌驾于一切，从而阻碍了每个成员的自我发展。同样，恋人之间过于亲密会阻碍每个成员的自我发展，两个人完全没有边界，混为一体。③僵硬的界限。家庭成员或亚系统之间很少或者根本没有相互作用，使他们感觉不到相互之间的归属与亲情，处于疏离状态。

因此，在治疗过程中，我们的目的就是要将来访家庭子系统中混乱的界限或者是僵硬的界限变成清楚的界限。

如何做才能有一条清晰的界限呢？在过分混乱的关系中，治疗的目标在于划清家庭的界限，而在过于僵硬的关系中，治疗的目标则在于将界限变得更有渗透力以加强家庭的联结。可以通过设置界限来改变家庭成员间的界限。在设置界限时，关键是在独立与相互交往中寻求适当的平衡。主要有以下两种方法：

1. 增加距离法

用于家庭界限过于混乱时。为形成清楚的界限，可以采取增加空间距离的方法。要求适当减少家庭成员之间的接触。比如在处理与彼此无关的事情时，尽量独自去完成。我们需要注意的是，在增加距离的时候，不要让对方认为自己只是在拒绝，要让对方感受到自己的爱，这种增加距离，是建立在爱的基础上的。另外，最重要的是要与家庭成员一起去讨论如何增加距离，如何保持相对的独立性。例如，对于依赖丈夫的妻子，要鼓励妻子独自完成与丈夫无关的事情，同时也鼓励妻子积极发展与朋友的关系，不要整天都与丈夫黏在一起。

2. 减少距离法

用于界限过于僵硬的情况。这种情况家庭成员之间的交集非常少，所以要尽量增加一起活动的时间。比如对于一个父子关系疏离的家庭，治疗师可以建议父子一起运动，一起游戏，一起逛超市，一起吃饭，等等。

有时候对于同一个家庭，对某个子系统要增加距离，对另一个子系统则要减少距离。例如，某家庭母子结盟，而父子之间关系疏离，对于这样的家庭则要增加儿子与母亲的距离，减少父亲与儿子的距离。可以让母亲放手，让孩子自己做决定，并增加儿子与父亲相处的时间，以培养父子间的感情。

在治疗室中，治疗师就可以现场对家庭间的界限进行调整，可以改变家庭成员的空间位置来调整界限。比如，一个家庭中母亲与儿子结盟，将父亲排除在外，治疗师就可以鼓励孩子与父亲对话，在对话的时候与母亲分开，而与父亲坐到一起。

（五）打破平衡

打破平衡顾名思义就是要打破来访者原有的平衡状态。设定界限是治疗师重组各个子系统之间的关系，而打破平衡则是治疗师在一个子系统之间改变关系。很多家庭在治疗室中仍然会维持以前的不良的互动模式，因为这种模式是来访者使用的最熟悉的模式，往往人们对于改变都有惰性。

所以治疗师的一个改变策略就是要打破来访者原有的平衡，重新建立一个新的平衡。打破平衡实际上是治疗师对来访者的一种挑战。

一个有问题行为男孩的家庭，母亲与儿子关系纠结，而忽略了夫妻关系，父亲觉得和家庭疏离，母亲会抱怨父亲不关心儿子，不关心家庭，父亲在家里有一种被隔离的感觉。在刚开始会谈的过程中，夫妻闭口不谈自己，一直在谈儿子的行为问题——酗酒、夜不归宿，打架，结交不良朋友等等。治疗师坚持让父母谈论自己，后来治疗师发现母亲总是在拆父亲的台，父亲想要管教孩子，想对孩子严厉，而在父亲管教孩子的时候，母亲总是认为父亲太严厉，是父亲不懂得教子之法，所以孩子才会成为今天的样子。当父亲总是遭到母亲的批评时，他选择了放弃。这个时候夫妻关系的问题就凸显出来了。后来治疗师又了解到，妻子与孩子结盟，将父亲排斥在外，妻子认为丈夫是个不懂得关心人的人，而丈夫觉得妻子是个吹毛求疵的人。

实际上在这个案例中，妻子与丈夫“离婚”而“嫁”给了孩子。当治疗师把这个信息反馈给夫妻的时候，便开始打破他们原有的平衡——看起来夫妻关系没有问题，而是孩子的问题。后来治疗师用夫妻的共同愿望作为压力，推动他们接纳彼此的差异，重建夫妻关系。

在打破家庭平衡的时候，来访者往往会害怕改变而对此拒绝，所以治疗师需要有一定耐心去帮助家庭。

（六）挑战家庭无效的假设

很多时候，治疗师也需要改变家庭对问题以及对改变的认知，这样可以改变家庭的互动模式。比如对于母亲拆父亲台的案例，母亲认为问题在于父亲不会管教孩子，以及是孩子自身的问题。但实际上是在父亲管教孩子的时候，母亲总是在拆台。在父母教育方式不一致，一方又被拆台的时候，孩子很可能会利用夫妻冲突而放纵自己。所以这个时候治疗师就可以挑战母亲的假设——孩子的问题行为是因为父亲不会管教孩子。

二、改变互动模式的治疗技术

结构派家庭治疗侧重于改变家庭子系统之间和之内的结构，而强调互动模式的策略派家庭治疗则认为家庭出现问题是因为其中的某些行为规则不适用，这些行为规则会维持问题行为的存在，症状最主要的功能就是维持家庭系统的固有平衡。治疗的重点则是在家庭中建立某种规则，以代替那些使问题持续存在的规则，这样就能打破使问题持续存在的行为。对问题的解决方法主要是：①识别出使问题持续存在的行为；②找出那些使问题持续存在的潜在规则；③改变这些规则，打破维持问题存在的行为。这些技术主要有：

- 沟通规则的建立

- 反其道而行之
- 循环提问
- 积极再定义
- 仪式化
- 家庭作业

现在我们就来一一介绍这些技术。

（一）沟通规则的建立

改变沟通是改变互动模式的主要治疗技术。其重点在于教给家庭一些沟通规则，以及在现场处理家庭成员间的互动，这些都可以通过各种各样的策略派技术来完成。

需要注意的是治疗师的关注点是在沟通的过程而不是沟通的内容上面。治疗师要坚持清晰沟通的规则，这些基本规则主要有：

1．只代表自己说话

就是人们在表达观点的时候，只代表自己说话，而不替别人表达观点。在治疗室中，我们经常会碰到这样的状况——当治疗师问一个家庭成员他的想法时，其他家庭成员会代其回答。比如：一个因为学习动力不足而来咨询的家庭，治疗师问孩子对学习动力不足问题的看法时，妈妈马上抢答："他就是对学习不上心，没有压力，一点都不能吃苦！"这个时候治疗师就要坚持沟通的规则，阻断母亲继续代替孩子说话，而让孩子表达自己的想法。或者如果治疗师问孩子他对家庭父母离婚的看法，孩子说："你问我姐姐好了，我的想法和她一样。"这个时候治疗师也要坚持让孩子表达自己的看法："可能是这样，但是她的看法是她的看法，只有你才能代表你自己的想法。"这样做的原因是因为每个人都最了解自己的想法和感受，对于别人的想法和感受只是猜测，同时这一规则也能让家庭成员学会为自己的想法和感受负责。

2．不要认为每个人的想法都和自己一样

人们往往都有这样的想法，认为别人的想法和态度跟自己是一样的，其实就算是对同一件事情，每个人的想法都可能不同。

这里有一个广为流传的故事：有一对非常恩爱的夫妻，妻子每次做鱼的时候都把她认为味道鲜美的鱼肉给丈夫吃，而丈夫每次也都吃鱼肉，将鱼头和鱼尾给妻子吃。妻子和丈夫这样默默度过了很多年，直到他们都很老了。有一天，丈夫告诉妻子，他最喜欢吃鱼头，鱼头最好吃，于是每次他都把鱼头留给妻子，而自己吃鱼肉；而妻子则说她最喜欢吃鱼肉，所以每次都把鱼肉给丈夫吃。至此我们要知道，每个人的想法和喜好，甚至是做某件事情的原因都有可能是不同的。很多治疗师都碰到过这种情况：

妻子：“一个人如果他很爱你的话，他就会听你讲述并分享你周围发生的事情，也会告诉你他身边发生的事情，而不是不闻不问，你跟他说也懒得理会。”

治疗师：“所以你很希望和丈夫分享你周围发生的事情？”

妻子：“是的，大家不都喜欢这样吗？”

丈夫：“我就不是，我不太喜欢整天东家长西家短的，有时候我就喜欢一个人待着。”

所以，如果在治疗室中，如果有人去投射别人的想法，治疗师要引导互动，澄清他们的想法，让家庭成员看到彼此的差异。

3. 直接对彼此说话

直接对彼此说话可以避免忽视某个家庭成员或者是取消某人说话资格的情况，也可以避免家庭成员间建立破坏性联盟。我们在治疗室中也经常碰到过这样的情况——家庭成员彼此之间不沟通，希望治疗师能传话。例如，一个父亲因为偷看了自己青春期女儿的日记，了解到孩子目前喜欢一个男生，在追求这个男生，父亲觉得女孩不该这样做，但是又不知道如何与女儿开口谈这个问题，所以父亲希望治疗师能和女儿谈这个问题。治疗师需要做的就是坚持让父亲自己与女儿去谈话，治疗师可以和父亲一起探讨如何去谈。

在中国的家庭中，比较多的情况就是家长来到治疗室，寻求解决孩子问题的方法。比如因为孩子的行为问题，父母来到治疗室，治疗师经常会受到这样的挑战：“你告诉我们该怎么做吧，或者下次我们把孩子带来，你看看能不能让他变乖，他根本不听我们的话。”家长在逃避与孩子的直接沟通，而把这个责任交给了治疗师。所以治疗师首先要做的就是要给家庭创设直接对孩子说话的机会，这个时候要建议家庭下次会面的时候和孩子一起过来，这样能够更好地让他们相互了解彼此的想法。这里我们要知道的是，每个人都是自己问题的专家，治疗师只是一个陪伴者和推动者，家庭的问题需要他们自己去解决。

还有一种情况就是在治疗室中，特别是初学者，容易形成与家庭成员一对一的对话，治疗师成了家庭的现场传话筒。这个时候治疗师需要引导家庭之间去对话，比如丈夫对治疗师抱怨妻子：“她太唠叨了，很多时候弄得我很心烦。”治疗师会告诉丈夫：“在这里，你直接对你的妻子说。”可能丈夫会对着妻子说：“她太唠叨了，很多时候弄得我很心烦。”治疗师还需要推动：“用你，而不是用她。”丈夫不得不对妻子直接表达：“你太唠叨了，很多时候弄得我很心烦。”很多时候家庭成员之间不能彼此对话，是因为表达的东西太负面，家庭成员担心表达负面的东西会被拒绝或者是不知道对方会作何反应。所以如果他们能够直接表达，既可以改善他们的沟通，又可以让他们了解到彼此的想法，消除不必要的担心。

4．对于模棱两可的话及时澄清

很多时候，我们人与人之间出现误会是因为一些模棱两可的话。在家庭中更是这样，因为家庭成员之间彼此很熟悉，说话会很放松，更容易因为一些话和行为而产生误会。所以在治疗会谈中，对于不清楚的话一定要及时澄清。

妻子抱怨丈夫：“你回来就躲到房间里面玩电脑游戏，我想让你帮我做点家务活，你都不愿意，你太懒了，而且一点不关心我。”这个时候治疗师需要澄清一下丈夫的想法，是不是太懒，是不是不关心妻子？丈夫可能会说：“不是我不愿意帮你，一回来你就耷拉个脸，我一看到你这样就想逃，生怕又做错什么事情把你得罪了。”

从这个对话中治疗师就可以看出，并不是丈夫不关心妻子，也不是丈夫太懒，而是因为他们之间的沟通，因为妻子的沟通方法的问题。如果妻子改变一些方式，丈夫回家时热情相迎，很可能就会改变丈夫的行为。

以上介绍了家庭治疗中的一些基本沟通规则，还有一些规则，比如及时反馈、积极沟通和倾听等等也是治疗师需要注意的原则。这里要提醒的是，治疗师并不是给来访者讲解应该如何沟通，而是在治疗现场的互动中对来访者直接进行干预。重点在于现场的干预和改变，让来访者在治疗的过程中学习，进而迁移到他们的家庭生活中。

另外，在家庭沟通中，还有很多潜规则，比如：不能表达愤怒；只能对他人说好话，不能说批评的话；不能拒绝别人；哭是不好的；只能说别人想听的话，等等。治疗师在会谈的过程中要注意去发现家庭的这些潜规则，因为这些潜规则往往就是使问题持续存在的因素。例如，对于一个非常大男子主义的丈夫，治疗师在治疗会谈中做了一点小小的改变——让妻子在一件小事情上对丈夫说不。一方面可以提升妻子的自我价值，另一方面也让丈夫了解到自己是很大男子主义的。

治疗师也需要注意到来访者自相矛盾的表达，很多时候来访者会对治疗师抱怨某件事情，但是对于这件事情来访者自己也不能做到，这就是来访者自相矛盾的表达。比如，妻子对治疗师抱怨丈夫：“一跟他谈问题的时候，他就开始数落我的不是，我简直没有办法和他沟通！”治疗师可能会发现妻子在和丈夫交谈的时候也经常使用指责的方式。再比如，一个人希望别人能够对自己表达他的情感，能够信任自己，但是自己却做不到。这种自相矛盾的地方往往也是维持问题持续存在的原因。治疗师可以此为切入点，去挑战来访者，对来访者进行对质，推动他们做出改变。

（二）反其道而行之

反其道而行之是策略治疗中经常使用的一个技术，治疗师指导家庭成员继续维持他们的症状或者问题行为。如果他们顺从这一指导，就表明他们能控制症状，因此他们也有能力去改善症状，如果他们反抗这一指导，就会使他们放弃症状。这与传统的治疗方法是背道而驰的，所以被称作反其道而行之技术。策略治疗师常用的两种反其道而行之的方法就是表演症状和假装技术，下面对这两种技术进行介绍。

1. 表演症状

表演症状就是让来访者继续表现他们的症状，美化症状，而不是抱怨。这是一种反其道而行之的方法，是一种与传统咨询理念背道而驰的做法。通常情况下，我们会让家庭尽量减少症状，我们也是为此而努力的，但是表演症状则是将症状“美化”，让来访者继续表现。

一个小学生因为总是咬铅笔上面的橡皮，他的所有笔的橡皮都被他咬掉了，父亲带他来咨询。治疗师并不是用传统的方式，比如行为矫正，给他咬铅笔头橡皮予以一些惩罚，让他减少这种行为。而是让他继续咬，而且要家人鼓励他咬，每天必须有一个小时的时间专门咬，只要他做到了，家人就给他奖励。最后奇迹发生了，几天之后孩子再也不像原来那样咬铅笔头橡皮了。

大家可以思考一下，究竟是什么使表演症状有如此的魔力呢？也许是因为人们在面临改变的时候，往往会有防御，因此会本能抗拒这个改变，认为自己改变不了。如果继续或者是根本不去与症状发生直接冲突，反而会使他们改变。另外表演症状也可以逼迫带症状的人要么放弃症状，要么就承认症状是可以控制的。

表演症状不仅可以使家庭的问题得以解决，也可以让维持问题存在的因素更加凸显。例如，在一个再婚的混合家庭中，孩子出现了抑郁症状，治疗师会让孩子继续抑郁，因为这样的话，他能够继续得到妈妈的关注，这样的话就能避免妈妈被继父“抢走”。在这个案例中，治疗师可以通过表演症状让家庭了解到维持孩子抑郁行为的因素——避免妈妈被继父抢走，可以促进他们改变。治疗师接下来使用的策略可能有让妈妈更多对孩子表达爱——即使妈妈建立了新的家庭，妈妈还是爱他的——也可以鼓励继父对孩子表达更多的爱。

2. 假装技术

假装技术是另一个常用的反其道而行之的技术。我们在前文已介绍过，它指的是治疗师要求家庭成员假装表现其症状行为，如果他们能够假装有症状，症状就不是真的，是可以改变的。

家庭治疗大师曼登尼斯曾经做过这样一个案例：妈妈为其5岁的孩子寻求治疗帮助，因为他不能控制自己的脾气。曼登尼斯在治疗室中让孩子假装发脾气给她看看是什么样子的，孩子表现出来了，他喘着粗气，肌肉收缩，尖叫着并踢东西，做着鬼脸。然后曼登尼斯让妈妈假装做她平时这个时候做的事情，妈妈用一种微弱而无效的方式告诉儿子，让他冷静下来。她假装送他去另一个房间。这与她在家中做的是一样的。曼登尼斯让她评价儿子的表演是否恰当，妈妈说是的。

曼登尼斯让儿子再次表现脾气失控时的情景，这次儿子表演的是自闭的人——姿势僵硬，愁眉苦脸。曼登尼斯与孩子谈论了这两次表演，并给妈妈一些正向的反馈——她的儿子充满了想像力。

接下来曼登尼斯告诉妈妈和儿子，假装在妈妈让儿子进他自己的房间时，儿子发脾气。然后让他们假装关上门，妈妈抚慰并亲儿子的额头。曼登尼斯再指导妈妈假装发脾气，然后让儿子过来拥抱并亲妈妈。接下来，曼登尼斯给他们布置了家庭作业——让妈妈和儿子在每天上学之前和下午放学之后都表演这两个场景。在每次表演之后，如果儿子做得很好，妈妈就给儿子曲奇饼和牛奶作为奖励。这样，妈妈就从一个无助的位置转向了权威的位置。在接下来的一周，妈妈打电话来说他们没有必要进行治疗了，因为儿子的表现很好，再也没有发脾气。

（三）循环提问

很多时候，来访者是因为陷入自己的问题之中，只关注自己，而忽略了周围环境，看不到问题的全貌，而长时间陷入问题。如果让来访者远观一下他们的问题，很多时候他们自己就能找到解决问题的办法。能够让来访者远观问题，看到问题的全貌的一个方法就是循环提问，通过引导他们在相关联的背景中看待他们自己，并且再从其他家庭成员的角度来看待问题。

例如，治疗师可能会问："你的妻子怎么看待孩子不去上学的问题？""你的父亲怎么与母亲交流你是不是应该转学的问题？""谁最支持你要上师范大学？""谁不同意搬家？”“如果爷爷没有去世，这个家庭现在会有什么不同？”等等。通过这样询问关系的模式，治疗师很快就能了解到问题的循环本质。在前面的“巧用问题”部分，非常详细地介绍了循环提问的种类和方法，在这里就不做过多描述。

（四）积极再定义

积极再定义在前面讲到过，米兰模型认为症状具有保护的功能，给症状赋予了积极的含义。家庭成员都有对家庭的忠诚，特别是孩子，是对家庭最忠诚的人，很多时候症状往往都是为了保护家庭的整体和谐而存在的。

常见的例子是一个家庭夫妻关系不好，夫妻总是吵架、闹离婚，孩子可能会表现出一些问题：比如学习拖拉，成绩不好，行为不端，厌食症，抑郁症，甚至有自杀行为等。因为孩子可能会发现，当他们有这些症状的时候，父母就会停止争吵，而将关注点放在孩子身上，家庭可以维持一种表面上的和谐。

因此治疗师可以反馈给家庭他的假设，和家庭一起去讨论，可以用什么方法来代替症状。如可以用一些方法去改善夫妻冲突，而孩子则可以不用再使用症状来维持家庭和谐了。

再比如，一个离婚家庭，母亲经常处于极度低落的状态，表现很无力，孩子可能会比母亲表现得更无力、更低落，这样的话就可以保护母亲，让母亲关注孩子，感受到自己很有价值和能量，这样母亲就不至于会自杀了。这个时候治疗师可以告诉家庭他的假设，孩子在保护母亲，他们可以选择用其他的方式来相互支持，而不是表现无能。

（五）仪式化

仪式化就是让家庭成员在家中固定时间、地点做固定的事情。仪式化通常作为家庭作业使用，相当于给家庭制定一个规则。

仪式可以戏剧性地表现积极再定义。比如，对于前面母子相互支持的例子，治疗师可以让孩子继续表现无力、无能，孩子继续表现对母亲的需要。还有一个例子就是，孩子情绪低落，治疗师让孩子在家中继续表现情绪低落，在表现的时候，如果表现得好，父母就给予孩子奖励。

仪式化除了可以表现积极再定义外，也可以解决很多家庭冲突问题。比如，在家庭中，夫妻双方都有很强的控制欲，双方都不肯让步。于是治疗师让他们在家中，一三五由妻子掌控，丈夫要听妻子的安排，二四六是丈夫掌控，妻子要听丈夫安排，周日则可以自由选择。在这个过程中，治疗师一定要保持中立，千万不可偏袒任何一方。

还有一些是建设性的仪式，比如对于妻子抱怨丈夫跟自己交流少，而丈夫抱怨妻子的交流态度，或者是妻子总是在不合适的时机与自己交流，这个时候治疗师可以指导他们，比如在每天傍晚吃过饭之后，丈夫和妻子有半个小时的“太空”时间（只有妻子和丈夫两个人，没有孩子和老人），交流的内容包括：信息交流，对对方的感激和爱等，都是建设性的交流，避免相互的指责。

（六）家庭作业

家庭作业对于强调互动的治疗模式来说是非常重要的，因为这种治疗方法具有指导性，因此指导来访者在家里的改变也是很重要的。家庭作业可以是一个仪式，也可以是表演技术，也可以是其他的技术，比如增加或者减少家庭成员之间举例的技术。因为前面都介绍过，在这里就不过多阐述。

三、改变家庭观念的治疗技术

家庭对问题的看法往往会影响到问题的解决。但多数人在通常情况下只会独立地去看待问题，而没有从家庭系统的角度考虑，因此，治疗师需要使用一些方法去改变家庭的观念，让家庭从家庭系统的角度去看待问题，帮助他们改变。

实例观察

紫罗兰皇后的故事

一天，催眠大师艾里克森到美国中南部一个小城讲学，一位同僚要求他顺道去看看他独身的姑母。同僚说：“我的姑母独自居住在一间古老大屋里，无亲无故。她患有极严重的忧郁症，人又死板，不肯改变生活方式，你看有没有办法令她改变？”

艾里克森到同僚姑母家去探访。发觉这位女士比形容的更为孤单，一个人关在暗沉沉的百年老屋内，周围找不到一丝生气。艾里克森是位十分儒雅的男子，他很有礼貌地对这位同僚的姑母说：“你能让我参观一下你的房子吗？”

姑母带着艾里克森一间又一间房间去看，终于在一间房间的窗台上，他找到几盆小小的非洲紫罗兰——这屋内唯一有活力的几盆植物。

姑母说："没有事做，就是喜欢打理这几盆小东西，这一盆还开始开花了。"

艾里克森说："好极了！你的花这般美丽，一定会给很多人带来快乐。你能否打听一下，城内什么人家有喜庆的事，结婚、生子或生日什么的，给他们送一盆花去，他们一定会高兴得不得了。"

姑母真的依艾里克森所言，大量种植非洲紫罗兰，城内几乎每个人都曾经受惠。不用说，姑母的生活大有改变。本来不透光的老屋，变得阳光普照，充满着彩色鲜亮的小紫花。

一度孤独无依的姑母，变成了城中最受欢迎的人。在她逝世时，当地报章头条报道：全市痛失我们的非洲紫罗兰皇后。几乎全城人都去送葬，以报她生前的慷慨。

紫罗兰皇后的故事说明只要改变系统的一个小的部分，整个系统都会得到改变。对于家庭也是一样，首要的就是让家庭从系统的角度去看待问题。改变观念的技术主要有：①再定义；②循环提问；③界定病人；④讲述故事。在这里，再定义和循环提问技术都在前面详细介绍过了，这里就不再赘述。这里主要讲解界定病人和讲述故事。

（一）界定病人

界定病人主要是将问题表现者和真正的问题区分开来，例如一个有抑郁症小孩的家庭，问题表现者是抑郁症的孩子，但是真正的问题可能是夫妻冲突，因为夫妻冲突，夫妻闹离婚，孩子希望通过抑郁症状来挽救家庭。所以家庭治疗的对象不是去处理抑郁症，而是去改善夫妻关系，或者是帮助孩子表达他的情感。

（二）讲述故事

人们对待问题的看法决定于他们对问题的建构，例如，一个人如果在自己的生命故事中将自己建构为平凡无用的人，那么不管别人说什么，他都很难相信自己会有所作为。如果治疗师能够帮助他们建构一个更新的、更积极的故事，那么他就会有所改变。故事并不只是生活的镜像，而是在塑造着生活。

叙事疗法的假设是问题被保持在语言中，因此也可以在谈话中“溶解”，谈话会产生意义。所以如果一个人的生命故事是充满问题的，那么他的问题就会继续持续下去，这就好像是人们对自己的暗示一样。如果对自己的人生有积极的暗示，很有可能你的未来就是积极的，如果有消极的暗示，那么很有可能未来就是消极的。

在讲述故事的过程中，治疗师要将问题外化——人不是问题，例如“罪恶感是如何影响你的？”问题在于罪恶感，而不在于你这个人。还有一点就是将问题拟人化，例如“罪恶感是如何影响你的？”

在来访者讲述故事的过程中，治疗师需要去寻找故事中的积极闪光点，发现例外事件，让来访者重写整个故事，然后再加强新的故事。例如治疗师可以问来访者：“你这么久一直和抑郁抗争，而没有被它打败，这说明了什么？”然后一步步地帮助来访者重写整个故事，他不再是一个无能的人，他是一个坚强和有韧性的人。在加强新的故事的过程中，治疗师可以让来访者去寻求身边的人的见证。例如让来访者去向自己的妻子求证究竟自己是不是坚强和有韧性的人，当来访者得到周围人的强化之后，会更加巩固他现在的故事。

本章概要

本章主要介绍了家庭治疗的一些基本技术。从治疗关系的建立到如何让家庭改变的一些基本干预技术和不同理论模式的常用技术。

家庭治疗中常用的建立关系的技术主要有：①与每个家庭成员接触；②真诚地表现出对来访家庭的兴趣和关心；③对每个家庭成员进行共情；④接纳家庭，获得信任：⑤创设安全的治疗环境；⑥运用好奇心；⑦相信来访家庭可以解决他们的问题：⑧良好示范；⑨强调改变。

初学者在与家庭建立关系的过程中常碰到的问题有：①聚焦于关系建立，而不是聚焦于来访者的问题；②如何与儿童建立关系；③如何与青春期少年建立关系；④如何与被强行带人治疗室的人建立关系；⑤对于家庭成员希望单独会谈的挑战；⑥放松自己，消除紧张。

家庭治疗的基本技术主要有：①制定计划；②巧用问题；③正常化和认知重构；④支持与对质。

强调家庭结构的治疗技术主要有：①表演技术——探寻家庭互动模式；②画家庭结构图；③处理互动模式；④设定界限；⑤打破平衡；⑥挑战家庭无效的假设。

改变互动模式的治疗技术主要有：①沟通规则的建立；②反其道而行之；③循环提问；④积极再定义；⑤仪式化；⑥家庭作业。

改变家庭观念的治疗技术主要有：①再定义；②循环提问；③界定病人；④讲述故事。

在本章开头的案例中，治疗师首先要了解家庭的互动模式和家庭的结构，家庭的互动模式可能是：孩子的决定由父母代替做——因此孩子对他自己的事情越来越不关注——父母越发替孩子担心，更是要替孩子做决定——孩子更加退缩，学习动力下降。家庭的结构可能是纠结，界限模糊的。从沟通的角度来看，孩子要学会表达自己，而不是让父母越俎代庖。治疗干预：从结构派的角度来看，可以改变父母与孩子之间的界限，让孩子学会为自己负责任；从互动的角度来看，治疗师可以鼓励孩子表达自己的观点，鼓励孩子为自己做决定，而不是由父母代替；从改变家庭观念的角度来看，治疗师可以让家庭从家庭系统来看待孩子的学习动力不足。

关键词

表演技术	家庭结构图	互动模式	设定界限
打破平衡	沟通规则	反其道而行之	循环提问
表演症状	积极再定义	消极再定义	仪式化
家庭作业	界定病人	讲述故事	

复习题

1. 你可以用哪些方式与来访者建立关系？
2. 对于本章开头小华的案例，你还可以用什么干预方法帮助家庭改变？
3. 积极再定义和消极再定义可以怎么使用？
4. 有哪些方法可以帮助家庭看到个体问题背后的家庭系统原因？
5. 在什么情况下可以使用反其道而行之技术？
6. 有哪些方法可以促进家庭成员直接沟通？
7. 对于本章开头小华的案例，如何使用正常化技术？

第八章

常见问题的家庭治疗

学习重点

1. 熟悉家庭治疗的基本流程
2. 掌握家庭治疗的重要技术
3. 了解治疗流派的理论背景

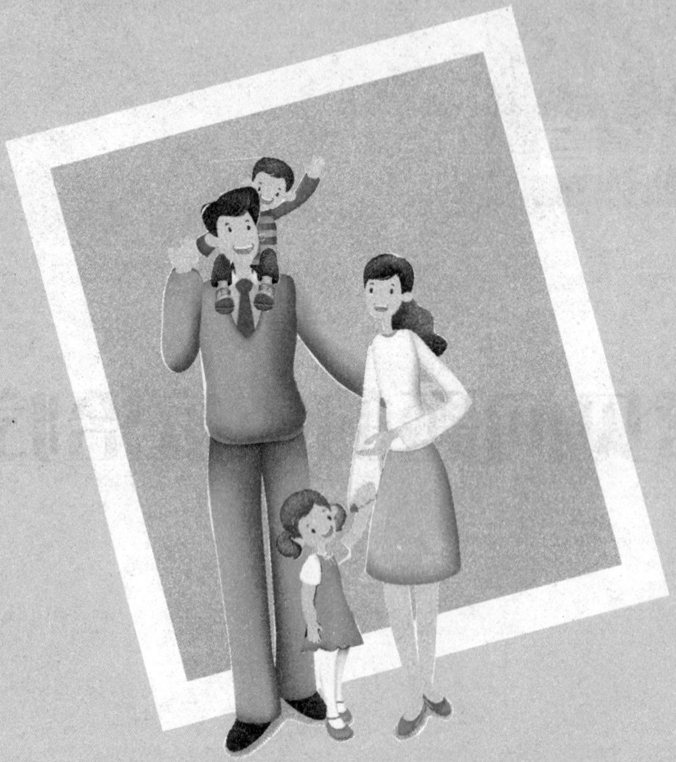

第一节 “问题孩子”的家庭治疗

本节案例是认知行为疗法学派的弗兰克（Frank M.Dattilio）博士对一个有青春期儿童的家庭所做的治疗。来访的家庭包括 6 位家庭成员：妻子露丝、丈夫约翰和 4 个孩子，其中罗伯特 17 岁，詹妮弗 15 岁，亚当 14 岁，苏珊 13 岁。

一、呈现的问题

家庭被推荐来做治疗是因为 4 个孩子，特别是女儿詹妮弗的叛逆言行以及由此造成的母亲的情绪问题。詹妮弗对父母的管束十分不满，经常采用强烈的言行来应对母亲的约束。整个家庭中有很多争吵，其中以詹妮弗与妈妈的居多，在咨询室里这一点也体现得十分明显。

二、治疗过程

在自我介绍时，其他家庭成员都简短地介绍了自己，詹妮弗什么都没有说。现在治疗刚开始，治疗师决定稍后再来处理詹妮弗的不合作。很快詹妮弗再次表现出厌烦，家庭中惯常的争吵模式在咨询室得到重现。

知识拓展

开　场

在治疗正式开始之前，治疗师首先介绍自己，然后对家庭参加本次咨询表示感谢，并邀请家庭成员做自我介绍，这是建立咨询关系的重要部分。同时通过家庭成员自我介绍的先后顺序，使用的语句，显现出的态度和表情，可以获得家庭成员之间关系的一些有用信息。

治疗师：……露丝和约翰，你们解释过你们为什么决定带所有人过来参加这次会谈吗？

露　丝：没有，我们只是简单告诉他们，我们觉得需要处理家里的一些问题。

治疗师：大体上这就是本次会谈的目的，但是我们也可以探索一些别的问题，特别是家庭成员间相互的不满。这听起来对大家公平吗？（罗伯特、亚当、苏珊不情愿地点头）

詹妮弗：对我不公平！我看这太假了，我真的不想待在这。

治疗师：那你为什么同意过来呢？

詹妮弗：我没同意，我是被迫的。

露　丝：詹妮弗，现在可别这样！

约　翰：你不是被迫的，我们得像一家子。

詹妮弗：我不在乎，我就是不想在这里，我甚至都不想成为这个愚蠢家庭的一分子。

接下来治疗师着手处理目前的焦点问题。

治疗师：我明白你说的了，詹妮弗，我想让你知道，我从不希望任何人违背自己的意愿来到这里。所以，如果你特别不想呆在这里，你可以离开，只要你的父母对你不参加这个小组没意见。(长长的停顿)。

詹妮弗：那我干嘛？现在就走？

治疗师：是的，如果你愿意的话。

詹妮弗：那我去哪啊？

治疗师：那由你决定，詹妮弗。

詹妮弗：啊，那太愚蠢了。我可不去外面傻坐在车里，好无聊，这太愚蠢了！

当詹妮弗同意继续留在咨询室，治疗师接下来要做的就是开始探讨家庭来访的原因，詹妮弗是这个家庭矛盾的“代言人”，治疗师从与詹妮弗的会谈开始入手，询问詹妮弗为什么不愿意留在治疗室。詹妮弗说这是因为治疗显得很可笑，并且这是妈妈的问题而不是她的。面对詹妮弗对妈妈的指责，爸爸为妈妈辩护，长子罗伯特指出家庭中缺乏某种气氛,每个人都只是“各干各的”。认知行为疗法的治疗师在来访者说出自己的看法之后，会对对来访者不确定或者含义模糊的描述进行澄清。这是认知行为模式的重要技巧。

罗伯特：我想说说，我觉得我们这个家庭有一些较大的问题。每个人，就好像……各干各的，没有……的感觉，怎么说呢？

治疗师：家庭和睦？

罗伯特：对，有点这个意思。我是指，就好像，爸爸有时候在自己的世界里，妈妈在做自己的事，还试着为家里的每个人做事，……这有点疯狂。

治疗师：那么，有时候家里的状况有点混乱，这让你觉得烦恼？

罗伯特：是的，但不是有时候，是……很多时候。

在开始介入之前，听听家庭成员自己对于家庭问题的描述，可以使治疗师找出那些导致问题的歪曲的认知，并加以改变。

治疗师：看起来，这似乎就是最近你们这个家庭运作的方式，对吗？

詹妮弗：是啊，直到我把一切事情都搞砸，对吧？对吗，妈妈？

露　丝：(开始哭)哦，詹妮弗，别说了！

亚　当：我觉得詹妮弗的问题在于，她想要长大，而妈妈不让，所以她生妈妈的气。

苏　珊：部分同意，妈妈开始对我做同样的事情。

治疗师：做什么呢？

苏　珊：啊，我最好闭嘴。(大家都笑起来。)

治疗师：不，这样没问题，苏珊，把你想说的说出来。我希望在这里的你能够坦率诚实。

苏　珊：嗯，她开始有点过度保护我，就像她对詹妮弗一样。

在整个治疗过程中，妻子一直都不怎么说话。本次治疗接近尾声，需要处理这个问题，让沉默的家庭成员加入到治疗中来。

治疗师：露丝，对你听到的你有什么回应呢？你说话一直都不太多。

露　丝：嗯，我不知道，说实话，听到这些我并不好受。

治疗师：我肯定是这样的。

露　丝：我不知道，我只是想要保护每个人不受到伤害。

治疗师：很好，所以你保护女孩们，约翰保护你。

处理妻子不肯加入的问题后，治疗师开始探索露丝和约翰的家庭背景的更多细节，特别强调了各自父母的角色，并绘制家庭图式。治疗师在首次会谈的时候界定了一个“家庭图式”。第二次治疗就从探讨家庭图式开始，探索家庭成员这样做的根本原因。换句话说，家庭里存在什么样的信念使家庭成员之间如此具有保护性，而不是每个人自己照顾好自己？

治疗师：……，你们觉得“保护”这个基本信念来自这个家庭的哪里？

约　翰：嗯，我猜作为父亲，有些是我的错，我在支持露丝的时候，没有主动承担父亲这个角色，我有点把一切推到露丝身上的意思。我成长的时候父亲不在身边，所以我也总是有些搞不清楚自己的角色，时常弄得手足无措，所以我变得有点保护她。我不知道，这听起来有点怪。

治疗师：听起来好像是说，露丝抚养这些孩子的时候，她被迫承担了这个家庭的所有责任，可能部分是为了弥补你的缺席。那么这里可能存在几个在某种程度上歪曲了的家庭信念，还有对自己在家庭里角色的歪曲的个体信念。这可能吗？

亚　当：“歪曲”？什么意思？

治疗师：问得好，亚当，我来解释。

接下来治疗者解释并讨论了几种常见的认知歪曲，这样，家庭成员能开始表示对认知歪曲的一些理解。用一些和家庭成员有关的例子，再加上一些幽默可以很好地解释这些概念，并展示这些认知歪曲是如何在来访者的家庭中出现的。在分析认知歪曲的时候，可能会引起家庭的紧张反应，治疗师要谨慎处理。

治疗师：……我们只是试着识别有些时候我们都有的认知歪曲。这不是进行一场比赛。还有我们想要界定自己有的认知歪曲，而不是找别人的。

约　翰：行！我自己有一个认知歪曲。尽管我不愿意承认。有时候，如果我的决定被质疑，我会很烦。我猜，我是把孩子们的顺从等同于尊重了。而且，我倾向于把很多责任推到露丝身上。

治疗师：很好，约翰，这个很棒，那么，你挑出来，并认定是基于认识歪曲的一个信念是："头儿的决定不能被质疑"。

约　翰：我猜是这样。天，这话当真让别人讲出来，听着可真是糟透了。

治疗师：我们先来处理这个问题。我们先分析一会，看看我们能不能挑战那个信念的一些基本理念。现在，你知道你为什么会有这样的信念吗？男人是头，他的决定毋庸置疑？

约　翰：我不知道，可能最开始和露丝的爸爸有点关系。在我们刚结婚的时候，他就常常……有点……。向我灌输这样的观念。

治疗师：灌输？

约　翰：是啊，就像把我拉到一边，告诉我他的忠告，怎样做才像一个男人。还有，我得到这样的印象：以这样的方式对待她，她可能会更习惯。就像她让我这样对她……

治疗师：激活？

约　翰：对，激活，是这个词！我猜她激活了我，使得我这样做，换句话说，她依赖我多过我依赖她。因为她知道了我从小就习惯被依赖。

治疗师：明白了，那么，你认为你做的一些事激活了露丝目前的特点吗？你认为可能你们两个人激活了孩子们的特点吗？

约　翰：不知道，也没有想过这个问题。

治疗师：有没有可能和家庭的相互照顾的模式有关呢？

罗伯特：嗯，在你和爸爸说话的时候，我一直在思考这个问题，我想，我们就像是一群狼，互相照顾，如果一个人有困难，其他人会出面帮忙，但是，我们从不坦诚地谈论这个问题。

治疗师：很好，但是这是怎样造成冲突的呢？

罗伯特：我不清楚。

苏　珊：我觉得可能是这样，其中一个人有一个愿望，另一个人有不同的愿望。但是他们从不沟通他们的期望，只是猜测。

治疗师：很好，这是另一种认知歪曲。

亚　当：哇，我们是一个歪曲的家庭。(大家都笑起来。)

治疗师：嗯，对，我们都有自己的认知歪曲，但是每个家庭都有这些。

这部分着重探索了这个家庭的认知歪曲，并布置了家庭作业：让每个家庭成员想想治疗中讨论过的认知歪曲，想想哪些适用于自己。第三次会谈前治疗师会询问家庭一周以来的情况以及家庭作业的完成状况。接着开始采用认知行为治疗中的重要技术：纠正不合理信念。

治疗师：……看看我们能否挑战它们，特别是那些对你们家庭造成最大干扰的歪曲，我来示范怎么做，约翰，你能帮忙吗？

约　翰：可以。

治疗师：很好，我记得你说过，你的一个信念是，作为一个父亲，“头儿做的决不能被质疑”——带有一点这个意思的话，对吗？

约　翰：对的。

治疗师：很好，现在你有多相信这个说法是真的？换句话说，有什么合理的经验法则或教养理论作基础吗？

约　翰：不知道。我猜我只是碰巧这么认为罢了。

治疗师：很好，那就是说没有什么实际的证据。只是猜测。那么，有没有可能这猜测是基于错误的信息呢？

约　翰：可能——呃，我不是很确定你说的“错误的信息”是什么意思。

治疗师：错误的，或者不正确的。换句话说，我们所知道的，这原则有什么效果？到现在为止你认为这个原则给你带来了些什么结果呢？

约　翰：嗯，不是太好。实际上，没人遵从这个原则。而且，因为我相信这个原则，孩子们还有点嘲笑我。

治疗师：嘲笑？

约　翰：是啊！(开始笑)就像前几天，我正捍卫自己的看法，罗伯特就开始取笑我。

治疗师：那么有可能这不是最有效的方式，或者可能需要一些调整，你也不必完全放弃。我的意思是，尊重确实重要，但是期待没人质疑你说的或做的一切，可能有点不合理。

约　翰：是，我明白你的意思。但接下来的问题是，我怎么才能不这么想呢？我是说，这观念在脑中根深蒂固。

认知行为学派家庭治疗的重要技巧出场了。

治疗师：问得好。认知治疗有很多家庭作业，比如挑战这些消极的自我陈述，或者我们说的“自动思维”等，这需要很多练习。有一种方法是，每次你有一个消极的想法或者认知歪曲，就把其他可能的替代性说法写下来。所以，我希望你做的是拿张纸，在纸的最上面写下几个标题，然后在标题下面画一条横线……（拿出一张纸做示范，表8-1）然后，当每次发生了什么事情使你产生了消极的自动思维时，你就把它写下来。在最左边的一栏写下发生这个想法的情境。在接下来的第二栏，准确无误地写下这个想法。再后面，努力尝试界定你有哪种类型的认知歪曲。在这之后，标明这个想法的情绪反应，接着通过评估支持性的证据来挑战这个想法或信念。最后，你可以写下替代性的反应，使用任何你收集到的新信息。

表8-1　挑战自动思维

情境或事件	自动思维	认知歪曲	情绪反应	自我陈述	替代性反应

讲解要确保家庭成员能够正确理解，可以举例反复说明。

治疗师：我们拿个例子来试试。

约　翰：上周亚当回家有点晚。我说了他几句，说他晚了5分钟，超过了规定的时间才回家。他开始挑战我的权威性，试着为他的行为辩护，说只是5分钟，没什么大不了的（表8-2）。

治疗师：很好，让我们把所有这些都写到纸上。

表8-2　约翰填写的表格

情境或事件	自动思维	认知歪曲	情绪反应	自我陈述	替代性反应
亚当回家晚5分钟	他藐视我。他不尊重我这个父亲。如果我不惩罚他，那我这个父亲可真是窝囊透了。	武断推论，二分思维，个人化。	不安，生气	他只是晚回来了5分钟，并不意味着他是冲着我来的。也不表明他是故意藐视我，孩子们有时就是喜欢探探我们设的规定。	我可以和他谈谈，而不是妄下定论，惩罚他。可能他真的只是忘了时间，或者只是没留神。我试试这样可能他更好接受一些。

治疗师：棒极了，约翰。你们都看到了我们如何重构了我们的一些想法吗？爸爸做得很好。

罗伯特：是，可是如果亚当确实是在藐视爸爸呢？我是说，我们怎么知道爸爸对自己说的是正确的。

治疗师：问得好，罗伯特，所以爸爸可以像他在表格上写的那样，和亚当谈谈，问他为什么晚回家，但是得缓和一下，甚至到了第二天再去问，等爸爸和亚当平静了一些之后再说。这个办法我们大家都可以用，这会让我们的互动方式大不相同，也能迫使我们放慢脚步，开始审视我们自己的认知和信念。这也是我们把这些写下来的原因之一。希望你们很快就能在头脑中进行这个过程而不需要写下来。

治疗师教会家庭成员挑战他们不合理信念的方法，并督促他们使用这种方法。在这个过程中，强调了感受和情绪，还有沟通技巧和问题解决策略。治疗师还经常采用布置家庭作业和行为技术，帮助他们更加自发地挑战他们的歪曲认知，重新安排家庭成员的角色和责任。随着对功能不良的思维和行为的调整和改变，家庭互动中的冲突变少，家庭成员开始重塑他们的角色。然而，这里需要强调的是，必须通过重构的过程改变认知，这样才能改变其情绪和行为。

治疗师：詹妮弗，你之前提到你和你妈妈的关系，我想和你就这个再多谈谈。你说，你觉得你妈妈控制你太多，有时让你窒息。

詹妮弗：对，我受不了。她总是跟我说她是想要和我更亲近一些，但实际上她这样却是把我推得远远的。

治疗师：露丝，你听到你女儿说的了吗？

询问双方的看法，保持客观中立。

露　丝：嗯，我听到了，但是我不相信。她需要我，超过她意识到的程度。她还不懂。

詹妮弗：哦，天！你觉得我应该需要你，这不代表我真的需要你。现实点吧，妈妈。我唯一搞不懂的是为什么你像个笨蛋！

治疗师：露丝，我在想你可能需要詹妮弗需要你，多过她真正需要你的程度。有可能吗？

露　丝：(开始哭)我不知道——我只知道我想要和她更亲近些。

约　翰：对露丝来说，知道对家庭中的每个人，尤其是孩子来说，她是特别的，这一点非常重要。所以她有点过度保护他们，因为这让她觉得她做的是对的。

治疗师：露丝，我想听你说，约翰说的对吗？

直接询问，避免有第三者充当代言人。

露　丝：我不知道。有时候我觉得这家里没有人需要我。如果我死了，也一点都不重要。

苏　珊：妈妈，不是没人需要你，只是我们需要你的方式和你设想的不同。你对我们来说是特别的。你是我们的妈妈。没人能取代你的角色(开始哭)。

给情绪的表露一些时间，恰当的处理。然后再开始继续治疗。

治疗师：詹妮弗在她的生活中确实需要妈妈，但得允许她做她自己。根据我从詹妮弗那里收集到的信息，她希望是自己主动接近妈妈，对她来说这样她更自在。而妈妈认为她得要更主动接近詹妮弗。她越是主动，詹妮弗把她推得越远。所以，妈妈越是竭尽全力要和她接近，她反而越发疏远，循环往复。

露　丝：哦，那我们该怎么做呢？

治疗师：很高兴你问了这个问题。就像约翰对亚当做的那样，唯一不同的是这个更深入一些。还有，你们两个人都需要做出一些妥协，不是总要等着对方先改变。记住要是通过引入替代性的观点来挑战这些假定。比如说，露丝，为什么詹妮弗不希望你和她如此亲近，对于这个问题，你的假定是什么？

露　丝：嗯，我想我只是假定，我觉得她不需要我，因为她已经长大了，其实才15岁！事实是，她还没有成熟，她还需要妈妈的指导。

治疗师：很好，这个信念是从那里来的？

露　丝：哦，不知道。我想这种想法是我小时候身边的人告诉我的。实际上我们很少去和父母讨论我们之间的关系。我总是假定，爸爸妈妈是对的。我从未对这一点提出疑问。实际上直到现在，我和父母之间依然如此。

探索来访者沿袭自原生家庭的图式。

治疗师：很好，这是你的图式，就是说后辈不能质疑父母的动机。他们只需要信任父母做的事情是正确的。现在詹妮弗按照完全不同的图式看待问题。詹妮弗，对于父母在你生活中的涉入，你的知觉或者图式是什么？

詹妮弗：嗯，他们总是让我长大，让我承担责任，但他们却不放手让我这么做。妈妈总是干涉我的生活，简直让我抓狂。我受不了。

治疗师：嗯，这更多是一种情感。我想要知道的是，在这个情境中具体那些事情让你发疯。

詹妮弗：不知道。大概是她不信任我，还把我当小孩。

治疗师：那么这让你有什么特别的感受吗？除了抓狂之外？能具体说说吗？

詹妮弗：大概让我有点难受。

治疗师：就是说，让你有点沮丧？

詹妮弗：嗯，有点。感觉不好。

治疗师：接着你就变得抓狂了？

詹妮弗：嗯，对。

认知、行为、情绪三方面的分析相结合。现在我们可以回忆下认知行为疗法的理论基础。

治疗师：露丝，对詹妮弗说的你有什么看法？

露　丝：嗯，想到我让自己的女儿沮丧，这让我觉得不开心。

治疗师：嗯，我不知道是否实际上你让你女儿感觉沮丧了。她的感受更多的是缘于她的认知。所以，这里需要改变的有以下方面，妈妈需要重新考虑改变对待詹妮弗的方式，这可以通过重构她的一些想法，进行行为改变来实现。詹妮弗同样也需要做这些工作，前提是你们俩同意这么做。(露丝和詹妮弗肯定地点点头)

治疗师：嗯，那我们看看我们能做什么。詹妮弗，现在你觉得有没有可能你在看待你母亲的行为，特别是她努力和你亲近的意图时有一些歪曲？

詹妮弗：没觉得，我看到的都是事实，没什么歪曲。

治疗师：嗯，但我希望你只是想一想你的观点，除去它的基本正确性，它是否可能被某些事情轻微地歪曲，比如你的愤怒，还有你对隐私的要求，诸如此类。可能妈妈的意图不是剥夺你的独立性，或一直把你当作小孩，只是想要分享你的生活。

詹妮弗：不知道。可能吧……

在认知、行为、情绪三方面的分析之后，寻找改变的方法。

治疗师：嗯，很好，再多想想。现在这有个很重要的问题。你需要什么证据支持这个假定？也就是，她实际上在为你的成长着想？

詹妮弗：如果她能往后退一点点。

治疗师：那就是说她的行为如果有变化，就能告诉你她真的在乎你。

詹妮弗：嗯，对！

治疗师：很好，那如果她的行为突然发生了变化，如果她后退一些，这会如何改变你对她对这种情况的看法和感受？

詹妮弗：嗯，那我不会介意跟她说一些事情，在我准备好的时候，至少我能透口气。

治疗师：很好，露丝，现在有了詹妮弗怎么看待这种情况、有什么感受等这些信息，你有动力改变自己的看法和行为吗?

露　丝：嗯，有一些，我的意思是，最让我惊讶的是听到她说我让她感到沮丧(开始抽泣)。我经历过那些，我不想她也这样。

治疗师：很好，现在你明白调整想法和行为的重要性了。至少要调整到这个地步，给詹妮弗自由，让她觉得能更自在地和你交谈，甚至向你倾吐心中的秘密。

露　丝：行。但是我不知道怎么样处理这样的想法和情绪，我会想我压根是个玩忽职守的母亲。

治疗师：嗯，我们可以使用前几次治疗我们对约翰使用过的那套方法。我们的想法显著地影响我们的感受和行动，认清这点很重要。我们对自己所说的是关键。使用詹妮弗向你提供的关于这个境况的信息。调整你的看法，认清自己在提供詹妮弗成长所需要的一切时做的是否足够好。重点是，你需要重构你的想法，整合这些新的信息，将它们融合到你的思维模式中。这样，不仅能帮你在这些情境中感觉好受些，还能改变你的行为互动方式！詹妮弗，你需要做同样的事情，尽你的那份责任来营造你和你妈妈之间的和睦。

三、效果和总结

在这个个案里，呈现的问题是父母和孩子之间的斗争。这通常反映了父母在自己成长时未能解决的冲突。露丝依照她从她的原生家庭沿袭下来的图式处理问题。露丝在自己的成长过程中经历的情感匮乏对她和詹妮弗的关系紧张有很大影响。约翰倾向于保护露丝，而她觉得这是在控制她。这也剥夺了她的独立性，使她很不自信。治疗中双方都意识到要改变，这使得露丝不再那么依赖约翰，也对露丝与孩子的关系造成深远影响。露丝与孩子们在治疗中以情绪和语言的方式表达了相互的理解与关心，并讨论了可能的改变方案，这对詹妮弗等几个孩子与母亲和解有重要的作用。

治疗师和家庭成员一起探索一些潜在的问题，这种探索是认知行为治疗很重要的一方面。另一个重要方面是对家庭成员进行认知重构，并且改变他们整体的行为互动风格。随后治疗师还讨论了家庭共有图式的一些方面，更正家庭成员发展起来的对彼此的认知歪曲。讨论了家庭里的权力和控制问题，重新界定家庭的角色和边界。以歪曲的思维和行动为前提，讨论了家庭成员的情绪。

在治疗结束一年多的时候，这个家庭打来电话表示感谢并告诉治疗师，他们的两个年长的孩子要离家上大学了，詹妮弗要升学，家庭成员欢快的语调让整个通话过程变得非常有趣。

知识拓展

认知行为模式的理论假设

认知行为模式认为家庭运作背后存在诸多假定，本案例的治疗师整合了一些教育的成分，把前人最初提出的一些假定做了些修改，具体内容如下：

假定1：个体为了满足自己的需求，要在自己所处的环境中努力维持平衡。这个过程指引个体逐步发展自己对家庭生活和家庭关系的个人理论(personal theory，PT)。个人理论塑造了个体的思考和知觉方式，在个体经历大量来自家庭内部或者外部的生活事件时，它作为中枢组织者发挥作用。

假定2：个体成员的认知几乎影响着家庭生活的各个方面。这些认知由五类认知变量决定：选择性注意、归因、预期、假定和标准。

假定3：某些“障碍”阻塞家庭的健康运作。这些“障碍”的根源在于家庭成员各自的个人理论。

假定4：家庭成员需要更加清醒地意识到他们对家庭的认知——这些认知如何在特定的情境中影响他们，何时会引发压力，以及怎样利用健康的认知替换不健康的认知等。

第二节 夫妻问题的家庭治疗

该案例是结构派家庭治疗大师米纽钦对一个遭受强迫性洗手困扰的家庭所做的治疗。来访的家庭有五位成员，来曼在一家化工厂当工人，太太娜莫斯是家庭主妇。两个人都快 50 岁了。他们有 3 个孩子，18 岁的裘恩、13 岁的托马斯和 11 岁的萨拉，裘恩和他的父亲在同一家工厂工作。

一、呈现问题

家庭被推荐来做家庭治疗是因为娜莫斯的强迫性洗手，当她或者其他家庭成员接触到任何脏东西时，她就会感到恶心、心悸和出汗，要不断洗手才能缓和这些症状。同时还将近乎苛刻的要求强加给家里其他人，整个家庭都被她可怕的焦虑所控制。

二、治疗过程

在治疗开始之前，治疗师观察了家庭成员的座位，这往往可以折射出家庭成员之间关系的亲疏远近。治疗师一开始让娜莫斯将手给她看看，但治疗师只是仔细检验了一下，并没有触摸，因为他深知娜莫斯干净而神圣的手不可以随便触摸，这是遵守家庭规则并介入家庭的一个很重要的方面。

开始会谈后，丈夫首先发言，表达了对妻子强迫性洗手问题的担忧，同时抱怨妻子对他和其他家庭成员过于苛刻的卫生要求的不满。

治疗师（对娜莫斯）：我不理解，你的丈夫说当他们清洁干净时，你才能放松，娜莫斯，发生了什么事吗？

娜莫斯：任何时候我接触了脏东西，就会觉得恶心、心悸，开始出汗，有时甚至要昏倒，需要反反复复地清洗自己，直到焦虑消失为止。

治疗师：你能把你的手翻过来让我看看手掌吗？（娜莫斯照做了）你能把它再翻过去吗？（娜莫斯照做了）你能握成一个拳头吗？（娜莫斯都照做了）

治疗师全面的检查和探索打消了娜莫斯的紧张和疑虑，来访者开始渐渐跟着治疗师的思路在走。在家庭治疗中，治疗师不仅仅要关注呈现问题的人，鼓励她描述自己的问题或者症状，并赋予症状以意义，也要倾听和承认其他家庭成员对问题的解释。当家庭成员谈论家庭问题的时候，每个人开始逐渐释放对其他成员积极和消极的情绪，为家庭成员开始倾听彼此开辟了道路。

治疗师：萨拉，能给我看看你的手吗？（并请求她允许治疗师触摸她的手）

萨　拉：好的，可以。

治疗师：当你的手脏时，你感到焦虑吗？

萨　拉：不会，但我妈妈会感到焦虑。有时候，我需要擦洗两到三次，她才满意。我洗手是为了让她感到好受些。

治疗师：这种情况在你们的手上发生过吗？（治疗师接着问家里其他两位一直沉默

的成员，托马斯和裘恩，并表达了触摸他们的手的相同要求)

治疗师：你的孩子非常棒，娜莫斯，他们对你充满爱和保护。

娜莫斯：是的，他们都很关心我。

托马斯和裘恩跟萨拉一样，表达了对妈妈的病的关心。治疗师通过积极再定义的技术，将孩子对妈妈问题的担心理解成对妈妈的爱和保护。让被指责的“问题”表现者感受到支持，有助于家庭成员减少防御，开放地表达自己的真实感受和想法。

来访家庭一般都是带着特定的问题或者症状前来咨询，咨询师不可能全然不顾家庭成员的需要，直接引入家庭系统互动的视角。因此以上这个部分，治疗师从来访者最关心的问题入手，花相当多的时间倾听和询问每一个家庭成员有关症状的问题，并理解和接纳他们的做事方式，尊重每一位家庭成员以及家庭的结构规则，与他们建立良好的关系。在这个过程中，寻找能够引入新奇问题的时期，将关注的焦点从被指定的“病人”转向家庭系统互动，从不同的视角看待问题，这是家庭治疗中非常重要的一个环节。

治疗师叫孩子们离开房间以便能单独地与父母交谈。

治疗师：你们会有性关系吗？

娜莫斯：我认为丈夫的性要求太频繁，有时我会出于同情在周六和他过性生活。他能触摸我的任何地方除了手，我的手是神圣的。

治疗师：你为什么不相信你的丈夫？

娜莫斯：我经常在梦中发现我醒来后他就走了。

咨询从这里开始有了突破。治疗师敏锐地抓住了掩盖在症状之下的家庭成员关系问题，使得这个个案从神秘地打着医学幌子的病例变成更有可能予以处理的夫妻冲突问题。娜莫斯很快忘记了她的症状并开始谈论她与丈夫的关系。治疗在按我们熟悉的方向前进。

娜莫斯：他非常挑剔。我想让他高兴……但我不管说什么都是错的。当他朝我喊叫时，我就哭，孩子们就会过来安慰我……

在确认每当妈妈伤心的时候，孩子就会保护她。治疗师让女儿萨拉回到咨询室。

治疗师：你妈妈告诉我你很关心她，你能告诉我们更多的事情吗？

萨　拉：当我的父亲对我妈妈叫喊时，我会为她感到难过。她哭的时候我就抚摸她的头发，并亲吻她的额头，直到她平静下来为止。

治疗师让其他两个孩子重新加入到会谈，他们同样讲述了保护母亲免受父亲批评的相似的故事。到此为止，咨询又开始上演孩子卷入父母冲突这一令人熟悉的剧目，导致不同家庭亚系统之间界限模糊。治疗的目标就是在不受干扰的情况下鼓励夫妻完成谈话，正面解决问题，不扩散至所在的亚系统之外。因此咨询师鼓励娜莫斯挑战她丈夫的缺乏理解，并让孩子们听着，阻止他们打扰父母的交谈，并告诉孩子们，他们对母亲的保护对父母双方都没有帮助。

娜莫斯（对她丈夫）：你认为我总是错的。即使当我给你做了一道特殊的菜，你都会抱怨不够咸或不够辣，或者太咸太辣，要么就是肉煮得不够熟或者煮得过度。

来　曼：那算不了什么，看看我为你做了什么。当我去工厂上班的时候，我要换衣服；下班回到家里，又要换衣服。你叫我洗手，要洗到你觉得我的手没有任何细菌你才满意。我感觉到我们就像生活在某个泡沫里面，受到保护，以免和任何其他东西接触。我接受这一切，因为我知道这不是你的错，这是一种病，我和孩子们都想帮助你。

娜莫斯：但是你总是朝我大喊大叫，并且告诉我，我是错的。

这部分主要探索家庭成员的哪些言行导致了问题的存在，关键在于在不激起家庭成员抵触情绪的情况下帮助他们看到，自己的行为是如何维持了家庭当前的问题。那如何实现这个探索呢？在家庭治疗中，一个成员会说一些关于另一个成员的事情，这可以成为表演技术的一个跳板。治疗师可以选择一个具体的问题，让夫妻双方在现场相互做出回应。通过表演技术，治疗师观察家庭成员之间的互动模式，如：是否有一个人在攻击另一个人在退缩？是否有一个人掌握着权力另一个人在服从？围绕夫妻双方关系周围的界限是否明确？父母是否将孩子卷入到他们的冲突中？治疗师经常发现，家庭成员的相互影响存在互补的特点。

在该案例中我们发现，娜莫斯通过强制性地提出一些苛刻的要求控制丈夫和孩子，以此获得权力，缓解焦虑。来曼虽然顺从太太，但又贬低和批评她，陷入被动攻击的互补关系中。而且在这个家庭中，不同亚系统之间界限不明确，孩子作为结盟的成员，经常陷入父母的冲突之中。当他们无法忍受妈妈荒谬的洗手要求而抱怨时，他们加入爸爸。当他们需要安慰和保护受到爸爸贬低和批评的妈妈时，他们就加入妈妈。整个家庭结构混乱，界限模糊。

通过第二次会谈，夫妻双方开始有变化。娜莫斯开始有意识地控制自己对别人的要求，在感到其他人很脏的情况下，也没有要求他们做任何事。来曼也有意识地提醒自己不要去批评太太。夫妻双方能够在某些方面达成一致，并相互支持。但夫妻双方行为的互补性要求我们探索他们的过去，而且要聚焦于对目前功能不良模式进行改变的那些方向。接下来的重点就是简短、有重点地探索家庭中父母的过去，在这个案例中，我们将大部分注意力放在了娜莫斯的故事上，目的在于帮助她理解现在看待自己和他人的狭隘观点是如何形成的。不管怎样，我们无法否认过去经验对于现在的影响，只有更清楚地看到造成问题的原因，才能更好地解决问题。

治疗师：也许我们一起讨论可以发现你的症状产生的原因，但是我想从你童年时代的某些事情开始。你似乎感到自己没有任何权力，这是怎么发展而来的呢？

娜莫斯：我们生活在农场里，家里非常穷，生活很艰难。还在我很小的时候，为了生活得与别人一样好，我就变成了家里最勤奋的孩子。

治疗师：你的父母非常挑剔吗？

娜莫斯：是的，非常挑剔。我在家中是被认为最没有吸引力的。小的时候，为了博取父母的爱，我干活比我的姐妹们要努力得多，但他们还是更喜欢我的姐姐。我的母亲去年过世了。在她生病期间，我和我的姐妹们打算轮流去医院服侍她，但她们总是找借口不来，我独自留下来陪她，夜以继日地照顾她（在她开始哭泣时，来曼温柔地安慰她）。

来　曼：为了取悦每一个人，她想方设法地想帮助她家里的人。即使我告诉她，她做得太多了。

娜莫斯开始叙述她的故事，来曼不时插话，引入他的记忆中有关她的家庭的事情，但却总是以支持他妻子的方式来表达。娜莫斯的症状与她过去经验有关联吗？或许有，或许关联不大。但我们更加关注的是家庭成员的关系，而不是症状。此时此刻，他们学会了彼此倾听和支持，夫妻之间的关系正在发生理想的改变。对过去的探索，使夫妻之间的联结更加紧密。

这对夫妻之间发生了积极的变化，为了巩固这种变化，治疗师将准备好的花交到来曼手中，正当他准备将花献给娜莫斯的时候，治疗师阻止了他。

治疗师（对来曼）：为什么不晚一点送给她呢？当你们单独在一起的时候，而且是心境合适的时候。

治疗师（对娜莫斯）：娜莫斯，你在家里学习了一些无用的东西，为了获得认可，需要比任何其他人更努力地工作。也是为了被认可，成了这个家庭按日雇用的女佣。这使我想起灰姑娘的故事。

结尾时，治疗师让娜莫斯把鞋子脱下来给来曼，并让来曼将它穿回她的脚上，告诉娜莫斯放松地去接受她的王子的爱。

三、效果和总结

在这个个案里，呈现的问题是娜莫斯的强迫性洗手，这与她在成长过程中一直为得到家庭的认可而挣扎有关。她觉得自己毫无价值，只有在自我牺牲中追求认可，但并不成功。而她的强迫性洗手却给了她很多好处，达到控制其他家庭成员以及表达攻击的目的，但又可以避免直接表达对他人不公平的怨恨时存在的潜在危险。而家庭治疗将视角从个人扩大至家庭成员之间的关系，常常运用对互补性的理解指导咨询，将焦点集中在丈夫是症状的同谋，并充分利用他所具备的资源，促成改变的发生。所以，家庭治疗师首先探讨二元关系。当说她允许来曼触摸除了她手以外的任何部位时，治疗师问她为什么不信任丈夫。通过这个问题，敏锐地将咨询的关注点从症状变成夫妻关系，使得个案从神秘打着医学幌子的病例变成更有可能予以处理的夫妻冲突的问题。因为不易改变的冲突通常由于三角化的相互作用而凝固在某个地方。所以咨询师问娜莫斯，在来曼批评她的时候，她的孩子们是否保护她。当得到肯定的答案时，整个家庭的互动结构就变得清晰起来了：从个体（娜莫斯将她的无助转变成武器）到二元关系（来曼公然控制和娜莫斯被动反抗的互补模式）再到三元关系的层面（孩子们与妈妈结成联盟反抗父亲的粗暴、与爸爸结成联盟反抗母亲的苛刻要求）。一旦这种三角化的模式被确定，干预的策略就很简单：鼓励父母直接处理他们的问题，而不让他们的孩子过度卷入。

最后，娜莫斯笑了，来曼也笑了。很显然，他们两个人都被感动了。他们充满感激，娜莫斯毫不犹豫地握着治疗师的手，他俩都意识到这个动作的意义。

第三节　有心理疾病患者的家庭治疗

来访的家庭是一个多子女家庭，有 8 个孩子，2 男 6 女，其中一个儿子在 17 岁时死于白血病。在这个家庭中，似乎存在着两个联盟，一个由母亲领导，一个由父亲领导，母亲的联盟拥有更强的力量，父亲的联盟经常被排除在家庭决议之外，只是事后被告知家庭的计划。

一、呈现问题

西维亚经朋友介绍来做家庭治疗，原因是她患了广泛性焦虑障碍，体验到过度的焦虑，总是担心无关紧要的事情，易怒且容易紧张，睡眠困难，常常因为睡眠不足而感到疲倦。这种情况已经持续六个多月，不仅妨碍了她的学习，还严重影响到她的婚姻。

二、治疗过程

在这个案例中，治疗的目标很明显是为了减轻西维亚的焦虑，并解决她在原生家庭中体验到的紧张。治疗师先与西维亚单独会谈了三次。通过对家族史和家谱图的探索，治疗师发现西维亚为她的原生家庭感到痛苦，她渴望母亲无条件的爱，希望自己跟母亲的关系能像其他几个兄弟姐妹一样亲密，却发现自己跟母亲、大哥和三个姐妹的关系都很疏远，而她跟父亲、杰瑞以及另外两个姐妹关系很亲密，整个家庭形成了两个联盟。在了解西维亚原生家庭的家庭规则、家庭成员角色、界限、联盟以及家庭互动模式的基础上，治疗师选择从母亲入手，将母亲纳入到治疗中来，因为西维亚最大的期望是驱散母亲不爱她的恐惧，还担心要求母亲做出证明母爱的行动会使她失去原有的那点母爱，并失去得到更多母爱的机会。但两者的实现都依赖母亲的回应，治疗师必须让西维亚意识到家庭治疗的成败取决于母亲的回应，虽然这样会将自己陷入被动和无奈的局面。治疗师确认西维亚可以在母亲面前真实地面对自己的感受和问题的时候，将母亲纳入家庭治疗的时机已经成熟。

西维亚：（哭着）妈妈，我不确定你是不是爱我。如果你爱我，我想听你说也想你表示给我看。

母　亲：（惊讶和忧虑的）西维亚，我父母不是以那种方式把我养大的，他们从来不和我们说那些话，也不喜欢其他人拥抱孩子和小题大做地对待孩子。但我确定他们爱我，我当然也爱你。

西维亚：但你经常跟莎拉、露西在一起，邀请她们和你一起逛街，却从来不对我这样。当我看到你们在一起很愉快的时候，却不知道怎么和你们一起分享快乐。

母　亲：对我来说，和莎拉、露西以及罗伯特在一起更容易一些，可能是他们更像我的缘故，而你更像你父亲。有时我觉得你想要从我这得到一些我不能怎么给予的东西，但是我一样爱你（两个女人现在都哭了）。

治疗师：西维亚，你想要母亲怎样表示对你的爱呢？

西维亚：只要有时拥抱我一下就好了，妈妈。

西维亚坦诚地说出自己的感受和想法，并坚定地说出自己想要什么，发现得到母亲的爱其实也并非想象的那样艰难。她们拥抱，哭泣，并回忆以前发生的不开心的事情，尽管母亲会记不起来，但她并没有为自己的行为找借口，也没有忽视西维亚的感受，而是告诉西维亚她为其毫无感情的反应伤害了西维亚而感到抱歉。鼓励家庭成员之间直接的情感表达，以增进彼此的亲密感，是萨提亚模式家庭治疗所提倡的。随后，治疗师邀请其他七个兄弟姐妹和父亲一起参加家庭治疗。

西维亚：露西，我想知道你为什么不和我说话，还有你和莎拉在我背后都说些什么？

莎　拉：那当露西不在的时候，你、瑞秋还有莉比都说她些什么？你没有邀请她参加你的小型闲谈会。

瑞　秋：（打断）胡说，是谁告诉妈妈说我同时和两个男孩子约会并企图让他们为我打架？

这个时候，西维亚站了出来，扭转了这个局面，将咨询引领到另外一个理想的方向上。

西维亚：我想要谈论一下杰瑞。(一阵冰冻般的沉默)我想知道当他一开始生病时，你们是怎么发现的，他是怎么死的，还有为什么从那以后就从不谈论他……

父　亲：我不和他谈论病情是因为我不想让他害怕。我以为如果我表现得若无其事，他会认为一切都好。但有时当他看着我的时候，我就知道这时我们俩都在考虑唯一一件事情。我真希望自己曾经告诉过他我有多么想为他做好一切。

罗伯特：这正是我所感觉到的。我不想看着他病情变得严重和衰弱，所以我只好待在一边。

西维亚：我试着和他谈话，但他不和我说。他只是一直在说一切都会好的，但是我知道不会。最后我对他感到愤怒，因为我不知道我能做什么。他是我所依靠的人，但是他却走了。

西维亚发起的对杰瑞疾病和死亡的沟通，似乎在阻挡家庭成员分享自己情感的堤坝上戳了个洞。当这个堤坝垮掉的时候，家庭成员之间减少了打断，学会了更多地去倾听，放下防御和戒备，开放真实地讨论自己的想法和感受，父母之间的沟通也发生了实质性的变化。

父亲：（看着他妻子）我不知道为什么，但是我总觉得我令你失望，好像你想要从我这里得到一些我无法给予的东西，但是我却不知道那是什么。

母亲：（眼里含着泪）我想是我需要使你有这样的想法，那么你才不会看不起我，因为我没有你受的教育多。

父亲：但是那对我并不重要。我一直知道你和我一样的聪明，你退学去帮补你的家庭，我很敬佩你这一点！我还能到哪儿去找一个更好的妻子，到哪儿给我的孩子找一个更好的母亲呢？

知识拓展

萨提亚阐述的五大自由

- 去看和听现在在这里的事物，而不是应该、曾经或将会在这里的事物；
- 表达自己的想法和感受，而不是应该如何感受和思考；
- 体验自己的感受，而不是应该有的感受；
- 要求自己需要的，而不是总等待别人的许可；
- 为了自己去承担风险、打破安逸，而不要只选择“安全”。

萨提亚模式家庭治疗强调情感经验，认为家庭问题的根源在于压制感受，对不愉快的情感的忽略或者理智化可能剥夺来访者接触他们问题核心的机会。治疗师的任务就是推动真诚而直接的沟通的进行，有时希望一个人不受干扰或打断一直讲下去，有时想要帮助一个人说出自己的感受，向合适的人表达而不是指责和攻击。训练家庭成员去倾听，并对其他人所说的做出反应，而非对之进行解释。同时，治疗师要给予来访者各种鼓励和温暖的支持，帮助来访者敢于承担这些风险，使得家庭成员去除各自保护性的防御，以开放的态度面对他人，共同分享情感、感受和爱。

知识拓展

不良沟通方式

掩饰自己真实感受的破坏性通过四种不良的沟通方式表现出来：讨好、指责、超理智和打岔。兄弟姐妹之间相互打断，相互指责，努力使自己叫得比其他人响，不会倾听彼此，不会直接说出对对方感受。这些不良沟通方式的背后是什么呢？低自尊。如果人们对自己感觉很差，也很难说出他们的真实感受，如果别人说出了他们的真实感受，他们也会将这些感受看成是具有威胁性的。尽管西维亚试图表达自己的真实情感，做起来还是很困难。但家里每个人都希望彼此关系能够更亲密，也能更自由、更开放地谈话。

三、效果和总结

这个家庭表面上看比较沉默，但潜藏着巨大的情感能量。因为这个家庭存在一个潜在的家庭规则：禁止公开表露特定的感受，也禁止谈论敏感事件，结果就是每个人都压抑自己的真实情感。情感的支持也只能通过行动而非言语进行间接的表达。渐渐地，家庭氛围变得枯燥、冷漠和孤独，缺乏温暖。

治疗师要在这样的家庭系统中尝试做一些改变。首先家庭成员应该在他人在场时能完整真实地报告他对自己和他人的所见、所听、所感和所想。也正是诚实与直接的沟通令这个家庭获得了自由！当家庭成员敢于亲近并变得亲密时，就会更敢于表达分歧甚至愤怒，这时家庭会有突破，如关于情感表达和沟通的家庭规则，以及成员之间和亚系统之间的界限等。

在治疗结束阶段，西维亚表达了对她和母亲关系的信心以及对她家庭的满意度甚至欣喜。两年后，西维亚的父亲去世，她回来做个体治疗，她发现家人处理父亲去世的事情上与对待杰瑞的不一样了，有了突破。在父亲死之前，她告诉父亲她对他的爱，以及对父亲所给予她的关心和支持的感激，她愿意让他离去，但她将会想念他。同样，父亲也对她敞开了心扉，他告诉她自己接受死亡的过程，包括痛苦和害怕。母亲和其他兄弟姐妹都以相似的方式直接与父亲交谈，这个家庭不再保密，彼此联结更加紧密。

本章概要

本章采用了三个典型案例介绍了家庭治疗在实践中的应用。三个案例分别关注有问题孩子的家庭治疗、夫妻问题的家庭治疗和有心理疾病患者的家庭治疗。从案例中可以发现，治疗师在治疗中对于学习理论的灵活运用和创新之处。三个案例采用了家庭治疗的基本假设以及特有的家庭视角，又有各自的理论依据和独特的方法和技巧。第一个案例中更多的采用了结构派的治疗策略，第二个案例脱胎于认知行为疗法的治疗模式，第三个案例采用的是萨提亚家庭治疗的方法和技巧。有志于家庭治疗工作的读者应当在仔细研读的基础上进行思考，形成自己独特的治疗方法和风格。

关键词

自动思维	活现	认知歪曲	家庭图式
个人理论	不良沟通方式	积极再定义	家庭规则
被指定的病人	家庭互动模式		

复习题

1. 认知行为疗法的主要假设有哪些？与其他流派相比，技巧和策略上有哪些独特之处？
2. 结构派家庭治疗的理论基础是什么？基于理论衍生出哪些技术和方法？
3. 萨提亚家庭治疗的特色是什么？主要的技巧和方法是什么？
4. 对于本章列出的三个案例，你有什么样的看法和感受？

第四编　家庭治疗的新进展

在一次案例讨论会上，结构派家庭治疗师报告了自己正在进行的案例，在谈完案例基本情况后，重点谈到治疗现在正面临的困境，想要得到大家的督导与帮助。在进入案例讨论阶段后，各位参与讨论会的人提出各种截然不同的建议。除了建议他继续在结构框架下，选择其他角度推动咨询外，更多的是建议他尝试采用其他治疗方法，如心理动力模式、系统式、焦点解决式等。

怎么会出现这种情况？在家庭治疗各流派曾经壁垒森严的情况下，怎么会出现如此戏剧性的督导讨论会场面？家庭治疗领域最近几十年又经历了怎样的进展？学完本编，你就会找到答案。

第九章

家庭治疗的新进展

学习重点

1. 了解家庭治疗发展的新特点
2. 理解叙事家庭治疗的治疗理念与方法
3. 掌握聚焦于解决的治疗的理念与方法
4. 了解心理教育的家庭治疗
5. 理解积极家庭治疗的治疗理念与方法

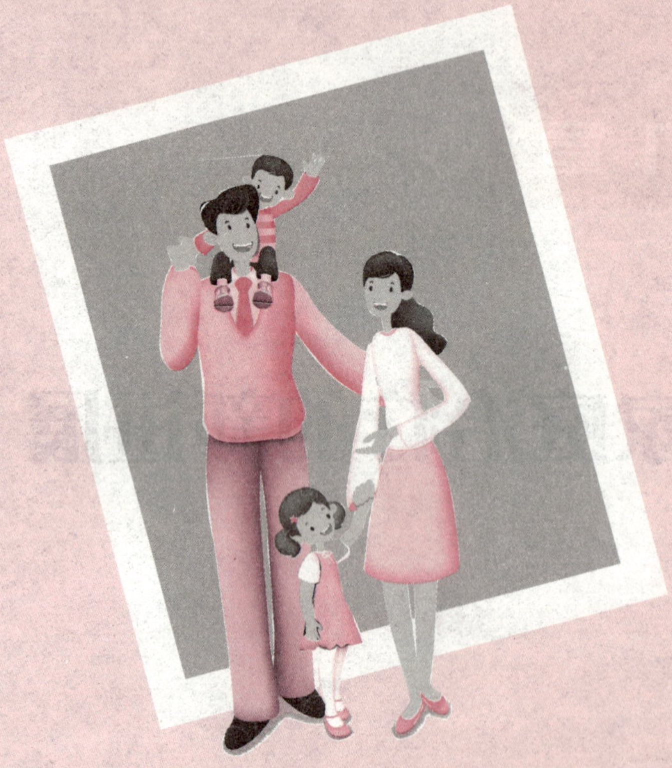

第一节　理论发展的新特点

21 世纪后期，后现代主义（postmodernism）思潮兴起。现代主义认为，通过客观的观察和测量，我们就可以揭示事物的真理；通过发现宇宙运作的客观规律，我们就能实现对环境的控制。随着社会的发展，这样的一些想法越来越受到质疑。人们越来越开始怀疑绝对真理是否能够被掌握，我们之前很多理论及假设是否是正确的，于是后现代主义关于没有唯一的真理、尊重多样性、多元化、非确定性等观点及态度也渗透进心理学领域，促进了家庭治疗新的发展。

自然科学领域产生的新的理论与理念，如混淆理论、复杂性理论，都开始强调事物与世界都是多层次、有着复杂性结构的，并非哪一种单一理论所能解释清楚的。这使得人们不再相信单纯的某种理论体系的全能性，各种不同的理论体系间不是水火不容的，而应该是相互补充的关系，必须相互借鉴。

与此同时，由于家庭结构日益多样化（单亲家庭、同性伴侣和再婚家庭的增多）和多元文化群体和家庭的日益盛行，家庭治疗师在实践中发现，没有哪一种治疗模型可以适用于所有家庭，可以满足所有家庭的需要。因此，家庭治疗也需要做到个体化，不是对所有的来访家庭都使用同一模式。另一方面，越来越多的人相信：人类是复杂的，其想法、情感以及行为是受生理、心理、社会等多方面因素影响的。只有对所有这些方面实施干预，治疗才有可能会成功。于是，越来越多的心理治疗或咨询师，不再只学习和掌握一种心理治疗理论与方法，他们开始接触多种咨询与治疗流派的理论与技术，并在实践中将之逐渐融合，视来访者的需要、特点，灵活地使用这些方法。

于是，到20世纪90年代家庭治疗各流派间的界限在消融，越来越少的治疗师声称自己属于哪个具体学派，比如，某治疗师最初接受的是系统式家庭治疗的学习，后来他又去学习了结构派家庭治疗，再后来又学习了萨提亚。在心理咨询实践中，这些方法他都会使用，我们还会认为他是哪个流派的吗？

越来越多的人，不再只使用某一种治疗方法，局限于某一个理论流派。不过，他们使用和组合不同理论、技术的模式还是有所差异的。我们通常可以看到三种模式：折衷主义、选择式借鉴、模式整合。

一、折衷主义

折衷主义（eclecticism），是由不同的模型和方法混和而成。持这种观点的家庭治疗师，会学习非常多的治疗理论与技术。因此在家庭治疗中，可以根据来访者的需要和不同的家庭问题，选择不同的治疗模式与方法。接触、了解各种不同的治疗模型是有益的，可以帮助治疗师形成更多的解释系统，从多个层面、角度看待家庭及家庭中的问题。

这里要说明的是，有效的折衷主义不等同于不了解各种治疗模式的理念，直接把不同的治疗方法拼凑起来，后者极容易造成混乱，会产生如下问题：

不充分了解技术背后支撑的理论、理念，往往在家庭治疗中很难形成清晰的思路与框架，无法真正地使用好此技术，而且在治疗中转换于不同理论支持下的技术之间，容易造成前后矛盾。

二是在貌似走不下去的情势下，容易放弃所持有的理论假设及技术，转而使用其他的治疗方法。有时候，采用任何一种治疗方法，都会在某些阶段遇到困难，如果是初学者，就往往会由于沉不住气、担心等原因，换方向尝试完全不同的治疗方式。但是，遇到阻碍往往是你和来访者抵达了他们问题的核心的一个信号，这是让你的方法更精进的时候，而不是放弃它的时候。

真正有效的折衷主义，是建立在对各种治疗方法及其背后的理念都有所理解和领悟的基础上，然后治疗者能够根据来访者的需要选择合适的治疗手段和方法。

二、选择性借鉴

选择性借鉴（selective borrowing）是相对的纯粹主义，也称“拿来主义”，指以某一治疗模式为基础与主导，在需要时会采用其他治疗方法中有用的技术。卡特（B. Carter）是接受鲍温模式训练的家庭治疗师，但她后来借鉴一些不同的模式与技术，她说，“我从来没想过放弃鲍温理论，另起炉灶，重新开始。只是鲍温理论同其他早期理论一样，在有关权力的论述上存在着盲点，所有这些理论都需要进行补充和扩展。”（Mac Kune-Karrer，1999，p. 24）现在经验丰富的家庭治疗师很少有人纯粹坚持某一种理论，他们中大多数人都像卡特一样成了选择性借鉴的奉行者。

有效的选择性借鉴并不是技术的大杂烩，也不是没有一个统一的理论基础把各种不同的方法、技术拼凑，然后在这些方法和技术中随意转换，而是在你所掌握的某一种治疗方法的基础上适当地运用其他方法中的技术。

如何成为一个选择性借鉴者？这并不是件容易的事情。首先，你要打下某一治疗模式的坚实基础。至于你到底会选择哪一种治疗模式，要看你都接触到了哪些治疗模式，以及你自己比较适合哪种治疗模式。然后，你需要多学习其他理论模式、治疗方法，以备你在适当的时候可以选择使用。这可能是一个相当长的过程，但是没有人能在同一时间内完成所有这些的学习。

三、模式的整合

模式的整合是指治疗师利用现有模式之间的互补方面，创造出新的不同模式构成的整合模式。这些模式中，有一些是将所有的方法有机结合在一起，还有一种是将一种治疗模式的元素与另一种治疗模式的元素相结合，形成一种杂交式的模式。而另有一类整合模式，是针对特定的家庭问题，将不同治疗模式组合成特定的治疗方案。下面我们简要看看这些模式。

（一）综合理论涵盖模式

这一模式的理念是，不局限于某一特定的模式，而是对现存的模式加以吸收，从而建立跨越各个理论界限的更高水平的理论，更加统一地运用治疗干预技术。

这些综合模式是建立在家庭结构更加多样化（越来越多的单亲家庭、同性恋伴侣、再婚家庭等的出现）和多元文化群体与家庭日益盛行的基础之上的。其优势在于，它们将更为广泛的人类经验带入家庭治疗师的视野，为治疗提供了更多的选择和可能性。

不过，要做到对模式的整合，是件有难度的事情。首先家庭治疗师需要擅长各类治疗，需要考虑个体心理、文化问题、家族问题甚至包括政治问题等干预措施，而且他们还要防止在遇到困难的时候过早地放弃，随便地从一种策略转换到另一种策略。

下面我们列举两种这类模式整合的例子。

第一种，元构架模式（the metaframeworks model）。元构架是在芝加哥青少年研究所工作的三位家庭治疗教师合作的产物。他们是 Douglas Breunlin、Richard Schartz & Betty Mac Kune-Karrer。他们选择贯穿家庭治疗不同学派的关键概念并将其加以联结，提供了一个统一的理论构架，可以在人类功能或元构架的六个核心范围进行操作：个体内部心理过程、家庭组织、家庭互动顺序、发展、文化和性别（Breunlin，Schartz & Mac Kune-Karrer，1992）。在包括这六个范围在内的各种层面上帮助家庭解决问题，这无疑是一种更综合的观点和更广泛的选择。

第二种，整合式问题中心治疗（integrative problem-centered therapy）。这种模式按顺序将不同的方式加以联结，治疗师陷入困境时，可以从这个方式转换到另外一种方式。这一模式是在过去二十多年里逐渐发展起来的。其创立者最初学习的是策略式家庭治疗，但后来在治疗中他发现，他所学习的理论具有其局限性从而对他造成困扰，于是如果他认为这一治疗模式不那么奏效，就会选择其他更适合此家庭所呈现的问题的模式，如萨提亚模式、心理动力学模式等。

（二）联结两种不同方式的模式

越来越多的家庭治疗师发现一种治疗模式局限太多，他们更喜欢将他们的模式与另外一种其他模式相结合。他们还往往认为，两种模式相结合比五六种模式相结合效果更好。其优势是，既可以扩展某个单一模式的视野，又不会丧失焦点及治疗的稳定性。这些方式中，我们以整合式夫妻治疗来说明这种模式。

研究者发现，在传统的行为派夫妻治疗的行为交换模式中加入人本主义的元素，结果就会有所改善。行为交换模式是指在经过“功能分析”发现配偶关系是如何相互影响后，治疗师便会作出行为指导并强化他们双方希望出现的变化，但成功的关系其实还包括对个体差异和失望的某种程度的接纳。因此，整合式夫妻治疗强调相互的支持和共情。因此，这一模式就在产生变化的行为交换和沟通技巧训练的两项策略中加入以人为中心的成分，使治疗效果得到了一定程度的改善。

联结两种不同方式的整合模式还有很多，包括策略与行为、心理动力与系统理论、体验式与系统理论等。

（二）专为特定的临床问题设计的模式

治疗师越来越关注特定的临床问题，而不是一般的家庭。一些团队将他们事前使用的治疗模式应用于他们一直在关注与处理的问题。例如，结构式家庭治疗被用来处理神经性厌食症和容易波动的糖尿病（Minuchin，Rosman & Baker，1978）。而另外一些团队则更具创造性，因为他们决定要处理一些不是在他们的治疗实践中常遇到的问题。

比较典型的是关于处理家庭暴力的模式整合的努力。研究者在他们研究家庭暴力时，当时标准的处理方式是将这对配偶分开，让男人与其他同类人组成一组进行处理，而被虐待的妇女则进入一个支持小组。无论是什么原因，男人都应该对他的暴力行为负责任，但是，让这样的夫妻一起接受治疗，关注女性在这个过程中所起的作用也是有价值的。于是他们在家庭系统论与传统的家庭暴力处理方式之间做了一个联结，既认为男人应该为他的暴力行为负责，并且也认为需要改变他们之间的互动方式。因此，他们不单独会见每个配偶，也不将他们分开，而是与这对夫妻一起工作。他们使用“部分”的谈话方式，即丈夫可以谈自己愤怒的部分，妻子也可以谈自己需要照顾的部分，通过这样的过程，可以帮助减少配偶相互的敌意感。他们还采取积极倾听的方式。这样过去的痛苦经验可以得以重现，男人也可以听听女人描述他的攻击带给她的痛苦和恐怖。

除此之外，出现的一种社区家庭治疗也可以归人整合式治疗之中。它是指把家庭治疗与社区心理学和社会工作进行整合。这一模式也在逐渐得到推广。

想一想

折衷主义、选择式借鉴、模式整合都是整合取向的治疗模式，你能说出它们之间的不同吗?

知识拓展

后现代主义

20世纪初，科学的进步让我们觉得，通过客观的观察和测量可以揭示事物的真理。宇宙是一部机械装置，其运作法则正等待人们去发现。一旦宇宙的法则被人类发现，人类便能够控制所处的环境。这种现代主义的观点影响着家庭治疗师理解家庭的方式。家庭是具有特定结构的，家庭运行是有特定规则的。治疗师是专家，可以通过改变家庭运行中出现问题的环节，帮助家庭解决问题。

后现代主义便是针对这种现象作出的反应，开始怀疑科学、政治以及宗教信仰，同时也在逐渐怀疑绝对真理能否被发现。

男女平等主义运动挑战了有关性别的等级假设，似乎这是挑战固有观念的开端。随着世界的缩小，当我们开始与不同文化的人交流与沟通，我们就不得不重新检视我们关于他们"原始"信念的假设。

这种与日俱增的怀疑论调，在20世纪80年代成为一种主要力量，动摇了人类过去每一种努力的支柱。法国哲学家Michel Faucault就将许多领域公认的原则，视为保护权力、扼杀另类声音的罪魁祸首。于是，在文化、教育、宗教、政治、科学以及心理学领域，解构一切之前被奉为真理的假设一时间成为思潮。

资料来源：Nichols，M.P.，& Schwartz，R.C.著，王曦影、胡赤怡译．家庭治疗——理论与方法．上海：华东理工大学出版社．2005.

第二节　新兴的家庭治疗模型

在后结构主义、社会建构主义的影响下，在各家庭治疗流派相互整合的大趋势下，家庭治疗领域新的理论流派、治疗模式也在产生。其中，非常典型的后现代疗法有叙事治疗、聚集问题解决的治疗；而相对来说，蕴含了更浓厚整合色彩的有心理教育的家庭治疗和积极家庭治疗。

下面我们一起来了解一下这几种治疗模式的理念和方法。

一、叙事治疗

叙事治疗（narrative therapy）就是咨询师通过倾听来访者讲述自己的生命故事，帮助来访者澄清他是如何使用故事组织经验、赋予意义的，并通过发现其生活故事中遗漏的部分，引导来访者重建具正向意义的生命故事，唤起来访者内在力量的疗法。它是由澳大利亚临床心理学家麦克·怀特（Michael White）夫妇及新西兰的大卫·艾普斯顿（David Epston）等人于 20 世纪 80 年代在家庭治疗的基础上提出的，并在后来得到快速的发展，是叙事理论、后现代主义思潮与临床心理学相结合的产物。

（一）理论基础

叙事治疗的理论基础主要是叙事理论，而叙事心理学理论则有两种理论对其具有影响，这两种理论是后结构主义和社会建构主义。

1．后结构主义

后结构主义是 20 世纪 60 年代在结构主义根基上逆生出来的，因此，它一反结构主义对理性、逻辑的强调，表现出对非理性的张扬和对非逻辑的推崇；并主张超越传统的非此即彼的二元逻辑，不认为存在着静态的两极对立，而认为存在的是两极之间的运动。后结构主义认为，生活的意义是通过叙说的形式建构的，生活本身可以有多角度、多元化的阐释，不同的阐释带来不同的意义。因此，生活本身并不存在普遍成立的唯一的解释，每个人都有自己独特的阐释和建构生活意义的方式，多元化、多角度的观点才能反映生活的全貌。在对自我概念的认识方面，后结构主义则认为，自我概念是社会的产物，是经由历史和文化塑造的。所以，人们可以通过改变叙说的方式来打破负向的自我概念。

2．社会建构主义

（1）现实是被创造的。社会建构主义对现实真相的阐释更为详细，他们认为现实是被创造的而不是被发现的。其具体观点是：①现实是由社会建构的。比如不同时代“美”的标准就不一样，唐朝是以“胖”为美，但现在“瘦”却成了众多追求美的女孩的重要指标。②现实由语言构成。他们认为，语言不仅是内在思想与感受的外在表达，它还塑造了人类关系并被人类关系改造。③现实由叙事组成并得以维持。人们透过叙说来组织其经验和记忆，语言将我们日常琐碎的经验串联起来，统整为一个有意义的实体。当我们叙说的时候，一些零散、不起眼的事件依发生的顺序组织成有意义的情节。事件有了意义，故事就鲜活了起来。④没有绝对的真理。由于我们无法客观认识现实，所以我们能做的只是诠释经验，而诠释经验的方式有很多可能性，可是没有哪一种诠释是"真正"的真理。

(2) 人的经验与意义受社会文化的影响。社会建构主义认为，人的经验与意义不仅是由个人创造出来的，而且还受到社会文化的影响。其代表人物福柯（Michel Foucault）对此有更深入的阐述。①之前所谓"科学的分类"系统和知识概念系统规定了何谓正常与非正常。"科学的分类"以及社会主流知识，规定了怎样的人是功能良好的人，什么样的人是功能障碍的人。对于成功男性与不成功男性，幸福家庭和非幸福家庭，都有一个特定的量尺。以家庭为例，"系统化"的概念会诱导我们把家庭看成一个机器，每个成员都有各自既定的位置。治疗师思考的重点都放在家庭是如何卡在重复循环的无效行为中。修复家庭的问题就像技术员修理坏掉的发动机一样。这样的哲学观将人给予物化。②"主流知识"即权力。这是福柯对过去与当前知识和权力的关系的经典论述。一个时代、一个社会起主要影响作用的知识与标准，如"听父母话，才是好孩子；家丑不可外扬；男孩子不能哭" 等，会主导着人们的行为。但是社会建构论认为，其实这些知识与标准很可能只是理解、界定事物的一种方式或假设，在理解、界定事物上可能同时存在着更多种意义和假设，因此治疗师要帮助来访者重新审视自己关于生活的"知识"。这些"知识"极有可能只是由他人或文化强加的观念内化而成。

（二）治疗理念

在上述两种理论的基础之上，叙事治疗形成了自己的治疗假设。

(1) "问题"才是问题，人不等于问题。叙事治疗认为：人不等于问题，家庭也不等于问题，许多问题都是种族、阶级、性取向、性别等文化环境所营造出来的，那么它也就可能在这些知识与标准失效的情况下消失。因此，问题是独立于人和家庭的，人如果能够和问题的故事分开，就会开始感觉个人的自主，感觉自己有能力介入自己的生活与各种关系之中。

(2) 人们都在试图让自己的生活充满意义，会将自己的过去经验以叙事的形式加以组织，以使其与自己的解释或所处的环境相一致。这种自我叙事给人提供了一种连续感和意义感，并转而成为解释后续事件的基础。因此，我们自然也就可以通过转换自我叙事的方式，来使来访者重新叙述其生命故事，从而发生治疗性改变。

(3) 每个人都是面对自己生命问题的专家，自己才是自己生命故事的作者，咨询师相信个体会再度对生命取得主权，会重新取得自我的资源。因此，在叙事治疗中，来访者与治疗师拥有平等的话语权，治疗师是陪伴者，而不是权威和指导者。

(4) 人的一生当中，总有几次不被问题影响的经验，问题是不会百分之百操纵人的。来访者往往会忽略掉这些例外的时候，从而很难看到希望和其他可能性。叙事治疗会通过重建性对话与来访者一起找到这些不被问题影响的经验，重写自己的生命故事。

（三）治疗过程与技术

依据以上理论基础及假设，叙事治疗通过来访者与治疗师的谈话将来访者本人与所谓的问题分开。从来访者的叙事中，发现其之前没有意识到的限制自己生活的叙事方式，进而找到之前来访者没有关注到的有正向影响和意义的故事并依据这些新的故事重新讲述自我生命故事及生命意义。

叙事治疗有三种主要的技巧：外化、解构和重写。

1. 外化

外化旨在用来分离个体对问题的认同，帮助来访者和家庭修正他们与问题的关系。因此，叙事治疗不花时间去揭示家庭模式或探索家庭动力，也不需要寻找导致当前状况的关键事件；不去关注家庭互动模式是如何影响当前问题的，而是关注该问题是如何影响家庭的。外化的提问常常将问题拟人化，通过提问来访者家庭“这个问题是什么时候来到你们家的？”“当你们家被问题控制的时候,你们做了一些什么事？”这样一些问题，使来访者家庭将问题置于家庭之外来讨论，问题成为一个外在的实体，从而家庭成员能够联合起来抗击问题。

2. 解构

解构是与来访者一起探索问题的历史、影响力及结果，从而来访者家庭可以看到问题是如何被建构的，获取从不同角度看问题的可能性。在此基础上，来访者家庭有可能会开始形成新的叙事。主流文化的价值观常常会不知不觉地做我们生命的主人，指引我们如何思考我们的生活，甚至判定我们是怎样的人，进而削弱我们的生命力。为了找回我们的生命力，我们必须解构主流文化对我们的影响，去发现什么是有益的和什么是无益的，从而重新去体会、欣赏过去你不被主流文化肯定的独特地方，找回你被主流文化压制的独特结果和你宝贵的生命力。独特结果是指不受问题影响的事件、行动或想法，找到它是解构非常重要的任务。

3. 重写

重写是指来访者重新叙述自己的生命故事，对自己的生活赋予新的、积极的意义。找到独特结果后，还需要对这个结果进行丰富，将不同的独特结果串连起来，组成新的故事的主线，于是来访者家庭就可以在与过去相同经历的基础上，看到之前没有注意到的事件、想法和情绪，从而形成新的意义。

除了这基本的三大技巧外，叙事治疗还会使用信件、支持性团队等方式。使用这些不同的方式，不仅可以有助于强化、巩固治疗的效用，还可以让来访者的生命故事更加丰富多彩。

二、聚焦于解决的治疗

聚焦于解决的治疗（Solution-Focused Therapy），这是一种基于来访者自身资源的疗法。目标是通过引发或与来访者一起建构对问题的解决方法来实现来访者所期望的结果。它起源于20世纪80年代初的美国，主要由史提夫·笛·夏德（Steve de Shazer）和茵素·金·柏格（Insoo Kim Berg）夫妇所创立，其强调实用主义、强调认知和容易教授的特点使这一疗法深受某些治疗家的喜爱。

（一）理论基础

聚焦于解决的治疗同叙事治疗一样，也是近二十多年来发展起来的一种后现代疗法，但由于最初其创始人脱胎于策略派家庭治疗，并受到结构派家庭治疗的影响，所以其理论基础既包括了现代主义的系统论，也包括之后的社会建构主义。

1. 系统观的影响

系统观强调的是系统的平衡、系统内的互动和反馈。与策略学派和结构学派着重问题的角度不同的是，聚焦于解决的治疗把焦点放在探讨问题不发生的状况，就像一个“阴阳太极鱼形图”，策略学派和结构学派关注黑的问题部分，而聚焦于解决的治疗的做法却是从白的部分扩展。由于整个系统是平衡的，一旦白的部分扩大，黑的部分就减少，整个系统的改变就发生了。

2. 社会建构主义

建构主义者的基本观点是，现实的意义是通过人与人之间相互作用建构起来的。他们认为，在治疗中治疗者不是充当别人生活的“专家”，而是一个共同的发现者，即引导孩子或家庭构建对现状的另一种视角，为他们选择其他可取的反应或行为提供可能。另外，社会建构主义还强调语言的功能，认为现实是由语言建构的，所以我们可以通过变化对语言的使用方式来建构不同的现实。

除此之外，聚焦于解决的治疗部分地继承了策略派家庭治疗“实用主义”的理念与纲领，只是策略派家庭治疗强调寻找问题解决的失败的方式，而聚焦于解决的治疗则强调例外——问题不是一个问题。另外，前者专注于行为；而后者则强调认知，认为人们已经具备采取有效行为方式的能力，但他们消极的思维方式阻碍了行为的有效执行。

（二）治疗理念

1. 基本观点

在吸收和借鉴以上不同理论的基础上，聚焦于解决的治疗形成了自己独特的治疗理念。其基本观点有：

(1) 事出并非定有因。“问题发生的原因是什么？”。这个问题的基本假设是“事出必有因”，找出原因似乎就可以解决问题。但聚焦于解决的治疗却认为，原因和结果间的关系很难确认。就比如一对吵架的夫妻来寻求帮助，丈夫会说是因为妻子唠叨，他才不愿意回家，而妻子会说是因为丈夫经常不回家，她才变得爱唠叨。如果要探究这种事情的因果，只能陷入“鸡生蛋还是蛋生鸡”的问题中。而如果用“可以做什么让问题不再继续下去？”这样的问题来进行治疗，就使得来访家庭可以聚焦于探究此时此刻可以做什么，从而开始解决问题的历程。

(2) “问题症状”有时也具有功能。问题不一定只是病态或不好的，它有时候还有正向的意义或功能。如：孩子强迫性的洗手，听起来的确是个问题，但仔细了解可能会发现，原来孩子的父母关系很不好，总是吵架，但只要孩子表现出症状，父母才会停止吵架，来关注孩子。可见强迫性洗手虽然是症状，但是它隐藏了孩子对好的家庭关系的正向期待。

(3) 不当的解决方法往往是问题所在。问题本身不是问题，不能采取恰当的方法解决问题才是问题所在。因此面对问题，考虑问题的多面性及特殊性，发展弹性的问题解决方法才是重点。

(4) 滚雪球效应。当小的改变发生时，所处的环境、系统就和原来的状态也不一样了；只要能够维持改变，便会积累成大的改变。就是所谓的“滚雪球效应”。

2. 治疗假设

在这些基本理念的基础之上，聚焦于解决的治疗形成了自己的治疗假设：

(1) 重新建构问题，可以引发来访者的改变。不存在任何单一“正确”或“有效”的生活方式，人们只是往往会受其对问题狭隘和悲观的看法所限，从而形成了错误解决问题的一成不变的僵硬模式。即使所使用的方法不能产生令人满意的结果，有关的行为意义的最初假设通常也不会受到质疑。如果这一方法可以受到质疑，就有可能促使不同的、更有效的生活方式出现。

(2) 凡事都有例外，不关注“问题”而关注“解决”，以积极的视角关注来访者身上正向的资源，问题便可得到解决。不论多么麻烦的问题，任何人都不可能每时每刻存在于问题情境当中，总会有问题不发生的时候。这些没有问题发生的时刻，就是“例外”。举例来说：抑郁的人，总有精神焕发的时候；沟通不良的人，也有沟通很顺畅的时候。因此，治疗师不需要改变来访者的无效的行为，而是把焦点转移到这些“例外”上，使之能够提醒和拓展他们曾经使用过的方法和曾经拥有的资源。

(3) 从正向的意义出发。聚焦于解决的治疗强调人们正向的能量，而不是去看他们的缺陷；强调人们的成功经验，而不是他们的失败；强调人的可能性，而不是他们的限制（许维素，1998）。

(4) 来访者是有能力、有资源的问题解决者。来访者是最了解他们问题的专家，咨询师是解决问题“过程”的专家。咨询师只是“引发”来访者运用自己的能力和经验，从而“引发”来访者的改变，而不是“制造”改变。

(5) 从谈论问题的语言转变为谈论解决问题的办法，便可以实现改变。根据社会建构主义的观点，语言创造（creat）现实。那么，在治疗中所需要改变的不过是人们交谈的方式而已。因此，聚焦于解决的治疗就是要指导来访者从“谈问题（problem-talking）”转变为“谈解决（solution-talking）”。治疗师在治疗过程中，不对来访者的心理问题或家庭结构问题进行探讨，而只对他们的语言——他们描述自己以及他们的问题的方式——感兴趣。因此，聚焦于解决的治疗总是“面向未来”和“面向问题解决”的。

（三）治疗过程与技术

从以上论述中，可以看出聚焦于解决的治疗着重问题的解决而非对问题原因的探讨。同时，他们认同“蝴蝶效应”，认为“小改变会引发大效应”。因此，他们强调咨询目标的设定一定要具体，且从小步骤开始。确立目标后，治疗师与来访者共同为达成治疗目标而努力。

聚焦于解决的治疗形成了自己每次治疗的特定流程。

1．治疗流程

（1）建构解决的对话阶段。本阶段大约需要40分钟，以治疗师与来访者的对话为主，完成资料收集及引发个案正向思考的目标。这一阶段的对话包括一定的框架：目标框架（goal frames）、例外框架（exception frames）和假设解决框架（hypothetical solution frames）等。目标框架主要邀请来访者或来访家庭进入咨询对话，澄清其咨询目标、建立咨询的工作目标，典型问话是“你到这里来的目的是……”例外框架是邀请来访者或来访家庭去谈他所认为的问题何时不会发生，或者请来访者回忆之前曾有的成功面对问题的经验。典型问题是“这个问题什么时候不会发生？”“你想达到的目标什么时候曾经达到过？”假设解决框架是邀请来访者或来访家庭进行脑力激荡，假想如果问题已经解决或目标达成之时，他会是什么样子，跟现在会有什么不同，并鼓励他去做目前可以做到的一小部分。典型问题是“当这个问题已经解决了，你的行为会有什么不一样？”

（2）休息阶段。本阶段约10分钟，聚焦于解决的治疗中，治疗师会有协同治疗者，他们会在幕后（如单向玻璃）观察整个过程。此时，治疗师会出来跟他们讨论，他们会就上一阶段所建构的解决方案萃取出有意义的信息以回应给来访者。

（3）正向回应阶段。这一阶段大约10分钟，包括赞美、信息提供和家庭作业三部分内容。赞美指对来访者在治疗中表现或表达出的良好的意愿、期待、想法与行为进行赞美。信息提供是就困扰来访者的问题提供一些适当的专业知识或建议，在于协助来访者能用新的角度思考问题。布置家庭作业就是根据来访者所述问题，给出“做正向观察”、“多做正向或有效的行为”、“发现例外”和“做假设解决框架的一些方法”等的建议。

从上面的过程论述中，可以看到聚焦于解决的治疗是有很多特殊技巧的。是的，聚焦于解决的治疗师从实用主义角度出来发展出一套从“问题谈话”转向“解决谈话”的技术。

2. 治疗技术

(1) 例外问题。“例外”可以促进来访者与问题分开，寻找到自己的资源。治疗师在促进来访者形成清晰的目标、行使行动或维持改变时，经常会使用这类问题，如：“什么时候问题不会发生？”“当你能够和妻子说出你的感受和需要时，你猜想别人会看到你有哪些不一样？”“事情是怎么变好，怎么不一样的？”。当要引发来访者利用过往成功经验面对此时的问题时，也会提出这类问题：“以前有没有遇到过相似的困难？你那时是如何处理的？”或者“你想你需要做什么，可以使你能再次成功做到过去能做到的事？”或者“过去的处理方法中，有没有什么可适用于解决现在的困境的？”。

(2) 假设解决提问。顾名思义，假设解决提问就是让来访者想象如果他的问题已经解决了，那会是什么样子。这种方法可以扩展来访者的视野，使来访者从“问题不可以解决”的认知中找出问题解决的线索。假设性问句能够引发来访者想象问题不再存在时的情景，进而创造出料想不到的解决方法。这类提问包括奇迹问题、水晶球问题、拟人问题和结局问题。奇迹问题如“假设你睡觉时发生了一个奇迹，当你醒来时你的问题解决了，会有什么不同吗？”；水晶球问题：“如果在你面前有一个水晶球，可以看到你的未来，你猜想你可能会看到什么？”；拟人问题：“当问题解决时，如果我是你桌上的闹钟，正在看着你，我怎么知道你跟以前不同了？”；结局问题如“当问题已经解决时，你如何可以得知？”。

(3) 给予赞美。积极正向的引导，也是聚焦于解决治疗的核心精神。正向回应就是其中重要的工作之一。赞美就是一种直接的正向回应。它是指治疗师直接告诉来访者他看到的来访者身上的积极因素，常用于谈话进行了一个阶段，治疗师就对话阶段来访者身上的闪光点进行回应，如：“哦，你能有这样的领悟，我觉得很宝贵！”。

(4) 评量问题。评量问题是指利用数值 0 – 10 的评量，协助来访者将他的观察、印象和预测以比较具体的方式加以描述。具体的提问如：“如果用一把从 1 到

10 的标尺来度量的话，与你第一次来接受治疗时相比，你现在的感觉如何？”。

这一问题可以使描述更加具体，使来访者可以用直觉的方式表达他们的经验，其结果还可以作为咨询进展的指标，从前后数值的比较看到变化。

通过这些问题，来访者能够发现自身的资源，形成积极的认知，将焦点转移到问题解决上来，从而发生改变，获得成长。

知识拓展

聚焦于解决的治疗名句

1. 例外情境创造改变。
2. 小的改变带来大的改变。
3. 发现问题是改变的开始。
4. 没出问题是做了一些良好行为的结果。
5. 每个人都是自己问题的专家。
6. 转换时空因素是产生改变的一种方法。
7. 感受、想法、行为都是改变的一部分。
8. 复杂的问题不一定需要复杂的解决。
9. 因果关系很难确定。
10. 错误归因会让问题的解决陷入瘫痪。
11. 好的归因方式能有效解决问题。
12. 问一个好问题比找出正确的原因对改变而言更重要、更有用。
13. 了解每一个人特定的解决问题的方式，带出改变。
14. 改变发生在自我价值感较高的时候。

资料来源：许维素等．焦点解决短期心理谘商．张老师文化事业出版社．1998.

三、心理教育的家庭治疗

心理教育是以经验为基础的一种治疗形式。它旨在向受困扰的家庭提供信息和指导，以使他们能够发展理解和应对有障碍的家庭成员的技巧，或者处理处于困境的家庭关系。

在近二十多年里，它一反后现代治疗方法的主流，勇敢地依靠传统的现代主义的实验方法，产生出各种可以重复验证的干预程序。心理教育的家庭治疗并不是缘于任何一种家庭功能的理论，它也不坚持任何一套家庭治疗的技术。更确切地说，它是一种折衷主义的治疗方法，它以经验和其所处的情境为依据，综合应用家庭系统理论、认知行为治疗、教育心理学和结构治疗等原理和方法。它主要应用于精神分裂症患者家庭，后来又扩展到一般的夫妻或家庭身上，这些家庭希望获得更好的技巧或具体的策略去更有效地处理日常人际关系问题。还有一些家庭希望学习怎样在问题发生之前预防问题，这类项目通常称为短期教育项目。

（一）家庭和心理障碍的心理教育家庭治疗

家庭中的问题可能是一种极具“破坏性”甚至是“毁灭性”的问题，它会使家庭陷入困境且很难得到缓解（Marsh & Johnson，1997）。这些带症状的家庭成员往往会受到社会的排斥，并面对极大的压力和困难。面对这种情况，心理教育的任务就是：进行问题解决训练，以帮助家庭成员处理日常压力事件，防止病情复发；进行压力管理以处理家庭成员所面临的巨大压力。

想一想

心理教育的家庭治疗与其他家庭治疗方法有哪些不同之处呢？

用家庭治疗来帮助精神分裂症患者家庭是近几十年来家庭治疗的一个重要领域。研究发现，传统的家庭治疗并不能真正预防精神分裂症患者病情复发。这些治疗方法从家庭内部找原因，反而会常常引发家庭成员的内疚感和防御。当他们尝试改变家庭动力时，如果失败极容易导致病人复发，对情感表达的鼓励、对精神分裂症患者也会产生相反的效果。此时，C.M. 安德森及其同事提出了一个以心理教育为基础的干预技术（Anderson，Reiss & Hogarty，1986）。他们的干预强调治疗者和家庭成员之间通力合作，目的在于既降低与精神分裂症患者同住一个屋檐下的痛苦，又降低精神分裂症患者的高复发率。他们不是从家庭内部的因果交互作用去寻找症状的来源，而是更加实用地教他们掌握技巧。

心理教育的方法通常有很强的结构性，主要有两种操作形式。我们分别来了解一下。

1. 单独会见一个家庭

这是由C.M.安德森及其同事共同发展的一套阶段性的干预技术（Anderson, Reiss & Hogarty, 1986）。第一阶段：精神分裂症急性发作时，治疗师介入家庭。在获得家庭合作后，治疗团队建立起心理教育项目：为期一天的“生存技能工作坊”。在工作坊中，治疗师向家庭成员讲授相关知识，如心理疾病的流行病学状况、生物学病因、一般疗程、目前药物治疗和心理社会治疗模式、预后等。同时，也会对患者和家庭的一些实际需要以及家庭的策略技巧进行讨论。治疗师还会提供基本的行为准则以控制家庭成员情绪的外露，从而使患者远离压力，尽快恢复正常行为。第二阶段：患者重新进入社会环境后，安排定期门诊会谈。这个过程持续一年或更长的时间，目的是让患者在出院后病情保持稳定。这个过程中，会给患者一些小作业，并监控其进展。治疗团队在这个阶段将注意力转移到家庭结构上，为了适应患者出院回家的情况，需要家庭结构做出一些调整。第三阶段：康复阶段主要是巩固已有成果，提高患者的功能水平。他们特别强调界限、家庭等级和子系统的完整性，这是受结构派家庭治疗的影响。

2. 多家庭治疗形式

多家庭治疗形式就是对前来就诊的多个精神分裂症患者的家庭一起进行治疗，通常有五六个家庭（McFarlane，1991）。同样，先是对多个家庭进行讨论性的教育工作坊，然后患者家庭与治疗师持续至少一年的会谈。这样的多家庭治疗会给患者家庭带来更多的社会支持。

（二）短程教育项目

心理教育方法被扩展到一般的家庭中，帮助他们形成更好的家庭关系或预防问题的产生。根据目的的不同，形成了不同的心理教育项目。我们以关系增进项目为例，来看看这种形式。

关系增进项目（Relationship Enhancement Programs）是由 B.G. 古内创立的（Bernard Guerney，1977），目前已经获得了很好的发展和深入的研究。最初他们的心理教育项目是帮助父母更好地处理与患有情感障碍的儿童的关系。通常 6 ～ 8 对父母为一组进行治疗。他们教给父母将人本主义的原理融入亲子关系的技巧，每周还在家中进行一次治疗会谈作为补充。这一技术一方面帮助孩子更好地理解和表达自己的感情，获得对自己行为的控制感，另一方面使父母更加能够接受孩子的感受，学会与孩子沟通。后来增加了父母－

青少年关系发展项目，旨在促进父母与青少年关系的信任感、亲密感、开放性和满意度等。夫妻关系发展项目中建立移情项目提供给夫妻三套核心技能（表达技巧、移情反应技巧和对话技巧）训练，帮助增进夫妻情感的亲密度（Ginsberg，2000）。

关系增进项目限定时间，集中紧凑，一般包括历时几个月的10次会谈。在其中治疗师指导来访者更加清楚地认识问题，并学习具体的技能。每次会谈中都会有教学演示和技能实践，并会布置家庭作业。

这些短程教育项目还很多，包括婚姻准备项目、婚姻丰富项目等，这些项目简短实用、经济划算，受到了越来越多家庭的青睐。

四、积极家庭治疗

积极家庭治疗缘于积极心理治疗，积极心理治疗的创立者是诺斯拉特·佩塞施基安(Nossrat Peseschkian)。它是精神动力学与行为治疗的出色结合，是一种跨越文化差异、以冲突为中心的心理疗法。“积极”是指治疗并非以消除患者的症状为首要目标，首要目标是发动患者身上存在的种种能力和自助潜力。积极心理治疗从文化和历史的观点来评估心理问题，强调每个人实际的和潜在的能力以及心理社会因素的重要性。在治疗过程中运用直觉和想象，以故事作为治疗者和患者之间的媒介，把患者理解为有自助能力的个体，消除病人的消极想象，从而达到治疗的目的。

（一）理论基础

积极家庭治疗的理论基础主要是积极心理治疗和系统论。我们重点来看一下积极心理治疗的相关理论。

1. 积极的概念

积极一词最初用于拉丁文 positum，是指事物实际的和已赋予的两方面。实际的和已赋予的并不一定是冲突和障碍，也有人类生来俱有的能力。积极心理治疗并不是指必须用积极的眼光看待每一件事情，而是尽量将关键性的行为与能力区分开来（N. Peseschkian，杨华渝译，1998）。只是由于来访者往往只看到了冲突和障碍，而看不到自己的能力和力量。积极心理治疗就是全方位地看待事物，看到事物的方方面面，而不仅只是某一层面。

2. 重新解释的可能性

在家庭治疗中，积极过程指的是了解家庭成员的能力，这样才有可能对行为、症状或疾病进行解释。这种再评价，为新的治疗方向铺平了道路。从方法学上，我们要使用跨文化的历史和不同的理论的重新解释方法。所谓跨文化的重新解释是指如果一个人认识到，同样的行为在不同的文化或时代应该以不同的标准来衡量，他就会发现自己的眼界拓宽了；他不再以废弃的标准来测量行为，而是以不同的观点来比较它们。这同样也影响了他的人际关系。通过他自己的价值体系的比较，偏见改变了，固执克服了，交流的障碍除去了。同样，所谓不同理论的重新解释是说各种理论只是从自己的角度理解和解释事物的，而事物本身是有多样性、多层面的；因此，用不同的理论对症状和冲突进行解释，有利于来访者看到更多可能性。

3. 积极的症状

传统上来说，症状都是不好的，但实际上，症状往往是有意义的，只是我们没有看到它的积极意义而已。一般心理学会将抑郁定义为“一种被动态度占主导的抑郁情感体验”，而积极心理治疗则认为，抑郁同时还说明一个人还有深刻的情感反应能力。害怕孤独，不仅说明一个人的独处能力差，还反映出一种强烈地与人交往的愿望。有关疾病“积极”的方面集中在下面这些领域：病人对疾病意义的体验方式；疾病在家庭结构中的功能；疾病对于不平衡生活状态的指示作用；疾病使病人得到了重视。通过对各种症状同时赋予积极的意义，对疾病的重新解释影响到病人和他的家庭对于疾病的态度，从而减轻了疾病的痛苦。

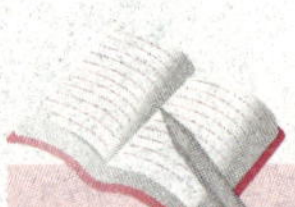

想一想

我们在日常生活中经常会经历或看到一些症状或冲突，你能够找到它们的积极意义吗？

4. 基本能力和实际能力

积极心理治疗的基本概念是，每一个人不管他处于哪个发育阶段、年龄、性别、种族、阶层，都具有两种基本能力，即认知（知觉）的能力和爱（情感范畴）的能力：

(1) 认知能力：每一个人都想知道事物之间的联系，比如，苹果为什么会掉下来，树为什么会生长，为什么有阳光，为什么会生病和忧伤，他自己是谁，是从哪儿来的。诸如此类的问题及对答案的探求，便是人的认知能力。人们不断接受教育，认知能力随着知识的积累也得到发展，并由此产生了相应的能力：守时、守法、清洁、有礼、诚实及节俭。

(2) 爱的能力：认知能力的发展会影响一个人的成败。而由这些体验所衍生出的能力则属于个体的情感范畴，亦可称为情感联系，是一种表达爱的能力。这种爱的能力进一步发展则引发了如忍耐、实践、交往、信任、信赖、希望、信念、疑虑、肯定和合作等原始能力。

这两种基本能力在未受文化影响之前业已具备，是先天具备的。尔后的实际能力（原始的和继发的能力）则在身体、环境和时代这三个因素的相互作用下得以形成发展，由宗教、文化、祖先、双亲和文化状况（学校、社会、道德规范）所赋予。

许多心理疾病和冲突的产生，都是因为基本能力的发展不平衡。心理治疗的目的就在于通过扫除现实的障碍，实现基本能力的平衡发展。

5. 关于冲突

心理障碍都是由冲突造成的，而冲突是不同的价值观念的对抗。为了处理冲突，在治疗中治疗师需要了解来访者冲突的内容和处理冲突的方式。冲突的内容可以从来访者的谈话中、从来访者对自我和他人的概念中找到。而处理冲突的形式主要有四种：①躯体（用感觉的方式，如小孩子用生病来表达恐惧）；②成就（用理由的方式，一个人拼命工作来逃避与妻子的亲密关系）；③交往（用传统的方式，不停地跟人交往来避免孤独）；④幻想（用直觉的方式，如幻想自己的理想得到了实现）。发现这些面对冲突的形式就向冲突的解决迈进了一大步。人们几乎具备所有处理冲突的潜力，但他们所形成的概念只允许他们采用极少的方式，而阻断了处理冲突的其他途径。总而言之，治疗团队的任务就是使这些概念被意识到，揭示病人心理动力学的背景，向病人提供通向发现原有能力的捷径。

（二）治疗理念

(1) 每一个人都有许多处理问题的能力，每一个家庭也都有处理自身家庭问题的能力，当我们把全部注意由来访者和家庭的疾病转向其再生的能力时，真正的治疗就开始了。

(2) 每一种障碍和疾病都对来访者家庭及其社会环境产生一定的积极作用，看到症状的积极意义，才是看到事物的全貌，从而才能解决冲突。

(3) 积极的想象、直觉可以使人消除消极想象，缓解症状。许多故事、隐喻、寓言等，都可以跨越文化的界限，使得来访者和家庭有所领悟，促进冲突的解决。

(4) 冲突是由实际能力，由宗教、文化、祖先、双亲和文化状况（学校、社会、道德规范）所赋予的。因此治疗师要考虑到所有因素，必要时把个体心理治疗转变成社区心理治疗。

（三）治疗过程与技术

积极家庭治疗的过程可分为五个阶段：观察/距离阶段、调查阶段、处境鼓励阶段、言语表达阶段和扩大目标阶段。在治疗的每个阶段，治疗者会穿插许多故事、概念和比喻提供给家庭，促进家庭解决冲突，看到自身的资源。

(1) 观察/距离阶段。当人们卷入冲突中时，家庭成员往往丧失了与冲突之间的距离，容易陷入其中，无法脱身。这一阶段的治疗重点是，治疗师与家庭建立关系，请成员谈论自己的家庭，并借此观察冲突时的家庭状态，同时，治疗师尽量对疾病或冲突做出积极的再解释。通过这一再解释的积极过程，可能会使家庭开始改变其基本规则。

(2) 调查阶段。这一阶段重点放在鉴别过程上，治疗不仅限于纠正不良行为，也用于识别出新的能力，治疗师使用积极的方式识别出家庭成员的能力、冲突、症状等，并使用积极解释的方式描述与评价它们，使家庭成员也可以学会用新的标准来相互评价。

(3) 处境鼓励阶段。来访家庭常常容易把事物看成是消极的或不愉快的，甚至用悲观的眼光看待乐观的事。处境鼓励的重点是使家庭成员团结到一起，不去考虑冲突和矛盾，而是回忆那些被他们遗忘的积极因素，用建设性的态度解决家庭冲突。

(4) 言语表达阶段。经过以上三个阶段，治疗关系已经建立，来访家庭成员的理解力也改进了，这时就要进入家庭直接面对冲突阶段。在这一阶段里，大家要用积极家庭治疗中的言语来代替别的方式去解决冲突。本阶段中，来访家庭成员学会使用礼貌和诚实的语言来表达和交流，使无意识中的冲突得以具体化。

(5) 扩大目标阶段。这一阶段要使来访者意识到，在冲突之外配偶还有许多别的潜力。经过这一阶段，来访者就可以结束治疗。

本章概要

本章介绍了家庭治疗近几十年来的新进展。20 世纪末，后现代主义思潮袭击人类文化的各个领域，家庭治疗领域也不例外。人们日益接受事物具有复杂性、多层次、多样性的特点这样一些观点，使得家庭心理治疗中的整合成了大势所趋，并从中发展出折衷主义、选择式借鉴、模式整合三种理论与方法整合的模式。同时，在后现代主义和社会建构主义的影响下，这一时期也出现了叙事家庭治疗、聚焦于解决的治疗两种后现代疗法，而代表整合趋势的心理教育的家庭治疗和积极家庭治疗也越来越受到广泛的关注。

关键词

整合	折衷主义	选择性借鉴	社会建构主义
叙事治疗	外化	解构	重写
聚焦于解决的治疗	例外	奇迹问题	心理教育
积极心理治疗			

复习题

1. 试比较折衷主义、选择性借鉴、整合模式的异同。
2. 叙事治疗的基本理念是什么？
3. 请列出聚焦于解决的治疗的几类技术，并举例说明。
4. 试述心理教育的家庭治疗的独特性。
5. 你如何理解积极家庭治疗中的“积极”两个字的含义？

参考文献

中文部分

1. [美]JoEllen Patterson， Lee Williams， Claudia Grauf-Grounds， Larry Chamow著.家庭治疗技术[M].方晓义等，译.北京:中国轻工业出版社， 2004.
2. [美]Michael P. Nichols，Richard C. Schwarts著.家庭治疗基础[M].林丹华等，译.北京:中国轻工业出版社， 2004.
3. [美]Irene Goldenberg Herbert Goldenberg著.家庭治疗概论[M].李正云等，译.西安:陕西师范大学出版社，2005.
4. [美]Frederick J Gravetter&Lori-Ann B. Forzano著.行为科学研究方法[M].邓铸等，译. 西安:陕西师范大学出版社，2005.
5. [美]Gerald Corey著. 心理咨询与心理治疗[M].石林译.北京:中国轻工业出版社，2000.
6. [美]H. Thompson Prout & Douglas T. Brown著.儿童青少年心理咨询与治疗[M].林丹华等，译.北京:中国轻工业出版社，2002.
7. [美]Richard，S.S著. 心理治疗与咨询的理论及案例[M].胡佩诚译.北京:中国轻工业出版社，2000.

8. [美]Minuchin著. 结构式家庭治疗入门[M].刘琼英译.台北:心理出版社，1998.
9. [德] N.佩塞施基安著. 天堂与地狱:积极家庭心理治疗[M].杨华渝译. 北京:社会科学文献出版社，2000.
10. [法]南希·弗雷泽著.哲学的社会批评:女权主义与后现代主义的一次对话，后现代转向，史蒂文塞德曼[M].沈阳:辽宁教育出版社，2001.
11. [美]萨提亚（Satir，V.）著. 萨提亚治疗实录[M].章晓云，聂晶译. 北京:世界图书出版公司，2006，8.
12. [美]维吉尼亚·萨提亚著.新家庭如何塑造人[M]. 北京:世界图书出版公司， 2006， 8.
13. [美]维吉尼亚·萨提亚等著.萨提亚家庭治疗模式[M]. 北京:世界图书出版社， 2006， 10.
14. [美]Gerrig Zimbard著.心理学与生活[M].王垒，王甦译.北京:人民邮电出版社，2005.
15. [美]Taibbi，R著.如何做家庭治疗[M].徐浙宁，包蕾萍译.上海:同济大学出版社，2007.
16. [美]Nichols，M. P. & Schwartz，R. C.著.家庭治疗——理论与方法[M].王曦影、胡赤怡译.上海:华东理工大学出版社，2005.
17. [美]Larry B.Golden.著.婚姻与家庭治疗案例[M].吴波译.北京:中国轻工业出版社，2007.
18. [美]Frank.M.Dattilio.著.夫妻家庭治疗案例研究——认知和系统的观点[M].陈曦译.北京:世界图书出版社，2007.
19. [美]White，M. & Epston， D.著.故事、知识、权力——叙事治疗的力量（第一版）[M].廖世德译.台北:心理工坊文化事业股份有限公司，2001.
20. [美]Gerald Corey著.咨商与心理治疗的理论与实务[M].李茂兴译.台北:扬智文化出版社，1999.
21. [美]Minuchin.S，Nichols，M. P，Wai-Yung Lee.著.家庭与夫妻治疗案例与分析[M].胡赤怡、卢建平、陈珏译.上海:华东理工大学出版社，2007.
22. [美]Frank M. Dattilio[F. M. 达提里奥]， A. E. 琼斯玛 (Arthur E. Jongsma) 著.家庭治疗指导计划[M].孙莉译.北京: 中国轻工业出版社， 2005.
23. [美]麦克马克（McConaughy，S.H.）著.儿童青少年临床访谈技术从评估到干预[M].徐洁译.北京:中国轻工业出版社，2008.
24. [德] 诺期拉特·佩塞施基安著. 积极家庭心理治疗[M].李顺伟等译.北京:国际文化出版公司，1990.
25. 高隽， 汪智艳， 张轶文译.成长中的家庭[M]. 北京:世界图书出版公司， 2007.
26. 李维蓉.家庭故事1、2、3[M]. 北京:中国社会科学出版社，1999.
27. 李灵. 论家庭治疗在中国的文化适应性——从传统家庭文化的转变看家庭治疗在中国的应用[J].教育科学，2004，(2) .
28. 叶浩生.西方心理学的历史与体系[M]. 北京:人民教育出版社，2006， 3.
29. 杨鑫辉. 新编心理学史[M].广州:暨南大学出版社，2005，3.

30. 陈峰.教育就是习惯培养[M].北京:九州出版社， 2008.
31. 许维素.焦点解决短期心理咨商[M].台北:张老师文化事业股份有限公司，1998.
32. 潘泽泉.现代家庭功能的变迁趋势研究[J].学术交流，2005，1: 129-132.
33. 马侠. 所有制·家庭功能·生育观[J].中国人口科学，1989，1: 1-8.
34. 曾文星. 家庭的功能与心理[R].曾教授讲座: 37-39.
35. 曾文星.夫妻的关系与婚姻治疗[M].北京:北京大学医学出版社，2002.
36. 吴燕霞，萨提亚.治疗模式在改善大学生自尊和人际关系中的应用探索[D].上海:华东师范大学:2007.
37. 杨明娟，萨提亚.治疗模式简介[J].社会心理科学.2008（1）: 112-115.
38. 赵芳.结构式家庭治疗的理论技术及其与中国文化的契合性研究[D].南京:南京师范大学:2006，5.
39. 赵芳.家庭治疗:一种分析人类行为的新框架[J].南京师大学报（社会科学版）.2008（1）:105-109.
40. 赵旭东.系统家庭治疗中有关家庭关系的特点——附中德比较[J].国外医学精神病学分册，1995，22(2):65.
41. 朱臻雯.家庭治疗在中国临床心理咨询与治疗中的应用探索[DB/ OL] . http :/ / 202. 113. 20. 226/ kns50/scdbsearch/ scdetail. aspx ? QueryID = 2 &CurRec = 1.
42. 胡赤怡，李维荣，王爱玲.试论家庭治疗的理论基础[J].医学与哲学，2005（8）:63-65.
43. 汪新建，俞容龄.家庭治疗的价值形成[J].中国心理卫生杂志，2005 (12).
44. 陈一心.对人格互动、家庭规则与系统式家庭治疗的思考[J].健康心理学杂志，2002，3.
45. 傅文青，岳文浩.系统式家庭治疗过程中的若干观察和思考[J].中国心理卫生杂志，2000，5.
46. 伍麟.20世纪的美国现象学心理学简评[J].心理科学.2004，27(1):31–33.
47. 张源侠.格式塔疗法的治疗技巧[J].应用心理学.1991，6（3）:31-35.
48. 杨仲年，刘汝华等.漫谈家庭成员的融洽关系[M].北京:地质出版社，2001.
49. 汪新建.视角的转换:从个体到关系——西方家庭治疗评介[J].社会心理研究，2003，3.
50. 周月清.家庭社会工作——理论与方法[M].台湾:五南图书出版公司，1990:53-88.
51. 魏运华.自尊的概念与结构[J].社会心理科学，1997(1):35.
52. 邓伟志，张岱玉.中国家庭的演变[M]. 上海:上海人民出版社，1987，3，第一版.
53. 杜亚松.导致家庭治疗脱落的因素[J].健康心理学杂志，2000，3.
54. 杨昆，汤宇，许秀峰等.系统家庭治疗常用技术的临床运用研究[J].昆明医学院学报，1999，2.
55. 曹丽丽.结构式家庭治疗及其对中国家庭的运用性[J].国际中华应用心理学杂志，2005(2):278.

外文部分

1. Ackerman, N.J. A Theory of Family Systems[M].New York: Gardner Press, 1984.
2. Ackerman, B. P., Kogos, J., Youngstrom, E., Schoff, K., & Izard, C. Family instability and the problem behaviors of children from economically disadvantaged families[J]. Developmental Psychology, 1999, 35: 258-268.
3. Acuff, C., Bennett, B.E., Bricklin, P.M., Canter, M.B., Knapp, S.J., Moldawsky, S.J., &Phelops, R. Considerations for ethical practice of managed care[J].Professional Psychology: Research and Practice, 1999, 30: 563-575.
4. Anderson, J. Z., & White, G. D. Dysfunctional intact families and stepfamilies[J]. Family Process, 1986, 25: 407-422.
5. Anderson, C., Reiss, D.& Hogarty, B. Schizo-phrenia and the family: A practitioner's guide to psychoeducation and management[M]. New York: Guilford Press.
6. Anderson, H., Goolishian, H., &Winderman, L. Problem determined systems: Transformation in family therapy[J]. Journal of Strategic and Systemic Therapies, 1986, 5, (4).
7. Alexander, J. F.Defensive and supportive communications in normal and deviant families[J]. Journal of Consulting and Clinical Psychology, 1973, 40:223-231.
8. Alexander, J. F., Holtzworth-Munroe, A., & Jameson, P. B. Research on the process and outcome of marriage and family therapy[M]. In A. E.Bergin & S. L. Garfield (Eds.), Handbook of psychotherapy and behavior change, New York: Wiley, 1993, 4: 595-630.
9. Alexander, J. F., Newell, R. M., Robbins, M. S., & Turner, C. W. Observational coding in family therapy process research[J]. Journal of Family Psychology, 1995.9 :355-365.
10. Amato, P. R. The consequences of divorce for adults and children[J].Journal of Marriage and the Family, 2000, 62:1269–1287.
11. Avenevoli, S., Sessa, F. M., & Steinberg, L. Family structure, parenting practices, and adolescent adjustment: An ecological examination. In E. M. Hetherington (Ed.), Coping with divorce, single parenting, and remarriage[J].Mahwah, NJ: Erlbaum, 1999:65-90.
12. Auerswald, E. H. Thinking about thinking in family therapy[J].Family Process, 1985, 24:1-12.
13. Bowen, M· The use of family theory in clinical practice[J].Comprehensive Psychiatry, 1966, 7: 345-374.
14. Bowen, M·Family psychotherapy[J]. American Journal of Orthopsychiatry, 1961, 31:40-60.
15. Bograd, M., & Mederos, F. Battering and couples therapy: Universal screening and selection of treatment modality[J].Journal of Marital and Family Therapy, 1999, 25:291–312.
16. BrayJ.H.Psychosocialfactors affecting custodial and visitation arrangements[J].Behavioral Science

and the Law, 1991, 9:419-437.

17. Bray, J. H. Family relationships and children's adjustment in clinical and nonclinical stepfather families[J]. Journal of Family Psychology, 1992, 6: 60-68.
18. Brian P. Ackerman, Eleanor D. Brown, and Carroll E. Izard.The Relations Between Contextual Risk, Earned Income, and the School Adjustment of Children From Economically Disadvantaged Families[J]. Developmental Psychology 2004, 40(2): 204–216.
19. Breunlin, D, Schwartz, R, MaKune-Karrer, B. Metaframe-works: Transcending the models of family therapy [M] .San Francisco : Jossey-Bass, 1997.
20. Beavers.W R, Hampson. R B. &. Hulgus, Y F. Commentary The Beavers systems approach to family assessment[J]. Family Process. 1985, 24:398-406.
21. Benjamin, L. S. Structural analysis of a family in therapy[J]. Journal of Consulting and Clinical Psychology, 1977, 45: 391-406.
22. Benjamin, L. S., Foster, S., Roberto, L., & Estroff, S. Breaking the family code: Analysis of videotapes of family interactions by structural analysis of social behavior (SASB) [M]. In L. S. Greenberg &W. M. Pinsof (Eds.), The psychotherapeutic process:A research handbook. New York: Guilford Press, 1986: 391-438.
23. Barret, P, Duffy, A, Dadds, M, et al. Cognitive-behavioral treatment of anxiety disorders in children: Long-term(6-years) follow-up [J]. Journal of Consulting & Clinical Psychology, 2001, 24 (Supplement): 23-46.
24. Barret, M, Trepper, T, Fish, L. Feminist-informed family therapy for the treatment of intrafamily child sexual abuse[J]. Journal of Family Psychology, 1990, 4 (2): 151-165.
25. Bates, J. E., Pettit, G. S., & Bayles, K. Infancy and preschool antecedents of behavior problems at five years[C]. Paper presented as part of the symposium family and child characteristics as predictors of psychological disorder: Longitudinal perspectives on children at risk at the biennial meeting of the Society for Research in Child Development, Toronto, 1985, 4.
26. Bloom. B L.A factor analysis of self-report measures of family functioning[J]. family Process, 1985, 24: 225-239.
27. Cottrell, D & Boston, P Practitioner Review: The effectiveness of systemic family therapy for children and adolescents[J]. Journal of Child Psychology and Psychiatry2002, (43) 5: 573-586.
28. Christensen, A., & Heavey, C. L. Interventions for couples[M]. In J. T.Spence, J. M. Darley, & D. J. Foss (Eds.), Palo Alto, CA: Annual Reviews. Annual review of psychology 1999: 165-190.
29. Dunn, R. L., & Schwebel, A. I. Meta-analytic review of marital therapy outcome research[J]. Journal of Family Psychology, 1995, 9: 58-68.
30. Douglas H. Sprenkle, Barbara L. Fisher. An empirical assessment of the goals of family therapy[J].

Journal of marital and family therapy, 1980, 4: 131-139.

31. Duncan, B, Hubble, M, Miller, S. Psychotherapy with "impossible" cases: The efficient treatment of therapy veterans[M]. New York: Norton, 1997.

32. Duncan, B, Miller, S, Sparks, J. Interactional and solution-focused brief therapies: Evolving concepts of change [A] .Sexton, T, Weeks, G, Robbins, M, eds. The handbook of Family Therapy: The science and practices of working with families and couples [M]. New York: Brunner-Routledge, 2003: 101-124.

33. Ellen Vedel, Paul M. G., Emmelkamp, Behavioral Couple Therapy in the Treatment of a Female Alcohol-Dependent Patient With Comorbid Depression, Anxiety, and Personality Disorders[J]. Clinical Case Studies, 2004, 3(3): 187-205.

34. Erik Sween, Accessing the Rest-of-the-Story in Couples Therapy[J]. The Family Journal: Counseling and Therapy for Couples and Families, 2003, 1(11): 61-67.

35. Fred P. Piercy, Douglas H. Sprenkle, Joseph L. Wetchler, etc. Family therapy sourcebook [M]. The Guilford press, 1996.

36. Green. R G, Kolevzon, M S. & Vosler. N R. The Beavers-Timberlawn Model of family competence and the Circumplex Model of family adaptability and cohesion Separate. but equal? [J]. Family Process, 1985, 24: 385-398.

37. Greenberg, L.Research on the process of change[J]. Psychotherapy Research, 1991, 1: 16-24.

38. Greenberg, L., Heatherington, L., & Friedlander, M. (in press). The events-based approach to couples and family therapy research[M]. In D. Sprenkle & S. Moon (Eds.), Family therapy research. A handbook of methods. New York: Guilford Press.

39. Gregory W. Brock, Charles P. Barnard. Procedures in marriage and family therapy[M]. Allyn and Bacon, 1998.

40. Grotevant, H D.& Carlson. C 1.Family interaction coding systems [J]. A Descriptive Review Family Process. 1987, 26: 49-74.

41. Ginsberg, B.G.Relationship enhancement couples therapy[J]. InF. M. Dattilio & L. J. Bevilacqua, Comparative treatments of relationship disorders. New York: Springer, 2000.

42. Goldfried, M. Toward a common language for case formulation [J]. Journal of Psychotherapy Integration, 1995, 5(3): 17-24.

43. Jay Haley. A Quiz for Young Therapists, Psychotherapy[J]. Theory, Research and Practice, 1977, 14(2): 165-168.

44. Hahlweg, K., & Klann, N. The effectiveness of marital counseling in Germany: A contribution to health services research[J]. Journal of Family Psychology, 1997, 11, 410-421.

45. Irene Goldenberg, Herbert Goldenberg. Family Therapy: An overview[M]. Brooks/Cole Thomson

Learning, 2000.

46. James H. Bray, Sandra H. Berger, Developmental Issues in StepFamilies Research Project:Family Relationships and Parent-Child Interactions[J]. Journal of Family Psychology 1993, 7 (1): 76-90.

47. James H. Bray, David M. Harvey, Adolescents in Stepfamilies: Developmental Family Interventions[J]. Psychotherapy, 1995, 32(1): 122-130.

48. James H. Bray & E. Mavis Hetherington. Families in Transition: Introduction and Overview[J]. Journal of Family Psychology.1993. 7(1): 3-8.

49. James H. Bray, David M. Harvey, Donald S. Williamson. Intergenerational Family Relationships: An Evaluation of Theory and Measurement[J]. Psychotherapy. 1987. 24(3): 517-528.

50. James Robert bitter, Fami1y mapping and family conste1lation: Satir in Adlerian context[J]. individual psyehology, 1988, 44(1).

51. Jacobson, N. S., & Addis, M. E. Research on couples and couple therapy: What do we know? [J]. Journal of Consulting and Clinical Psychology, 1993, 61, 85-93.

52. Jacobson, N, Christensen, A. Integrative couple therapy: Promoting acceptance and change [M]. New York: Norton, 1996.

53. Jacobson, N, Christensen, A, Prince, S, et al. Integrative behavioral couple therapy: An acceptance-based, promising new treatment for couple discord [J]. Journal of Consulting & Clinical Psychology, 2000, 68 (3): 351-355.

54. Johnson, S. M., Hunsley, J., Greenberg, L., & Schindler, D. Emotionally focused couple therapy: Status and challenges [J]. Clinical Psychology: Science and Practice, 1999, 6: 67-79.

55. Johnson, S. Emotionally focused couples therapy [A]. Dattilio F, Bevilacqua, L, eds. Comparative treatment for relationship dysfunction : Springer series on comparative treatments for psychological disorders [C]. New York: Springer, 2000: 163-185.

56. Jacobson, N. S., Christensen, A., Prince, S. E., Cordova, J., & Eldridge, K. Integrative behavioral couple therapy: An acceptance-based, promising new treatment for couple discord [J]. Journal of Consulting and Clinical Psychology, 2000, 68, 351-355.

57. Jacobson, N. S., Schmaling, K. B., & Holtzworth-Munroe, A. Component analysis of behavioral marital therapy: 2-year follow-up and prediction of relapse[J]. Journal of Marital and Family Therapy, 1987, 13: 187-195.

58. Kaslow, N, Racusin, G. Family therapy for depression in young people [A]. Reynolds W, Johnston, H, eds. Handbook of depression in children and adolescents: Issue in clinical child psychology [M]. New York: Plenum Press, 1994: 345-363.

59. Larson, J. H. Clinical applications of Bowen family systems theory[J]. Journal of Marital and Family Thcrapy, 2001, 3 (27): 409-410.

60. Larry B. Feldman. Goals of family therapy[J]. Journal of marital and family therapy, 1976, 4: 103-113.

61. Liddle, H, Dakof, G, Parker, K, et al. Multidimensional family therapy for adolescent drug abuse: Results of a randomized clinical trial [J]. American Journal of Drug & Alcohol Abuse, 2001, 27 (4): 651-688.

62. Mas, C. H., Alexander, J. F., & Barton, C. Modes of expression in family therapy: A process study of roles and gender [J]. Journal of Marital and Family Therapy, 1985, 11: 411-415.

63. Marsh, D. T., & Johnson, D. L. The family experience of mental illness: Implications for intervention[J]. Professional Psychology: Research and Practice, 1997.

64. McFarlane, W. R., 1991. Family psychoeducational treatment[M]. In A. S. Gurman & D. R. Kniskern, Handbook of family therapy. New York: Brunner/Mazel.

65. Minuchin, S., Rosman, B., and Baker, L. Psychosomatic family: Anorexia in context[M]. Cambridge, MA: Harvard University Press, 1978.

66. Moon, S. M., Dillion, D. R., & Sprenkle, D. H. On balance and synergy: Family therapy and qualitative research revisited[J]. Journal of Marital and Family Therapy, 1991, 17:173-178.

67. Maccoby, E. E., & Martin, J. A. Socialization in the context of the family: Parent-child interaction[M]. In P. H. Mussen (Series Ed.) &, E. M. Hetherington (Vol. Ed.), Handbook of child psychology: Socialization, personality, and social development, New York: Wiley, 1983, 4: 1-101.

68. M. Lisa Borrine, Paul J. Handal, Nancy Y Brown, and H. Russell Searight. Family Conflict and Adolescent Adjustment in Intact, Divorced, and Blended Families[J]. Journal of Consulting and Clinical Psychology, 1991, 59(5): 753-755.

69. Nichols, M, Schwartz, R. Family therapy: Concepts and Methods [M]. Boston: Allyn and Bacon, 1998.

70. Norcross, J . Psychotherapy relationships that work [M]. New York: Oxford Press, 2002.

71. Olson D H, Russell C S, Sprenkle D H. Circumplex Model of Marital and Family Systems [M]. VI.Theoretical Update. In: Olson D H, Miller B C. Family Studies: Review Yearbook Sage Publications, 1984, 2.

72. Patterson, G. R., & Reid, J. B. Social interactional processes within the family: The study of the moment-by-moment family transactions in which human social development is imbedded[J]. Journal of Applied Developmental Psychology, 1984, 5: 231-262.

73. Pinsof, W. M. A conceptual framework and methodological criteria for family therapy process research[J]. Journal of Consulting and Clinical Psychology, 1989, 57: 53-59.

74. Philip Barker. Basic family therapy[M]. Blackwell scientific publication, 1992.

75. Pinsof, W. Integrative problem-centered therapy: A synthesis of family, individual, and biological

therapy [M]. New York: Basic Books, 1995.

76. Robert D. Kerns, John D. Otis, Family Therapy for Persons Experiencing Pain: Evidence for its Effectiveness[J]. Seminars in Pain Medicine 2003, 1(2).

77. Raudenbush, S. W., Brennan, R. T., & Barnett, R. C. A multivariate hierarchical model for studying psychological change within married couples[J]. Journal of Family Psychology, 1995, 9: 161–174.

78. Steven Korner, Gary Brown. Exclusion of Children From Family Psychotherapy: Family Therapists' Beliefs and Practices[J]. Journal of Family Psychology, 1990, 3(4): 420-430.

79. Steinberg, L., Mounts, N. S., Lamborn, S. D., & Dornbusch, S. M. Authoritative parenting and adolescent adjustment across varied ecologicalniches[J]. Journal of Research on Adolescence, 1991, 1: 19-36.

80. Szapocznik, J., Rio, A., Murray, E., et. al. Structural family versus psychodynamic child therapy for problem Hispanic boys[J].Journal of Consulting and Clinical Psychology, 1989, 57: 571-578.

81. Schwartz, R. Internal family system therapy [M]. New York: Guilford Press, 1995.

82. Stith, S, Rosen, K. Family therapy for spouse abuse [A]. Springer series on social work [C]. New York: Springer, 1990, 19: 83-101.

83. Snyder, D. K., & Wills, R. M. Behavioral versus insight-oriented marital therapy: Effects on individual and interspousal functioning[J]. Journal of Consulting and Clinical Psychology, 1989, 57: 39-46.

84. Susan H. McDaniel, Ph.D., Thomas Campbell, M.D., Family Systems Consultation: Opportunities for Teaching in Family Medicine[J]. Family Systems Medicine, 1988, 6(4): 391-403.

85. Susan McDanie, Thomas L. Campbell. Physicians and Family Therapists: The Risk of Collaboration[J]. Family Systems Medicine, 1986, 4(1): 4-8.

86. Thomas, M.B. An Introduction to Marital and Family Therapy: Counseling Toward Healthier Family Systems Across the Lifespan[M]. New York: Merrill, 1992.

87. Walsh, F. Conceptualizations of normal family functioning[M]. In F. Walsh (Ed.), Normal family processes，New York: Guilford Press，1982: 3-44

88. Wile, D. B. Collaborative couple therapy[M]. In A. S. Gurman & N. S.Jacobson (Eds.), Clinical handbook of couple therapy, New York: Guilford Press, 2002: 281-307.

89. White, L., & Rogers, S. J. Economic circumstances and family outcomes: A review of the 1990s[J]. Journal of Marriage and the Family, 2000, 62: 1035-1051.

致老师们的一封信

尊敬的老师：

您好！

感谢您选择“万千心理”的教材！

为了给您的教学工作提供更周到贴心的服务，我们特别为选用“万千心理”系列教材的教师打造了一系列教学配套服务，其中包括：

1. **免费样书**：如果您选用了“万千心理”的原创教材或国外引进版教材进行授课，我们将免费提供教师样书；

2. **免费教辅**：如果您选用了“万千心理”的原创教材进行授课，将可以免费获得教师手册、教学演示及习题库等相关原创教辅资源；

3. **好书推荐**：我们将定期以电子邮件和宣传手册的形式为您推荐优秀教材、教辅，以及您感兴趣领域的最新书目和“万千心理”畅销书单；

4. **会员折扣**：您可享受全年最优购书折扣以及不定期的会员特惠活动；

5. **出版机会**：您将有可能成为我们优先选择的签约作者或译者。

您只需完整填写本页背后的教学配套服务申请表并传真或寄回给我们，即可享受上述服务。我们真诚期待您的加入！

北京万千新文化传媒有限公司（简称“万千公司”）是中国轻工业出版社与美国万国图文公司共同投资兴办的合资企业。“万千心理”是万千公司推出的心理学类图书品牌。二十多年来，万千公司与美国心理学会（APA）、美国咨询协会（ACA）等心理机构进行了多项卓有成效的合作，并与世界排名前十位的出版集团，如培生教育有限公司（Pearson Education）、圣智学习出版集团（Cengage Learning）、麦格劳希尔公司（McGraw Hill）、约翰威利父子有限公司（John Wiley & Sons Inc.）等著名出版机构建立了良好的版权贸易与合作关系。时至今日，万千公司成功地策划并引进了数百种心理类图书，包括“心理学专业教材与教辅系列”、“心理学公共课教材系列”、“跨专业心理学教材系列”、“心理咨询与治疗系列”以及“心理自助系列”等心理学读物，共20余个系列、820余种图书。“万千心理”得到了心理学科领域专业人士的一致认同，受到了广大读者的喜爱。

此致

敬礼！

“万千心理”敬上

“万千心理” 教学配套服务申请表

个人信息

教师姓名		职称	
研究领域			
所在学校		所在院系	

联系方式

通讯地址			
联系电话		电子邮件	

所授课程信息

	课程名称	授课级别（本科生 / 研究生）	学生人数	所使用教材名称	教材作者	出版社
课程A						
课程B						
课程C						

您的宝贵意见

您对所使用教材的评价：	
您是否对心理学教材翻译有兴趣？ 是□ 否□	您是否对心理学教材编写有兴趣？ 是□ 否□
您认为心理学领域值得推荐的国外教材有哪些？ 您的推荐理由：	
教师签名：	日期：

请将此表通过电子信箱发送给我们，“万千心理”诚邀您的加入！

新书新知 实时掌握

万千心理微信公众号

中国轻工业出版社—北京万千新文化传媒有限公司

联系人：刘老师　　电子信箱：1012305542@qq.com

地　址：北京市西城区三里河路6号院2号楼213（邮编：100044）

电　话：010-65181109，65125990

官方微博：http://weibo.com/wqpsy